JN419003

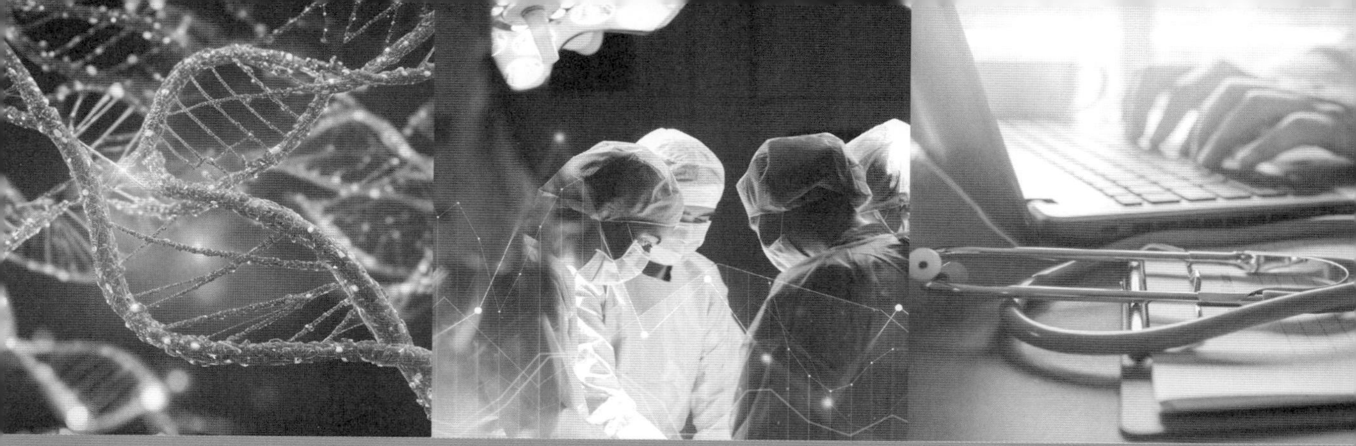

Classification of diseases and medical practices

KCD-9차 개정판 반영

질병 및 의료행위 분류

이은미 · 백형원 · 유성경 · 이혜원 · 정지윤 공저

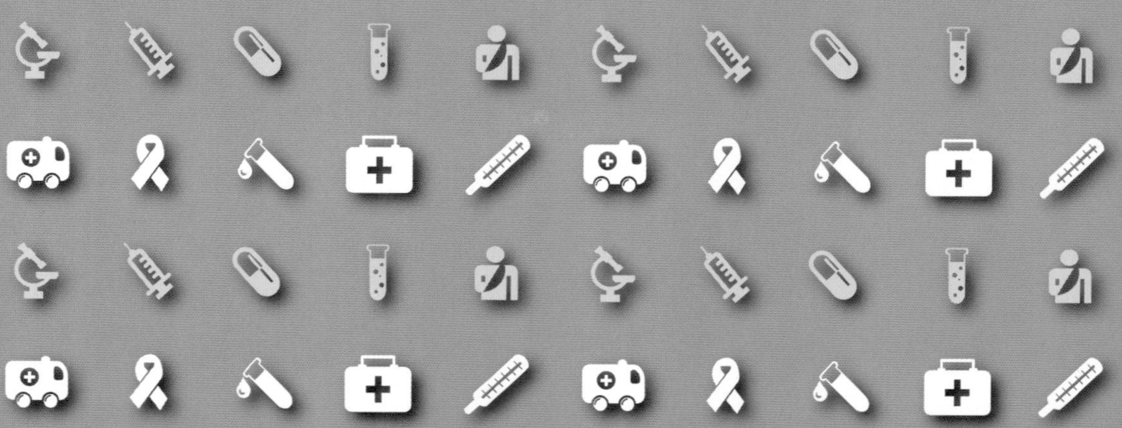

계축문화사

머리말 Preface

지능정보사회에서 보건의료 분야의 데이터 또는 정보의 중요성에 대해서는 아무리 강조해도 지나치지 않을 것이다. 더욱이 보건의료정보에서 질병과 이를 치료하기 위한 수술과 처치 등의 정보는 가장 핵심적인 데이터일 뿐만아니라, 보건의료정보를 잘 조직화하고 관리하기 위해서는 질병과 의료행위 데이터가 잘 분류되어야 함은 모두가 주지하는 바이다. 정확히 분류된 진단명과 의료행위 코드는 한 의료기관부터 국가, 나아가 세계의 보건 현황을 파악할 수 있게 하며, 보건 정책 수립에 굳건한 토대가 될 것이다.

이 책은 보건의료정보관리사 직종의 교육과정을 둔 대학에서 '질병 및 의료행위분류' 과목의 강의 교재로 사용하기 위해 집필되었다. 이 교과에서는 다양한 질병명과 의료행위명을 이해하고 이를 분류하도록 설계된 질병분류와 의료행위분류 체계의 구조를 익혀야 한다. 이를 위해 이 교재에서는 다음의 내용에 중점을 두었다.

첫째, 상급종합병원의 진료과별 다빈도 질환과 다빈도 수술명을 근거로 하여 학생들이 다양한 임상 진단명과 수술명을 접할 수 있도록 예제와 연습문제에 배치하였다.

둘째, KCD 9th 개정판을 적용하였고, 제1권의 구조를 이해하기 수월하도록, 각 장의 거의 모든 항목군 단위를 다루었으며, 해당하는 적절한 임상 진단명을 제시하였다.

셋째, 정확한 분류코드를 선정하는데 도움이 되도록 하기 위해, 구체적 선도어를 표시하였다.

넷째, 국제의료행위분류 ICD-9-CM Vol.3의 각 장의 분류준칙을 다빈도 수술명을 예시로 들어 설명하였다.

본 교재가 질병 및 의료행위 분류를 지도하는 교수님과 배우는 학생들에게 바르게 가르치고, 올바로 배울 수 있는 길잡이가 되길 바란다. 이를 통해 질병 및 의료행위 분류 데이터의 품질 향상에 기여할 수 있기를 기대한다.

저자들이 많은 노력과 애정을 기울였으나, 국제적 표준을 지키고 시기별로 공지되는 여러 준칙들을 반영하여 정확히 집필하는 데는, 여러모로 부족한 점이 있을 것이다. 주시는 조언을 받아 더 좋은 교재로 변모할 수 있도록 노력해 나아갈 것이다.

항상 국제적 질병분류와 관련된 정보의 거점이 되는 통계청의 담당자 분들과 대한보건의료정보관리사협회에 감사드린다. 그리고 집필에 아낌없는 도움을 주신 계축문화사 주영일 대표님과 임직원 여러분께 진심으로 감사드린다.

2025. 12. 16

대표 저자

차례 Contents

제1부 질병·사인 분류와 한국표준질병 사인분류의 체계 및 분류

제2부 국제의료행위분류

제1부

1

질병·사인 분류와 한국표준질병 사인분류의 체계 및 분류

제1과

질병·사인 분류 소개

학습목표

1. 질병 분류와 정보의 조직 및 관리 간의 관계를 설명할 수 있다.
2. 명명법, 통제 어휘, 용어 체계를 설명할 수 있다.
3. 질병 · 사인 분류체계의 발전 과정을 설명할 수 있다.
4. 세계보건기구와 국제 질병분류체계의 관계를 설명할 수 있다.
5. 사망 및 질병 분류 자료의 용도를 설명할 수 있다.
6. 질병 분류 코드 부여 행위를 설명할 수 있다.

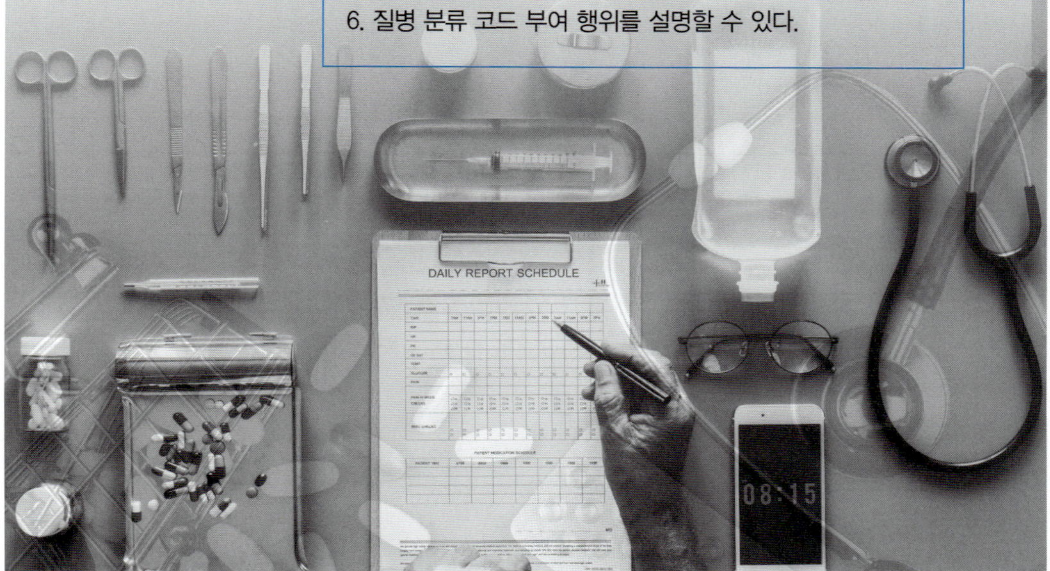

1. 정보관리와 질병분류

정보관리는 일반적으로 다섯 가지 영역으로 구성된다. 첫째는 정보를 어떻게 수집하고 저장할 것인가를 다루는 정보 수집 및 저장 영역이다.

둘째는 저장된 정보가 효율적으로 검색되고 활용될 수 있도록 분류하고 통제하는 정보 분류 및 통제 영역이다.

셋째는 정보 검색 영역으로서, 필요한 정보를 체계적으로 찾아 활용하는 기능을 한다.

넷째는 여러 채널을 통해 검색된 정보를 전달하는 정보 전달(커뮤니케이션) 영역이다.

다섯째는 정보 평가 영역으로서, 수집, 저장, 분류, 검색 등의 활동에 대한 평가를 수행하는 영역이다.

데이터나 정보를 단순히 축적해두기만 한다면, 이후 필요한 정보를 찾아 사용하는 데 매우 불편하거나 아예 찾을 수 없는 상황이 발생할 수 있다. 따라서 수집 초기 단계부터 체계적으로 정리해두는 작업이 필요하다. 즉, 정보의 조직화(organizing)가 요구된다.

정보가 잘 조직되어 있다면 우리는 필요한 정보를 쉽게 찾아 활용할 수 있지만, 그렇지 않다면 정보 검색에 큰 어려움을 겪게 된다. 정보를 조직하는 과정은 '분류(Classification)'에서 시작한다. 분류란, 사람들이 이해한 특정 지식 체계를 조직할 때 사용하는 카테고리(범주) 체계를 의미한다. 즉, 분류는 모든 대상(정보)의 관련성, 유사성, 차이성에 기초한 계층 구조를 활용하여, 각 대상의 위치를 지정하는 작업이다. 이러한 계층 구조를 나타내는 도구는 일정한 기준에 따라 정보들의 순서와 관계를 보여주며, 이를 분류체계(classification system)라고 한다. 일상에서도 우리는 다양한 분류 구조를 통해 대상을 체계화하고 있다. 예를 들어 도서 분류, 생물 분류, 우편 분류 등이 그 사례이다.

보건의료 분야에서도 질병이나 시술 데이터를 정리하여 쉽게 찾아보기 위해 분류체계를 활용한다. 이때 분류체계는 가능한 모든 대상을 포함할 수 있도록 구성되어야 한다. 이러한 분류의 주된 목적은 통계 생산, 통계 자료 분석, 그리고 의료서비스와 관련된 보고서 작성 등에 있다.

분류는 다음과 같은 세 단계로 구분된다.

첫째, 개념 단계

둘째, 용어 단계

셋째, 기호 단계

분류의 첫 단계는 분류하고자 하는 대상(정보)이 무엇에 대한 것인지 파악하는 것이며,

이를 개념 단계라고 한다. 예를 들어 환자의 진료기록이나 수집 가능한 정보를 바탕으로 환자의 건강 문제를 이해하는 과정이 여기에 해당한다.

환자의 문제를 파악한 후에는, 해당 개념화된 정보에 적절한 명칭을 부여하는 단계, 즉 용어 단계로 이어진다. 이때 사용되는 질병명은 과학적으로 체계화된 명명 규칙(nomenclature)에 따라 의학 용어를 기반으로 한다.

마지막 단계는 해당 용어에 적합한 기호(코드)를 부여하는 기호 단계이다.

질병분류 과정에서 개념 단계와 용어 단계는 일반적으로 의료인이 담당하며, 분류 전문가는 이러한 개념과 용어에 해당하는 분류기호를 정확히 매칭하여 최종적으로 분류를 완성한다.

이러한 과정이 반복되면 유사한 질병을 가진 환자의 정보는 서로 집계되고, 상이한 질병을 가진 환자의 정보는 구분되어 정리된다. 이렇게 정리 · 조직화된 정보는 필요 시 정확하고 신속하게 접근하여 활용할 수 있는 상태가 된다.

2. 명명 규칙과 용어 체계

가. 명명법(Nomenclature)

명명법이란 과학이나 예술 분야에서 대상에 이름을 붙이고 부르는 방식을 의미하며, 이는 체계적인 전문 용어를 만들기 위한 규칙과, 그에 따라 만들어진 용어를 모두 포함한다.

예를 들어, 생물 · 광물 · 화합물 · 원소 · 천체 · 군사시설 및 무기 등에는 각각 이름을 붙이는 일정한 방식이 존재한다.

의학 분야에서도 기초의학뿐 아니라 질병, 병태, 수술 등에 이르기까지 명명 규칙과 관례가 정립되어 있으며, 이를 의학 명명법(Medical Nomenclature)이라고 한다.

의학용어로서의 질병명은 해당 질환의 병리적 의미 또는 신체의 어느 부위에 발생했는지를 반영하고 있으므로, 명명 자체에 이미 일종의 분류가 내포되어 있다고 볼 수 있다. 따라서 의료정보를 체계적으로 조직화하고 분류하기 위해서는 기존의 방대한 의학용어뿐만 아니라 새롭게 등장하는 용어들에 대해서도 이해하고 활용할 수 있어야 한다.

의학 명명법의 체계 확립에 관한 연구는 이미 오래전부터 시작되었다. 영국 런던 왕립의사회(Royal College of Physicians of London)는 1857년에 위원회를 구성하여, 1,053개의 질병 및 수술 용어를 해부학적 기준에 따라 정리한 『Nomenclature of Diseases』를

1869년에 출간하였다. 이 책은 영어뿐 아니라 라틴어, 프랑스어, 독일어 용어도 함께 수록하여 국제적 용어 통일을 도모한 것이 특징이다. 최종 개정판은 1947년에 발간되었으며, 이 시기까지 정기적으로 개정되면서 영국 및 그 식민지 국가들에서 널리 사용되었다.

또한 1887년, 런던에서 설립된 해부학 협회(Anatomical Society)는 국제위원회를 구성하여 1895년 스위스 바젤에서 『The Basle Nomina Anatomica (BNA)』를 발표하였다. 이 보고서는 이후 지속적으로 개정되며 질병 용어 정립의 기초를 제공하였다.

한편, 미국에서도 의학용어 정립을 위한 노력이 병행되었다. 미국의학협회(American Medical Association)는 1869년 위원회를 구성하여, 1903년 『The Bellevue Hospital Nomenclature of Diseases』를 출판하였다. 이후 병원에서는 질병명 앞에 번호(Title number)를 붙여 분류하기 시작했다. 1914년에는 『The Classification of Diseases』가 출간되었으며, Boston Hospital과 Massachusetts General Hospital에서는 질병명을 코드화하여 통계 분석에 활용하였다. 1928년, 뉴욕 의학 아카데미(New York Academy of Medicine)는 질병 명명법에 관한 첫 회의를 소집하였으며, 1933년에는 『The Standard Nomenclature of Diseases (SND)』 초판을 발간하였다. 이후 1942년에는 수술용어를 추가한 『The Standard Nomenclature of Diseases and Operations (SNDO)』가 출판되었고, 1961년 제5차이자 마지막 개정판까지 미국 전역에서 널리 사용되었다. 이 용어집은 모든 질병에 대해 이원 분류 방식(병인 + 해부학적 부위)을 적용하여 코드를 부여하였다.

현대에 들어 컴퓨터가 도입되면서, 용어 정리와 체계화 방식도 변화하였다. 즉, 사람이 개념을 이해하고 처리하듯 컴퓨터도 이를 정확히 인식할 수 있도록, 통제된 어휘체계(controlled vocabulary system)가 도입되기 시작하였다.

나. 통제어휘(Controlled Vocabulary), 시소러스(Thesaurus)

우리는 의사소통을 할 때, 말소리나 문자로 표현되는 어휘(vocabulary)를 사용한다. 어휘란, 특정 분야 내에서 의사소통을 위해 통용되는 모든 용어(term)를 말하며, 일반적으로 단어 또는 어구와 그 정의를 포함하는 집합이다.

통제어휘는 단순한 용어 목록이 아니라, 포함 기준과 제외 기준이 명확히 정의된 어휘집이다. 예를 들어 컴퓨터에서 '의사(doctor)'를 검색하면, '내과의사(physician)' 또는 '외과의사(surgeon)' 등의 용어가 함께 제시되어 사용자가 선택할 수 있다. 이는 '내과의사'와 '외과의사'가 '의사'라는 상위 개념에 포함된 관계임을 설정해 놓았기 때문이다.

또한 통제어휘는 개념에 기반하여 용어를 정의한다. 예를 들어 'amputation'은 진단 맥락에서는 '절단된 상태'를 의미하지만, 수술 맥락에서는 '절단술'이라는 의료 행위를 뜻한다. 이처럼 하나의 표현이 문맥에 따라 다른 의미를 가질 수 있으며, 반대로 동일한 개념을 여러 표현으로 나타내는 경우도 존재한다. 예를 들어 'stomach cancer', 'gastric cancer', 'malignant neoplasm of stomach'은 모두 위암을 뜻하지만 표현은 다르다.

사람 간의 의사소통에서는 이러한 의미의 차이를 맥락을 통해 자연스럽게 해석할 수 있지만, 컴퓨터 정보 시스템은 문자열이 다르면 전혀 다른 개념으로 인식한다. 따라서 개념 중심으로 용어의 의미를 구조화하고 정리한 통제된 어휘체계가 필요하다.

보건의료 분야에서 대표적인 통제어휘체계로는 SNOMED-CT, UMLS, LOINC 등이 있으며, 이들은 사용자가 전자의무기록(EHR)에 입력하는 비표준 사용자 용어(user term)와 표준 용어 간의 의미 차이를 줄이기 위해 활용된다. 이를 통해 EHR에 표준화된 용어와 기호가 일관되게 기록될 수 있도록 지원한다.

1) 시소러스(Thesaurus)

통제어휘의 한 유형인 시소러스(thesaurus)는 동의어, 반의어, 상하위 개념, 종속 관계 등의 어휘 간 의미적 관계를 구조화하여 보여주는 어휘집이다. 이는 자연어로 표현된 용어를 통제된 언어로 전환하기 위한 어휘 통제 도구로 활용된다.

시소러스를 활용하면 서로 다른 표현으로 기록된 문헌이나 데이터를 동일한 개념으로 통합 검색할 수 있으며, 이를 통해 검색의 재현율(recall)을 높이고, 동음이의어의 정확한 해석을 통해 검색 정확도(precision)를 향상시킬 수 있다.

다. 용어체계(Standardized Terminologies)

모든 산업 분야의 정보시스템에는 사람이 사용하는 다양한 용어가 담겨 있으며, 우리는 이미 전달하고자 하는 의미의 용어를 선택(클릭)하여 사용하는 데 익숙하다. 보건의료 분야의 정보시스템 역시 예외가 아니어서, 증상, 진단, 시술, 검사, 약물, 건강상태, 의료물품 등과 관련된 다양한 용어들이 등재되어 있다.

이러한 용어는 작성자가 의도한 대로 해석되고 이해되어야 한다. 그러나 정보시스템 이용자는 다수이므로, 이를 위해서는 용어에 대한 공통된 정의가 필요하다. 특히 정보를 공유하고 교환하는 과정에서는 용어의 일관된 정의가 필수적인 기반이 된다. 의료에서 사용되는 다양한 용어체계를 통해 달성하고자 하는 의미 수준의 상호운용성은, 기술적인 시스템 운용성이나 기능 공유 못지않게 중요한 요소이다. 따라서 의료정보시스템에는 표준화된 용어체계의 탑재가 요구된다.

용어체계는 정보 자료가 축적되고 검색되는 정보시스템에서 여러 사용자가 사용하는 용어를 표준화된 어휘로 통일한 어휘집이며, 용어 간의 관계를 다차원적으로 구조화하여 체계적으로 정리한 것이다. 이때 의료 영역에서 사용되는 모든 주제영역별 용어가, 각기 구분된 체계로 제시되는 분류체계와 달리, 하나의 통합된 체계 안에 함께 포함된다. 즉, 질병, 수술, 검사, 해부 용어, 색깔(예: 환자의 상태 표현에 사용), 지역명 등 의료 영역에서 의사소통에 필요한 모든 용어를 아우른다.

또한 용어체계는 단순히 용어를 나열한 것이 아니라, 각 의미(개념)에 따라 용어 간의 등가 관계, 계층 관계, 연관 관계 등을 설정하여 구성된다. 이는 용어의 중의성이나 모호함에서 비롯되는 오차를 줄이기 위해 개념을 구조화하고 통제한 결과이다.

임상의료용어체계는 다양한 의료 관련 사용자의 인지 속에서 사용되는 각양각색의 용어들 가운데, 공인된 개념과 표현을 체계적으로 정리하여 정보시스템에 탑재하고 공동으로 이용함으로써, 해석상의 오차를 줄이고 의미의 정확한 공유를 확보하고자 하는 체계이다. 특히 의료정보시스템 내의 전자의무기록(EHR), 의료영상저장전송시스템(PACS), 검사정보시스템(LIS) 등 다양한 하위시스템 간에 용어나 메시지 교환이 이루어지고, 더 나아가 타 의료기관이나 보건 관련 기관 간 정보 교환이 이루어질 때, 표준 용어체계를 적용하여 의미의 일관성을 확보하는 일은 필수적이다.

용어체계는 용어를 정리하고 체계화하기 위해 분류체계, 통제 어휘집, 명명법 등을 적용하고 있으며, 보건의료 분야에서 대표적인 용어체계로는 SNOMED-CT, UMLS 등이 있다.

1) SNOMED CT (Systematized Nomenclature of Medicine – Clinical Terms)

SNOMED CT는 임상 문서와 보고서에 사용되는 코드, 용어, 동의어, 정의 등을 포함하는 체계적으로 구조화된 의학 용어(medical terms)의 집합으로, 전산 처리에 적합하도록 설계된 용어체계이다. SNOMED CT는 정보의 일관된 교환을 위해 활용되며, 의미 수준의 상호운용이 가능한 전자건강기록(Electronic Health Records, EHR)의 기반이 된다.

진료 환경에서는 SNOMED CT를 통해 임상 데이터를 색인화하고 저장, 검색, 수집할 수 있으며, 이 모든 과정을 일관되게 처리할 수 있다. 또한, 환자에 대한 임상 진료 및 연구 과정에서 데이터가 코드화되어 사용될 때 발생할 수 있는 의미의 다양성을 줄여, 전자건강기록의 콘텐츠를 구조화하고 조직화하는 데 도움을 준다.

SNOMED CT는 전자건강기록 내에서 환자의 임상 내역을 직접 기록하는 데 사용될 수 있다. 예를 들어, 진단명을 입력하는 템플릿에서 SNOMED CT 용어를 직접 선택하여 입력할 수 있다. 이처럼 SNOMED CT는 의료정보 기록에서 임상 콘텐츠를 일관성 있게 표현할 수 있도록 지원하며, 의료 전문가가 보다 향상된 의료 기록을 작성하고, 임상적 판단과 분석을 통해 환자에게 보다 안정적이고 일관된 의료서비스를 제공하는 데 기여한다.

2) UMLS (Unified Medical Language System)

보건의료 분야의 실무에서는 각 전문 영역에서 고유하게 사용하는 전문 어휘, 코드 세트, 분류체계를 활용하고 있다. 그러나 이러한 전문 분야별 용어체계는 대부분 서로 호환되지 않기 때문에, 각각의 기준에 따라 분류되거나 처리된 데이터나 자료(예: 의학 논문 등)를 검색하여 적절한 정보를 찾는 것은 매우 어려운 일이었다.

이러한 문제를 해결하기 위해, 다양한 전문 분야의 코드 세트, 분류체계, 어휘들을 상호 매핑(대응)하고 연계하려는 노력이 이어져 왔다. 그중 가장 성공적인 사례로 평가되는 것이 미국국립의학도서관(National Library of Medicine, NLM)에서 1986년 시작한 UMLS(Unified Medical Language System) 프로젝트이다.

UMLS는 보건의료 분야에서 사용되고 있는 다양한 통제 어휘(controlled vocabularies)를 통합한 메타 시스템으로, 현재까지 미국국립의학도서관에서 유지 · 관리되고 있다. UMLS는 다음과 같은 세 가지 주요 구성 요소로 이루어져 있다.

① **메타시소러스(Metathesaurus)**: 다양한 용어체계에 포함된 용어와 개념을 통합한 용어 집합체

② **의미론적 네트워크(Semantic Network)**: 메타시소러스에 포함된 개념들 간의 의미론적 관계를 정의한 구조

③ **정보 소스 맵(Specialist Lexicon and Mapping Tools)**: 참조 데이터베이스와 정보 자원 간의 연결 및 매핑 도구

UMLS는 이러한 구성요소를 통해 이질적인 의료 용어체계 간의 상호 연계를 가능하게 하며, 임상정보시스템, 정보검색, 데이터 통합 및 분석 등 다양한 분야에서 활용되고 있다.

3. 국제 질병 · 사인분류체계의 발전 과정

질병을 분류하는 개념은 고대 히포크라테스 시대까지 거슬러 올라간다. 히포크라테스는 질병을 혈액(blood), 흑담즙(black bile), 황담즙(yellow bile), 점액질(phlegm)이라는 네 가지 체액에 관련하여 분류하였다.

17세기에는 Captain John Graunt가 런던 사망일람표(London Bills of Mortality)를 발표하면서 통계적 개념 하에 질병을 분류한 최초의 연구를 수행하였다. 18세기에는 de Sauvages의 『Nosologia Methodica』와 William Cullen의 『Synopsis Nosologiae Methodicae』가 출판되어 질병 분류에 대한 체계적인 접근이 시도되었다.

영국의 William Farr는 1853년, 해부학적 부위에 따라 질병을 분류한 체계를 발표하였으며, 같은 해 국제통계회의에서 사인 분류의 통일화를 위한 작업을 제안함으로써 훗날 「International List of Causes of Death: ICD」의 기초를 마련하였다.

1893년, 프랑스의 Dr. Jacques Bertillon은 시카고에서 개최된 국제통계연구소 회의에서 사망 원인 분류안인 『Bertillon Classification of Cause of Death』를 발표하였고, 이는 미국 공중보건협회 회의에서 매 10년마다 개정할 것을 권고받았다. 이후 1900년 프랑스에서 열린 국제회의에서는 이 개정 주기를 공식적으로 채택하였다.

1946년, 세계보건기구(WHO)는 Bertillon의 사인 분류 체계를 인수하면서, 사망 원인뿐만 아니라 질병 일람표도 포함하는 형태로 확장하였다. WHO는 '원사인(underlying cause of death)' 선정에 관한 국제 규정을 포함하여 『Manual of the International Statistical Classification of Diseases, Injuries and Causes of Death』를 출판하였으며, 이를 ICD (International Classification of Diseases)라 명명하였다.

ICD는 두 권으로 구성되었으며, 제1권은 질병 및 사인 일람표, 제2권은 색인(index)으로 구성되었다. 이후 1949년에는 정신장애 관련 장(Chapter)을 포함한 제6차 개정판이 출판되었으며, 1957년에는 제7차, 1968년에는 제8차 개정판이 뒤따랐다.

제9차 개정판(ICD-9)은 1975년에 확정되어 1979년부터 전 세계적으로 사용되었으며, 미국은 이를 기반으로 1977년 국립보건통계센터(NCHS)에서 임상적 내용을 반영한 ICD-9-CM(Clinical Modification)을 출판하여 사용하였다.

1992년에는 WHO가 ICD 제10차 개정판(ICD-10)을 확정하였으며, 1995년 1월부터 전 세계적인 사용을 권고하였다. 미국은 2015년 10월부터 ICD-10-CM을 채택하여 사용하고 있다.

WHO는 ICD 제11차 개정판(ICD-11)을 출판하기 위해 2007년부터 국제 전문가 및 사용자들의 참여하에 개발을 진행하였고, 2019년 5월 세계보건총회(World Health Assembly)의 승인을 받아 2022년 1월부터 사용을 권장하고 있다. ICD-11은 기존의 분류체계와 달리 SNOMED CT, Gene Ontology 등과 논리적으로 연동되도록 설계되어 전자의무기록(EHR) 및 의료정보시스템에 적용할 수 있으며, 의학 용어의 의미적 상호운용성을 확보할 수 있도록 고안되었다.

또한, ICD-11은 사망, 질병, 1차 진료, 병원 진료, 환자안전, 질 관리, 연구, 공중보건 등 다양한 목적의 서로 다른 용례에서도 일관성과 호환성을 유지할 수 있도록 설계되었다.

4. 한국표준질병 · 사인분류의 발전 과정

우리나라는 다음과 같은 과정을 거쳐 질병·사인분류체계를 도입 및 운영하고 있다. 현재는 1995년부터 사용된 ICD-10차 개정판에 근거하여 만든 한국표준질병·사인분류 9차 개정판(KCD-9)을 사용하고 있다. ICD와 KCD는 영어와 한글의 차이일 뿐 기본적으로 동일한 것이다. 다만 우리나라의 의료상황에서 좀 더 자세하게 분류가 필요한 것이거나, 한의분류 등이 추가되었다.

우리나라 질병·사인분류체계는 통계청 통계정책국 통계기준과에서 제정·개정 및 운영을 담당하고 있다. 우리나라의 질병·사인분류체계 도입 및 운영 현황을 표 1-1에 정리하였다.

1) 1938년에 인구동태 조사에 제4차 국제사인표(1929년 발행)를 채택하였다.
2) 1948년 광복 이후 제5차 개정 국제사인표(1938년 발행)를 번역하여 사용하였다.
3) 1952년 WHO의 권고안과 우리나라의 실정을 감안하여 '한국사인상해 및 질병분류'를 제정하였다.
4) 제8차 국제질병분류(1968년 발행)를 번역한 '한국질병사인분류 1차'를 경제기획원이 고시하여 1973년부터 사용하였다.
5) 제9차 국제질병분류 개정에 따라 한국표준질병·사인분류 2차 개정판을 1979년부터 사용하였다.
6) 국제질병분류 제10차 개정에 따른 한국표준질병·사인분류 3차 개정판을 1995년 7월 1일부터 사용하였다.
7) 2003년부터 어려운 한자용어로 되어있는 질병명을 알기 쉬운 한글용어로 변경한 제4차

표 1-1 우리나라 질병 · 사인분류의 도입과 현황

<table>
<tr><th rowspan="2">국제 기준</th><th colspan="3">국내</th></tr>
<tr><th>사용 시기</th><th>기준</th><th>기타</th></tr>
<tr><td>제4차 국제사인표 (1929년 발행)</td><td>1938년</td><td>제4차 국제사인표 채택</td><td>인구동태조사에 사용</td></tr>
<tr><td>제5차 국제사인표 (1938년 발행)</td><td>광복 이후</td><td>제5차 국제사인표 번역하여 사용</td><td></td></tr>
<tr><td>제6차 국제질병사인분류 (1948년 발행)</td><td>1952년</td><td>한국사인상해 및 질병분류 제정</td><td></td></tr>
<tr><td>제8차 국제질병분류 (1968년 발행)</td><td>1972 고시
1973.1.1. 시행</td><td>한국질병사인분류 1차 개정판</td><td>경제기획원 고시</td></tr>
<tr><td>제9차 국제질병분류 (1976년 확정)</td><td>1979 고시
1979.1.1. 시행</td><td>한국표준질병사인분류 제2차 개정판</td><td></td></tr>
<tr><td rowspan="7">제10차 국제질병분류 (1992년 확정)</td><td>1993 고시
1995.1.1. 시행</td><td>한국표준질병사인분류 제3차 개정판</td><td>통계청 고시</td></tr>
<tr><td>2002 고시
2003.1.1. 시행</td><td>한국표준질병사인분류 제4차 개정판</td><td>– 한자 의학용어를 한글어로 변경</td></tr>
<tr><td>2007 고시
2008.1.1. 시행</td><td>한국표준질병사인분류 제5차 개정판</td><td>– 1998~2005 기간의 제10차 국제질병분류 개정 내용 반영
– ICD-O-3와 상이한 부분 일치
– 관련 단체 건의 질병용어 수록</td></tr>
<tr><td>2010 고시
2011.1.1. 시행</td><td>한국표준질병사인분류 제6차 개정판</td><td>– 제10차 국제질병분류 2008 version 근거로 우리나라에 맞게 조정(4단위, 5단위, 6단위로 세분화)</td></tr>
<tr><td>2015 고시
2016.1.1. 시행</td><td>한국표준질병사인분류 제7차 개정판</td><td>– 제10차 국제질병분류 2014 version 반영</td></tr>
<tr><td>2020 고시
2021.1.1. 시행</td><td>한국표준질병사인분류 제8차 개정판</td><td>– 제10차 국제질병분류 최종 최신화 내용 반영
– ICO-O-3의 최신변경 내용 일부 반영
– 우리나라 세분화 신설 또는 정비, 희귀질환 반영</td></tr>
<tr><td>2025 7. 1 고시
2026. 1. 1. 시행</td><td>한국표준질병사인분류 제9차 개정판</td><td>– 제10차 국제질병분류 업데이트 내용 과 국내 개정 수요 반영
– 전문성과 보편성을 갖춘 의학용어로 재정비
– 신생물 형태분류를 최신 종양학 국제분류(ICO-O-3.2)로 정비</td></tr>
<tr><td rowspan="3">제11차 국제질병분류 (2019년 확정)</td><td>2027년 고시 예정</td><td>한국표준질병사인분류 제10차 개정판*</td><td rowspan="3">– 이용자 교육 · 지원 · 전파 · 보급 · 변경 고시</td></tr>
<tr><td>2028년 ~2030년 예정</td><td>한국표준질병사인분류 제10차 개정판* 시범 적용(KCD-9와 KCD-10 병행운영)</td></tr>
<tr><td>2031년 예정</td><td>한국표준질병사인분류 제10차 개정판* 공식 시행</td></tr>
</table>

* 제10차 한국표준질병 · 사인분류 운영 일정(안)은 향후 변경 가능성 있음

한국표준질병·사인분류를 사용하였다.

8) 2007년부터 한국표준질병·사인분류 5차 개정판을 사용하였다. 여기에는 WHO가 권고한 1998년부터 2005년 사이의 ICD-10의 개정 내용을 반영하고, ICD-O-3 분류체계와 상이한 부분을 일치시키며, 보건의료 관련 단체 및 협회가 건의하는 질병용어를 수록하였다.

9) 통계청에서는 국내의 보건 및 의료환경 변화를 반영하고 통계의 국제 비교성을 높이기 위해 한국표준질병·사인분류 6차 개정판을 발행하여 2011년부터 사용하도록 하였다.

10) 통계청에서는 제10차 국제질병·사인분류(ICD-10)의 2014년 판(version)에 근거하여, 한국표준질병·사인분류 7차 개정판을 발행하여 2016년부터 사용하도록 하였다.

11) 2021년부터 한국표준질병·사인분류 8차 개정판이 사용되었다. 이는 제10차 국제질병·사인분류(ICD-10)의 최종 갱신 내용을 반영하고, ICD-O-3의 최신 변경 내용의 일부를 반영하였다. 또한 우리나라 의료환경과 학계의 의견을 반영하여 우리나라 세분화 분류를 신설하거나 정비하였고, 새로운 희귀질환을 반영하였다.

12) 통계청은 2026년부터 한국표준질병·사인분류 9차 개정판을 사용하도록 고시하였다. KCD-9차 개정판은 첫째, WHO의 제10차 국제질병·사인분류(ICD-10)의 업데이트 내용과 국내 개정 수요를 기초로 세분코드 추가 및 사용빈도가 낮은 세분코드의 삭제가 이루어졌다. 둘째, 전문성과 보편성을 갖춘 의학용어로 재정비하고, 관련 색인어를 정비하여 이해도와 코드 적용의 적정성을 높였다. 셋째, 신생물 형태분류를 최신 ICD-O-3.2를 기준으로 정비하였다.

5. 세계보건기구 국제표준용어분류체계협력센터(WHO-FIC)

세계보건기구 국제표준용어분류체계협력센터(WHO Family of International Classifications)는 세계보건기구 내 보건 영역의 국제 분류체계와 용어체계에 관한 업무를 담당하고 있다(그림 1-1). WHO-FIC는 질병, 사망, 장애 및 건강 관련 의료행위에 관한 주요 건강지표를 수집하기 위한 의미 있는 정보 도구로서, 국제적인 이용을 목적으로 한 분류체계의 집합으로도 정의된다(그림 1-2).

WHO-FIC 협력센터는 전 세계 20개국에 설치되어 있는 기구로서, 각 나라 또는 국제적으로 보건정보시스템, 통계 및 현황 자료를 작성할 수 있도록 WHO를 지원하며, 국제질병분류(ICD), 국제기능·장애·건강분류(ICF), 국제의료행위분류(ICHI) 등 보건의료 현장에서 사

세계보건기구(WHO)
(Data and Analytics)
자문위원회(Advisory Council)
소위원회(SEG: Strategic
Executive Group)
소임원회(SEG)
교육 및 실행
위원회
(EIC)
분류체계개발
위원회
(FDC)
정보 및 용어
체계위원회
(ITC)
분류통계
자문위원회
(CSAC)
의학
자문위원회
(MSAC)
사망분류 자문그룹
(MRG)
질병분류 자문그룹
(MbRG)
기능·장애 자문그룹
(FDRG)
전통의학 자문그룹
(TMRG)

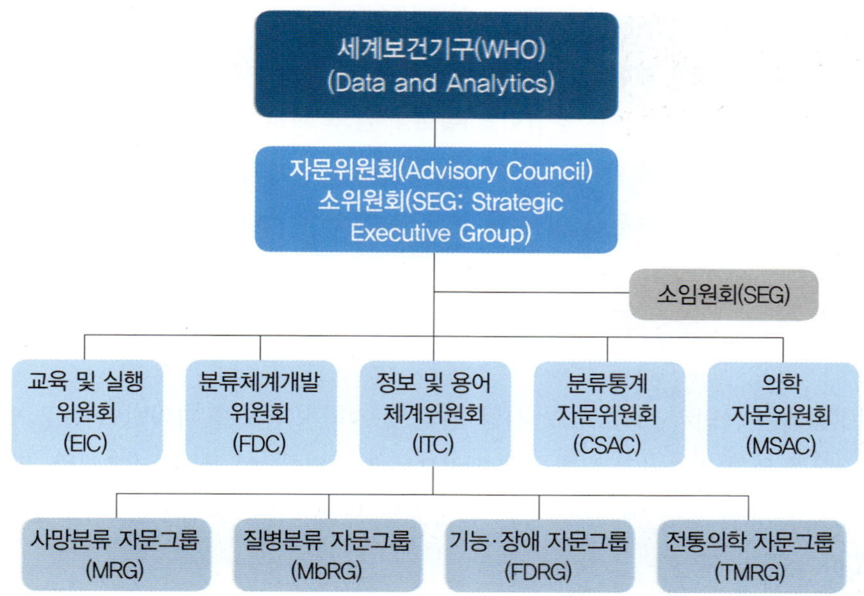

그림 1-1 WHO-FIC 조직도 (WHO-FIC Organizational Structure)

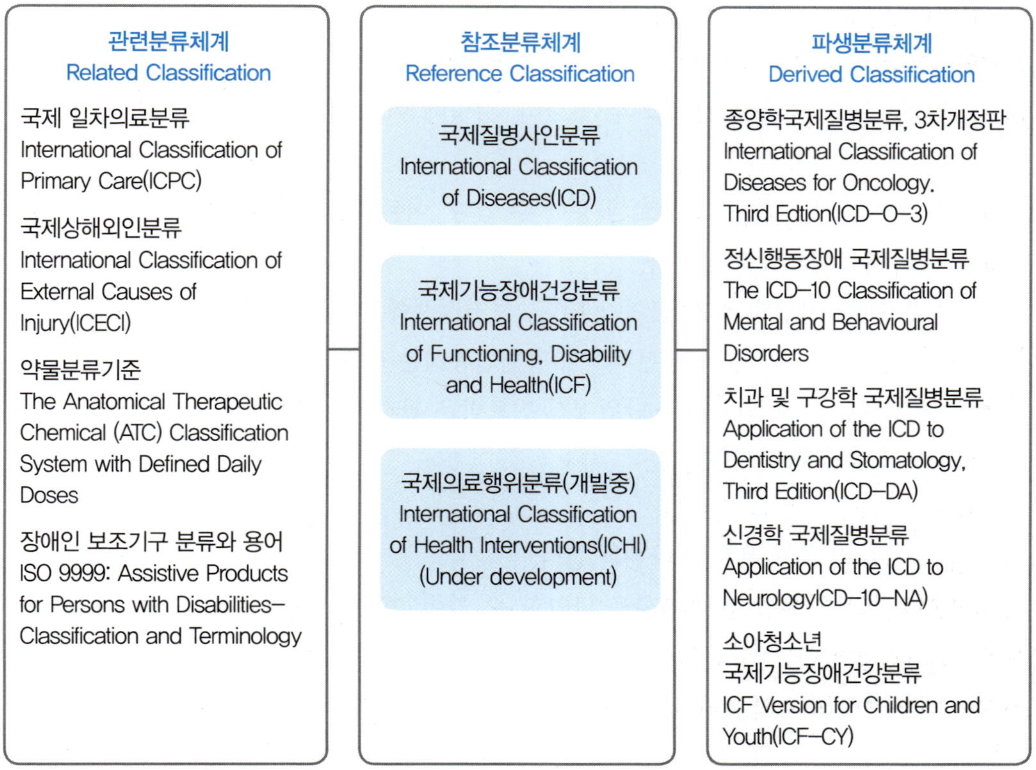

관련분류체계
Related Classification
국제 일차의료분류
International Classification of Primary Care(ICPC)
국제상해외인분류
International Classification of External Causes of Injury(ICECI)
약물분류기준
The Anatomical Therapeutic Chemical (ATC) Classification System with Defined Daily Doses
장애인 보조기구 분류와 용어
ISO 9999: Assistive Products for Persons with Disabilities–Classification and Terminology
참조분류체계
Reference Classification
국제질병사인분류
International Classification of Diseases(ICD)
국제기능장애건강분류
International Classification of Functioning, Disability and Health(ICF)
국제의료행위분류(개발중)
International Classification of Health Interventions(ICHI)
(Under development)
파생분류체계
Derived Classification
종양학국제질병분류, 3차개정판
International Classification of Diseases for Oncology. Third Edtion(ICD-O-3)
정신행동장애 국제질병분류
The ICD-10 Classification of Mental and Behavioural Disorders
치과 및 구강학 국제질병분류
Application of the ICD to Dentistry and Stomatology, Third Edition(ICD-DA)
신경학 국제질병분류
Application of the ICD to NeurologyICD-10-NA)
소아청소년
국제기능장애건강분류
ICF Version for Children and Youth(ICF-CY)

그림 1-2 WHO-FIC의 분류체계 틀

용되는 표준 용어와 분류 기준을 개발, 개정, 교육 및 보급하는 데 상호 협력하고 있다.

WHO-FIC 협력센터의 역할과 기능에는 국제표준분류체계 등 보건의료 분야 표준 관련 국가의 의견 제공 및 국제 협력, 보건의료 영역의 표준 관련 자료 수립 및 조사 등이 포함된다. 우리나라도 2012년 12월 WHO-FIC 한국협력센터로 지정되어, 보건복지부를 주 협력센터로, 한국보건의료정보원을 이차 협력센터로 운영 중이다.

6. 사망원인 분류, 질병분류 자료의 용도

사망원인통계는 국민의 사망 규모, 사망 원인 및 지리적 분포를 파악하여 인구 및 보건의료 정책 수립을 위한 기초자료로 활용될 목적으로 작성된다. 이 통계는 「통계법」 및 「가족관계의 등록 등에 관한 법률」에 따라 국민이 제출한 사망신고서를 기초로, 한국표준질병·사인분류에 따라 사망 원인을 집계한다.

사망원인 분류 자료의 용도는 다음과 같다.

첫째, 사망과 관련된 보건 상황을 분석함으로써 보건정책 수립의 근거를 마련한다.

누가(연령, 성별), 언제, 어디서, 어떤 질병으로 사망했는지를 확인하여 국민의 수명과 관련된 현황을 파악할 수 있다. 또한 사망률, 영아사망률, 모성사망률 등의 보건 지표를 작성함으로써 국민 건강 수준을 가늠할 수 있으며, 사망에 이르게 하는 주된 질병을 규명할 수 있다.

둘째, 역학적 감시 및 연구 자료로 활용할 수 있다. 이는 특정 질병의 발병 원인을 규명하기 위한 주요 자료원으로 기능한다.

셋째, 보건 관련 사업의 평가 근거가 된다. 보건정책에 따라 시행된 사업이 적절히 수행되었는지를 평가하기 위해, 사업 전후의 사망원인통계는 중요한 근거 자료가 될 수 있다.

질병분류 자료는 주로 의료기관 단위에서 진료받은 환자의 질병 상태를 한국표준질병·사인분류에 따라 집계한 것이다.

질병분류 자료의 주요 용도는 다음과 같다.

첫째, 의료기관별 질병 구성 현황을 파악할 수 있어, 병원 경영을 위한 기초자료로 활용된다.

둘째, 이러한 자료는 보건복지부 등 정부기관에 제출될 뿐 아니라, 세계보건기구(WHO), 경제협력개발기구(OECD) 등에도 보고되어 지역별 · 국가별 질병 현황을 분석하고 보건정책을 수립하는 근거가 된다.

셋째, 진단서, 요양급여비용 청구서, 처방전 등에 '질병분류기호(KCD 코드)'를 기재함으로써 환자의 질병 상태를 명확히 파악하고, 보건의료서비스의 제공과 처리 효율을 높일 수 있다.

사망원인통계와 질병통계의 이용자는 역학자, 통계학자, 보험자, 의학연구자, 경제학자, 병원경영자, 교육자와 학생, WHO, OECD 등 국제기구까지 실로 광범위하다.

따라서 정확한 질병 및 사망원인통계 생성은 보건의료계를 넘어 정부, 국제기구, 일반 국민 모두에게 중대한 과제이다. 이에 따라 국제 표준에 따른 정밀한 질병 분류 및 사망원인 분류를 위한 지속적인 노력이 요구된다.

7. 질병분류 코드 부여(코딩, Coding)

분류의 마지막 단계인 기호 부여 단계를 '코딩(Coding)'이라고 한다. 환자의 질병 상태를 용어화한 '진단명(diagnosis)'을 질병분류체계에 정해진 기호로 대응시켜 부여하는 것이다. 예를 들어, 환자의 진단명이 '만성 표재성 위염(Chronic superficial gastritis)'이라면, 한국표준질병·사인분류 목록에 있는 'K29.3'을 대응하여 부여한다.

비교적 간단해 보일 수 있으나, 실제로는 질병의 계통별 특성이나 원인 특성 등에 따라 분류하는 원칙이 복잡하여, 대학에서 교과로 개설될 정도로 난이도가 높은 작업이다. 이에 따라 「의료기사 등에 관한 법률」 제1조의2에서는 '질병·사인·의료행위의 분류'에 관한 업무를 보건의료정보관리사의 고유한 업무로 정하며 그 전문성을 인정하고 있다.

질병·사인·의료행위 분류 전문가가 되기 위해서는 의무기록 정보를 파악하고 적절한 분류체계에 대응시킬 수 있는 역량이 필요하다. 이를 위해 의학용어, 해부학, 병리학 등의 기초 지식과 다양한 임상 사례 기록 분석 경험이 요구된다.

부여된 질병 코드는 반드시 의사가 작성한 실제 진단명을 정확하게 반영해야 한다. 이를 위해 코딩에 앞서 의료진이 진단명을 명확하고 정확하게 기재하는 것이 매우 중요하다. 만약 진단명의 내용이 불분명하거나 상호 모순되는 경우에는 해당 의무기록을 작성한 의료진에게 문의하여 진단명을 수정·확정한 후, 정확한 질병 코드를 부여해야 한다.

제2과

한국표준질병·사인분류 개요

학습목표

1. 한국표준질병 · 사인분류 작성의 목적과 필요성을 설명할 수 있다.
2. 한국표준질병 · 사인분류 책자의 구성을 설명할 수 있다.
3. KCD 제1권의 기본 구조를 설명할 수 있다.
4. KCD 제3권 색인의 사용 방법을 설명할 수 있다.
5. 질병 분류를 위한 일반 준칙을 설명할 수 있다.

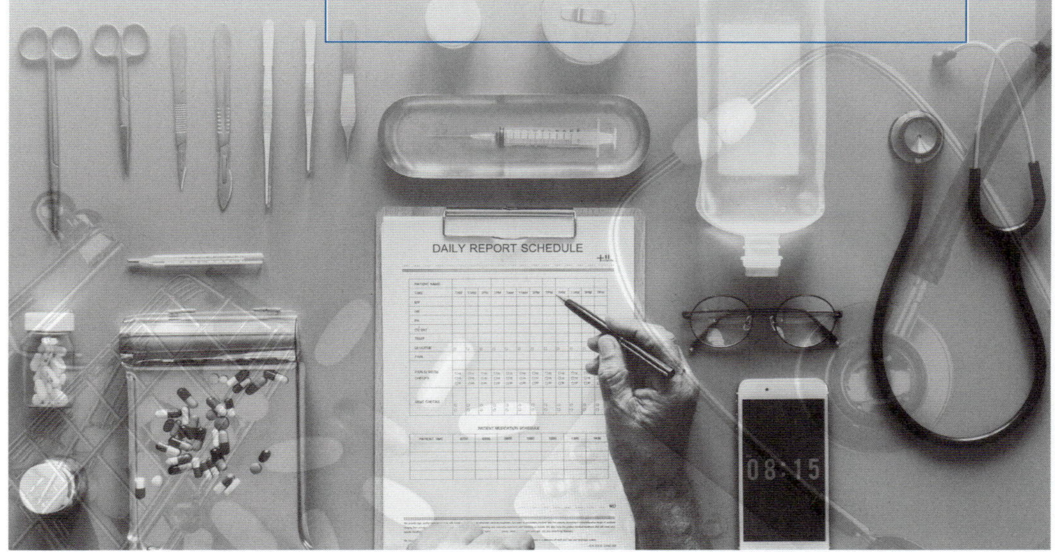

1. 한국표준질병·사인분류 작성 목적 및 필요성

가. 작성 목적

한국표준질병·사인분류(Korean Standard Classification of Disease: KCD)는 의무기록 자료 및 사망원인 통계조사 등 질병 이환 및 사망 자료를 그 성질의 유사성에 따라 체계적으로 유형화한 것으로, 모든 형태의 보건 및 인구동태 기록에 기재되어 있는 질병 및 기타 보건 문제를 분류하는 데 이용하기 위하여 설정되었다.

나. 작성 필요성

질병·사인분류는 다양한 보건의료 현상을 파악하는 통계를 작성함에 있어 표준화된 기준을 적용함으로써 일관성 및 비교성을 갖춘 자료를 확보하는 데 그 필요성이 있다.

다. 분류기준

질병·사인분류 기준은 이환 병태의 전 영역을 포함할 수 있는 상호 독립적인 항목으로 다음과 같이 구성되어 있다.

- 유행성 질환
- 체질적 또는 전신적 질환
- 부위에 따른 국소 질환
- 발육 질환
- 손상

2. 한국표준질병·사인분류 책자의 구성

한국표준질병·사인분류 9차 개정판(KCD-9)은 세 권의 책자로 구성되어 있다. 각 책자에 포함된 내용은 다음과 같다.

제1권. 한국표준질병·사인분류

: 기호순서별 일람표 (Tabular List)

- 제1편: 해설
- 제2편: 3단위 숫자 항목 분류표
- 제3편: 내용 예시표 및 4단위 숫자 항목 분류표
- 제4편: 신생물의 형태 분류
- 제5편: 사망 및 질병의 특수 제표용 분류표
- 제6편: 정의
- 제7편: 명명법에 관한 규칙

제2권. 사용지침서

: 표준분류의 기본사항, 실무지침, 자료의 제표 및 해석에 대한 지침

1. 서언
2. 한국표준질병·사인분류 개요
3. 한국표준질병·사인분류 사용법
4. 사망 및 질병 코드부여에 대한 선정준칙과 지침
5. 통계 작성
6. ICD 발달의 역사
7. 부록

제3권. 한국표준질병·사인분류 색인

: 제1권 사용을 위한 색인

1. 질병 및 손상의 특성에 대한 색인
2. 손상의 외인
3. 약물 및 화학물질표

3. KCD 제1권의 기본 구조

KCD-9 제1권은 알파벳과 숫자가 조합된 alphanumeric 기호를 질병 범주에 대응시켜, 사망과 질병을 분류하고 있다. 기본 단위는 세 자리의 소분류이며, 소수점 이하에 네 자리의 세분류, 다섯 자리의 세세분류, 여섯 자리의 세세세분류가 존재한다. 사용 가능한 기호 범위는 A00.0부터 Z99.9까지이다.

가. 분류표(Tabular list)

KCD-9의 분류표는 대분류로서 22개의 장(chapter)으로, 중분류로서 267개의 항목군(blocks of categories), 소분류로서 2,084개의 3단위 분류(three character categories), 세분류로서 12,506개의 4단위 분류(four character categories), 세세분류로서 6,113개의 5단위 분류(five character categories), 세세세분류로서 572개의 6단위 분류로 이루어져 있다.

1) 대분류, 22개의 장

KCD-9의 본분류는 대분류로서 총 22개의 장(Chapter)으로 구성되어 있으며, 각 장의 구성은 표 2-1에 제시되어 있다.

표 2-1 KCD-9 대분류 22개 장(Chapters)

전신을 침해한 질환군	I. 특정 감염성 및 기생충성 질환 Certain infectious and parasitic diseases	A00-A99, B00-B99
	II. 신생물 Neoplasms	C00-C97, D00-D48
전신병적 질환군	III. 혈액 및 조혈기관의 질환과 면역 메카니즘을 침범한 특정장애 Diseases of the blood and blood-forming organs and certain disorders involving the immune mechanism	D50-D89
	IV. 내분비, 영양 및 대사질환 Endocrine, nutritional and metabolic diseases	E00-E90
부위에 따른 국소 질환	V. 정신 및 행동장애 Mental and behavioural disorders	F00-F99
	VI. 신경계통의 질환 Diseases of the nervous systems	G00-G99
	VII. 눈 및 눈 부속기의 질환 Diseases of the eye and adnexa	H00-H59

	VIII. 귀 및 유돌의 질환 Diseases of the ear and mastoid process	H60–H95
	IX. 순환계통의 질환 Diseases of the circulatory system	I00–I99
	X. 호흡계통의 질환 Diseases of the respiratory system	J00–J99
	XI. 소화계통의 질환 Diseases of the digestive system	K00–K93
	XII. 피부 및 피하조직의 질환 Diseases of the skin and subcutaneous tissue	L00–L99
	XIII. 근골격계통 및 결합조직의 질환 Diseases of the musculoskeletal system and connective tissue	M00–M99
	XIV. 비뇨생식계통의 질환 Diseases of the genitourinary system	N00–N99
분만 · 기형 · 신생아질환	XV. 임신, 출산 및 산후기 Pregnancy, childbirth and the puerperium	O00–O99
	XVI. 출생전후기에 기원한 특정 병태 Certain conditions originating in the perinatal period	P00–P96
	XVII. 선천기형, 변형 및 염색체 이상 Congenital malformations, deformations and chromosomal abnormalities	Q00–Q99
기타 병태	XVIII. 달리 분류되지 않은 증상, 징후와 임상 및 검사의 이상소견 Symptoms, signs and abnormal clinical and laboratory findings, NEC	R00–R99
	XIX. 손상, 중독 및 외인에 의한 특정 기타 결과 Injury, poisoning and certain other consequences of external causes	S00–S99, T00–T98
기타 분류	XX. 질병이환 및 사망의 외인 External causes of morbidity and mortality	V01–V99, W00–W99 X00–X99, Y00–Y98
	XXI. 건강상태 및 보건서비스 접촉에 영향을 주는 요인 Factors influencing health status and contact with health services	Z00–Z99
	XXII. 특수목적 코드 Codes for special purposes	U00–U99

2) 항목군(Blocks of categories)

각 항의 3단위 분류 항목 중에서 유사한 질병군을 중심으로 3단위를 묶은 것으로 중분류에 해당된다. 예를 들어 '장감염질환, Intestinal infectious diseases (A00–A09)'이다.

3) 3단위 분류(Three-character categories)

각 항목군 내에서 몇몇 3단위 분류는 질병의 빈도, 중증도 또는 공중보건 개입에 대한 민감성에 의해 선정된 단일 병태를 위한 분류인데, 예를 들어 'A33 신생아 파상풍, Tetanus neonatorum'이다. 나머지는 공통된 특성을 가진 질병군을 위한 분류인데, 예를 들어 'A36 디프테리아, Diphtheria'는 A36.0-36.9가지 세분된 하위 질환들을 포함하는 3단위 분류이다.

3단위 코드들은 국제적 보고와 비교를 위하여 사용되고 있으며, 따라서 핵심코드(core codes)라고 부른다.

4) 4단위 분류(Four-character categories)

4단위 분류는 국제적인 보고 의무기준은 아니지만 여러 가지 용도를 위해 사용하도록 권고된다. 4단위 분류 중 '.8'은 해당 3단위 분류에는 속하지만 '.0 ~ .7'까지의 세부 항에는 해당되지 않은 경우를 위한 분류이고, '.9'는 해당 3단위 분류제목 이외에 더 이상의 자세한 수식 용어가 없는 경우의 분류에 사용한다.

5) 5단위 및 그 이외의 보조적인 자세한 분류(Supplementary subdivisions for use at the fifth or subsequent character level)

KCD-9에서 5단위 분류를 사용하는 예는 다음과 같다.

- 제XIII장(근골격계 및 결합조직의 질환) - 해부학적 부위를 나타내는 분류
- 제XIX장(손상, 중독 및 외인에 의한 특정 기타 결과) - 개방성 또는 폐쇄성 골절 여부, 두개강내, 흉곽내 및 복강내 손상시 개방창 동반 여부를 손상 시 개방창 동반 여부를 나타내는 분류
- 제XX장(질병이환 및 사망의 외인) - 사건 발생 시 수행된 행위의 유형을 나타내는 분류

KCD-9에서는 ICD-10의 3단위, 4단위 5단위 분류를 각각 4단위, 5단위, 6단위로 더 세분하여 분류한 것이 다수 있다. ICD-10에 없는 4단위, 5단위, 6단위 세분 코드에는 태극마크(☯)를 붙여 구별할 수 있게 하였다.

나. 신생물의 형태분류(Morphology of neoplasms)

신생물의 형태분류 코드는 6자리 형태의 코드 체계로 구성된다: 첫 자리의 알파벳 'M'은

신생물의 형태분류 코드를 의미하는 'Morphology'의 표시이고, 이후의 숫자 4자리는 신생물의 조직학적 형태를 표시하고 사선 뒤의 5번째 자리 숫자는 신생물의 행동양식을 표시한다. 예를 들어 'M8140/3'이라는 분류코드에서 '8140' 숫자는 '선암종, adenocarcinoma'라는 조직학적 형태를 나타내며, '/3'은 '원발부위의 악성'이라는 행동양식을 의미한다.

다. 설명어, 지시어, 기호 및 약어

KCD-9 제1권 사용을 위해서는 내용예시표에 적용되는 규약에 대해 이용자들이 알아야 할 몇 가지 주요 사항들이 있다.

1) 포함용어(Inclusion terms)

"포함, Includes"란 용어가 장, 항목군, 또는 3단위 분류 항목명 바로 다음에 기재되어 있는 것을 볼 수 있다. 이는 그 항목에 포함되어 분류될 수 있는 진단적 표현의 사례이다. 아래의 예는 3단위 분류 아래 제시된 "포함, Includes"용어로서, '급성 심낭삼출액, Acute pericardial effusion'이라는 진단이 해당 항목명인 '급성 심장막염, Acute pericarditis'과 진단 표현이 다르더라도 'I30 급성 심장막염, Acute pericarditis'의 범주에 포함시켜 분류한다는 의미이다.

예 I30 급성 심장막염	Acute pericarditis
포함 : 급성 심낭삼출액	Includes : Acute pericardial effusion
제외 : 류마티스심장막염(급성)(I01.0)	Excludes : Rheumatic pericarditis(acute)

2) 제외용어(Exclusion terms)

"제외, Excludes"에 제시된 진단명이 해당 항목으로 분류되어야 할 것으로 보이지만, 사실은 진단명 옆에 제시된 다른 코드로 분류하도록 안내하는 것이다. 위의 예시에서 '류마티스심장막염(급성), Rheumatic pericaditis(acute)'는 '급성 심장막염, Acute pericarditis'으로 분류되어야 할 것으로 생각되지만, 옆에 제시된 'I01.0' 즉 'I01.0 급성류마티스심장막염, Acute rheumatic pericarditis'로 분류하도록 안내하는 것이다.

3) 용어 해설(Glossary descriptions)

포함 Includes, 제외 Excludes 용어 이외에 제V장(정신 및 행동장애)에서는 항목의 내용을 나타내 주기 위하여 용어 해설을 해 놓았다. 이는 정신장애에 관한 용어가 매우 다양하여 국가 간에 차이가 있고 어떤 한 용어가 전혀 다른 상태들을 설명하는 데에 사용되는 경우가 있기 때문에 분류의 일관성을 유지하기 위함이며, 질병분류 담당자들이 분류에 참고하도록 제시된 것은 아니다.

> 예 **F31 양극성 정동장애** Bipolar affective disorder
> 환자의 기분 및 활동성의 수준이 의미있게 장애를 받은 두 번 이상의 에피소드가 특징인 장애. 환자가 어떤 때는 기분이 고조되고 정력 및 활동성이 증가되지만(경조병 또는 조병) 또 다른 때에는 기분이 저하되고 정력 및 활동성이 감소(우울병)한다. 반복된 에피소드의 경조병 또는 조병만을 앓고 있는 환자도 양극성으로 분류한다.

4) 기호 및 약어

① (　　) 원괄호(Parentheses)

원 괄호 안의 용어는 그 앞의 용어와 코드에 영향을 미치지 않고 보충적인 단어를 묶는데 사용된다. 아래의 예에서 '본태성 고혈압, essential hypertension'이든 '원발성 고혈압, primary hypertension'이든 코드에 영향을 미치지 않고 모두 'I10 본태성(원발성) 고혈압, Essential(primary) hypertension'으로 분류될 수 있음을 의미한다.

> 예 **I10 본태성(원발성) 고혈압** Essential(primary) hypertension

② [　　] 각괄호(Square brackets)

각괄호는 동의어, 대체어, 설명구를 나타내는 데 사용한다. 아래의 예 1에서는 Rubella와 German measles가 동의어임을 나타낸다. 아래 예 2에서는 참조할 곳을 알려주는 설명구를 담고 있다.

> 예 1 **B06 풍진** Rubella [German measles]

예 2 K26 십이지장궤양 [4단위 분류는 516쪽 참조]	Duodenal ulcer

③ : 콜론(colon)

선행하는 용어가 설명하는 데 완전한 단어가 아닌 경우, 즉 앞뒤의 용어가 연결되어야 그 용어 표현이 의미를 갖게 될 때 사용한다. 아래의 예에서 '귀의 손상', '눈의 손상' 등으로 연결되어야 할 때, 콜론을 사이에 두어 표시한다.

예	
머리의 손상 (S00–S09)	**Injuries to the head**
포함 : ~의 손상 :	Includes : Injuries of :
귀	Ear
눈	Eye
얼굴[모든 부분]	Face [any part]
.	
.	
이하 생략	

④ {　　} 중괄호

중괄호에 선행 또는 후행하는 용어들이 완전한 용어가 아닌 경우에 사용한다.

⑤ NOS

NOS란 "Not Otherwise Specified, 달리 명시되지 않은"의 약어로,"상세불명(unspecified)" 또는 "한정되지 않은(unqualified)"을 의미한다.

아래의 예에서 "Diabetes mellitus NOS"는 당뇨병이 "Diabetes mellitus type 1", "Diabetes mellitus type 2"와 같이 더 세분되어 명시되지 않았음을 의미한다.

예 Diabetes mellitus NOS 당뇨병 NOS	E14.9

⑥ NEC

NEC는 “달리 분류되지 않은(Not Elsewhere Classified)”의 약어로, 기재된 병태의 특정 변형 형태가 다른 부분에서 나타날 수 있음을 경고하는 것이다.

제1권에서 균에 의한 폐렴을 분류하는 기준은 아래와 같다. 여기서 “J15 달리 분류되지 않는 세균성 폐렴, Bacterial pneumonia, NEC”의 “NEC”는 모든 세균성 폐렴을 다 포함하는 것이 아니라, 특정 세균성 폐렴은 다른 곳에 분류되어 있으니 다른 부분도 검토하라는 것이다. 여기서 세균성 폐렴 중 “폐렴연쇄알균에 의한 폐렴”은 “J13”으로, “인플루엔자균에 의한 폐렴은 “J14”로 분류됨을 확인할 수 있다.

즉, 세균성 폐렴 중에서, “J13”, “J14”로 분류되지 않는 나머지 세균성 폐렴만이 “J15”로 분류된다는 것을 의미한다. 그러므로 분류 범주에 “NEC”가 있는 경우에는, 분류하려는 병태가 다른 범주로 분류될 수도 있는지 잘 살펴야 한다.

J13 폐렴연쇄알균에 의한 폐렴	**Pneumonia due to Streptococcus pneumoniae**
J14 인플루엔자균에 의한 폐렴	**Pneumonia due to Haemophilus influenzae**
J15 달리 분류되지 않은 세균성 폐렴	**Bacterial pneumonia, NEC**
J15.0 폐렴간균에 의한 폐렴	Pneumonia due to Klebsiella pneumoniae
J15.1 슈도모나스에 의한 폐렴	Pneumonia due to Pseudomonas
J15.2 포도알균에 의한 폐렴	Pneumonia due to staphylococcus
J15.3 연쇄알균B균에 의한 폐렴	Pneumonia due to streptococcus, group B
J15.4 기타 연쇄알균에 의한 폐렴	Pneumonia due to other streptococci
J15.5 대장균에 의한 폐렴	Pneumonia due to Escherichia coli
J15.6 그람음성균에 의한 기타 병태	Pneumonia due to other Gram-negative bacteris
J15.7 폐렴마이코플라스마에 의한 폐렴	Pneumonia due to Mycoplasma pneumoniae
J15.8 기타 세균성 폐렴	Other bacterial pneumonia
J15.9 상세불명의 세균성 폐렴	Bacterial pneumonia, unspecified

⑦ 제목에서의 “and”와 “with”

제목에 “and”가 있을 때 이는 “and/or”의 의미를 갖는다. 아래의 예 1에서 “골 결핵”인 경우도, “관절의 결핵”인 경우도, “골과 관절의 결핵”인 경우도 모두 “A18.0_”으로 분류한다. 그러나 예 2와 같이 “with, 동반한”을 사용한 경우에는 담관염과 담관결석이 함께 있는 경우에만 “K80.3_”으로 분류한다.

예 1	A18.0_ 골 및 관절의 결핵	Tuberculosis of bones and joints
예 2	K80.3_ 담관염을 동반한 담관 결석	Calculus of bile duct with cholangitis

⑧ † 검표(dagger), * 별표(asterisk)

특정 질환의 분류에서는 원인을 설명하는 코드와 발현 증세에 관한 코드를 함께 부여하는 경우가 있다. 이때 원인을 설명하는 코드에 '† 검표'를, 발현 증세를 설명하는 코드에 '* 별표'를 표시한다. 둘 중에서 우선하는 코드는 원인을 설명하는 '† 검표'가 부여된 코드이다.

아래의 예에서 'A17.0†'는 질병의 원인이 결핵이라는 의미이며, 발현 증세가 수막에 생긴 염증이라는 의미이다.

예	Tuberculosis meningitis, 결핵성 수막염	A17.0† G01*

⑨ ._ 점 뒤의 대쉬(point dash)

3단위 분류 뒤에 오는 '._'는 해당 항목에 여러 개의 4단위 분류 코드가 존재할 수 있음을 의미한다. 따라서 사용자는 이를 확인한 후 적절한 세분 코드를 선택하여야 한다.

⑩ ◒ 태극마크

한국 고유 코드로서 한국 고유 병명에 사용한다.

⑪ ㉿ 한의분류 마크

한의 고유 병명에 사용한다.

4. KCD 제3권 색인의 사용방법

KCD 제3권은 질병명을 알파벳(또는 가나다) 순서로 배열하여 제1권의 질병코드를 찾기 편리하도록 정리한 색인이다. 그러나 색인만으로 질병코드를 정확히 제시하는 것은 불가능하므로, 반드시 제1권에서 해당 질병의 코드를 확인한 후 사용해야 한다.

가. 제3권의 구성

제3권은 아래와 같이 세 부분으로 구성되어 있다.

제1부: 질병 및 손상의 특성 색인(Index to diseases and Nature of Injury)
제1권의 제I장~제XIX장과 제XXI장~제XXII장에 분류되는 모든 용어를 수록하고 있다(A00-T98, Z00-Z99, U00-U99).

제2부: 손상의 외인(External Causes of Injury)
질병과 사망에 관한 외인의 색인으로 제XX장에 분류되는 모든 용어를 수록하고 있다(V01-Y98).

제3부: 약물 및 화학물질표(Table of Drugs and Chemicals)
제1권의 제XIX장 T36-T65에 분류될 수 있는 약물과 화학물질 일람표로서, 그 약물 또는 화학물질에 의한 중독 사건이 사고에 의한 것인지, 자해에 의한 것인지, 의도 미확인 인지에 따라 외인코드가 정리되어 있다.

1) 색인 체계

색인표의 맨 왼쪽에 찾으려는 질병명 등의 선도어(lead term)가 있고, 선도어 아래에 줄을 바꿔 '-, 하이픈'을 긋고 수식어들을 배치하였다. 아래 예1과 같이 선도어는 주로 질병명 또는 병리학적 상태 용어이고 아래 줄에 하이픈 다음 열거된 수식어는 해부학적 부위, 질병의 유형, 원인균, 어떤 타질병이나 합병증 동반 여부 등을 나타내는 용어이다.

간혹 예 2와 같이 해부학적 부위명이 선도어로 나와 있는 경우가 있는데 이는 선도어로 해부학적 부위명을 사용할 수 없음을 모르는 이용자를 위한 것으로, "see condition, 병태 용어로 찾아보라"는 안내를 하기 위함이다.

예 1 **Gastritis(위염)** K29.7
- acute(급성)
- - hemorrhage(출혈성)

예 2 **Stomach(위) [see condition (병태 참조)]**

2) 코드 제시 방법

선도어 용어 우측에 분류코드가 제시된다. 분류코드의 4단위 등에 '_, 대시'로 표기한 경우가 있는데, 알맞은 코드를 색인표의 주(note)나 제1권에서 찾아 정하라는 뜻이다.

> 예 **Fracture(골절)**
> – bone(뼈) T14.2_
> – birth trauma(출산 손상) P13.9

3) 설명어 · 지시어 · 기호 및 약어

① "see" 또는 "see also"[~참조 또는 ~도 참조]

다른 용어 또는 다른 곳도 찾아보라는 지시어이다.

② #, ◇

신생물(Neoplasm) 표에서 사용되는 기호로 자세한 용법은 제II장 신생물에서 설명한다.

5. KCD-9를 이용한 질병분류의 일반 준칙

숙지한 제1권과 제3권의 이용 방법을 기반으로 질병분류 코드 부여, 즉 코딩 원칙과 절차를 알아본다.

가. 일반적인 코딩 절차는 세 단계로 볼 수 있다.

1단계는 코드를 찾고자 하는 진단명에서 선도어를 선정하는 것이다. 이때 선도어는 해부학적 부위명이 아닌 질병명 또는 병리학적 상태 용어로 정한다.

2단계는 선정한 선도어를 제3권 색인에서 찾아, 오른쪽에 제시된 질병 코드를 확인한다.

3단계는 2단계에서 얻은 코드를 그대로 사용하지 않고, 반드시 제1권 분류표에서 해당 코드를 찾아 검토한다. 분류표에서 "제외(Exclude)", "포함(Includes)", 4단위 코드 등을 확인하여 최종 코드를 확정한다.

아래에서 해부학적 용어인 'tibia'로 찾지 않고, 질병 용어인 'osteomyelitis'로 찾는다. 옆에 제시된 'M86.9_'를 그대로 선정하지 않고 제1권 분류표에서 코드를 확인한다. 이때 4단위 분류에 대한 안내를 따라 'M86.96'으로 코드를 확정한다.

1단계 선도어 정하기	Osteomyelitis, tibia 경골의 골수염
2단계 제3권에서 선도어 찾기	Osteomyelitis(골수염) M86.9–
3단계 제1권 분류표에서 확정하기:	
M86 골수염	Osteomyelitis
[KCD–9: 581~582쪽 부위분류 중, 코드 하단에 표기된 번호를 참조하여 분류할 것]	
M86.0 급성 혈행성 골수염 [0–9]	Acute hematogenous osteomyelitis
.	.
.	.
M86.9 상세불명의 골수염 [0–9]	Osteomyelitis, unspecified

나. 기타 코딩 절차에서 고려할 것은 다음과 같다.

1) 세 자리 분류만 되어 있는 항목은 그대로 분류하지만, 4자리로 분류된 항목은 반드시 4자리까지 분류한다. 아래에서 "A38"이라는 코드는 가능하지만, "A39"라는 코드는 잘못된 코딩으로 4단위 코드까지 분류되어야 한다.

A38 성홍열	**Scarlet fever**
A39 수막알균감염	**Meningococcal infection**
A39.0† 수막알균수막염(G01*)	Meningococcal meningitis
A39.1† 워터하우스–프리데릭센 증후군(E35.1*)	Waterhouse–Friderichsen syndrome
A39.2 급성 수막알균혈증	Acute meningococcaemia
.	.
.	.

2) "rule out(R/O), 의증"이란 용어가 진단명 앞에 붙어 있는 경우는 "suspected, 의심되는"과 같은 의미로, 진단을 채택할지 배제할지 결정되기 전의 의심되는 진단임을 표현한다. 이때는 표현된 진단명 그대로 코딩하여 의심되는 진단이 무엇이었는지를 알 수

있도록 한다.

> 예 R/O peptic ulcer K27.9
> 의증, 소화성 궤양

3) "ruled out, 배제됨"이란 용어가 기재된 경우는 검사 결과 해당 진단을 배제하게 되는 경우의 표현이다. 배제된 진단이라면 해당 진단명을 아예 기재하지 않는 것이 옳다고 생각할 수 있으나, 배제하기까지 시행된 검사 등의 의료자원 소모 등의 근거를 표시하기 위해서는 표기가 필요할 수 있다.

아래 예에서 심근경색증은 배제된 진단명이므로 해당 질병분류 코드인 'I21.9'를 적용할 수 없다. 'Z03 의심되는 질병 및 병태를 위한 의학적 관찰 및 평가, 배제된, Medical observation and evaluation for suspected diseases and conditions, ruled out'의 코드를 부여한다. 선도어 'suspected condition, ruled out'으로 찾는다.

> 예 Myocardial infarction, Ruled out Z03.4
> 심근경색증, 배제됨

4) 신생물은 해부학적 부위는 제3권 신생물 일람표에서 찾고, 형태분류(Morphology, M code)는 제3권에서 일반 진단용어와 동일한 방법으로 찾는다. 자세한 사항은 제2과 제II장에서 설명한다.

5) 대부분의 질환이 유산, 임신, 출산 또는 산후기와 관련된 경우에는 원래 분류되는 장에서 제외되어, 제XV장 O00–O99 범위의 코드로 분류된다.

아래의 예에서 고혈압 환자는 'I10.9'으로 분류하지만, 그 환자가 임신 중이라면 제XV장의 'O10.0'으로 분류한다. 자세한 내용은 제XV장을 참조한다.

> 예 Essential hypertension I10.9
> 본태성 고혈압
>
> Essential hypertension in pregnancy O10.0
> 임신 중 본태성 고혈압

6) 어떤 질환의 발병 시기가 출생 전후기인 경우에는 제XVI장의 P00-P96 코드로 분류된다. 자세한 내용은 제XVI장을 참조한다.

예 Melena K92.1
흑색변

Melena of newborn P54.1
신생아 흑색변

7) 특정 질병이나 손상 등의 급성 상태가 종결되었으나 남은 증상 또는 병태가 잔류되는 경우를 후유증이라고 한다. 이러한 경우에는 첫째, 잔류하는 병태가 무엇인지, 둘째, 그 후유증이 어떤 원인 병태에서 비롯되었는지를 명확히 밝혀야 한다. 선도어는 'Sequelae (of), ~~의 후유증'으로 찾는다.

아래의 예에서 과거 뇌경색의 상태는 종결되었으나 그 후유증으로 편마비가 잔류된 경우이다. 잔류된 병태로 편마비 'G81.9'를 부여하고, '뇌내출혈의 후유증, sequelae of intracerebral hemorrhage'인 'I69.1'을 부여한다. 자칫 'I61.9'(뇌내출혈, unspecified) 코드를 부여하기 쉽지만, 이는 이미 3년 전에 발생하여 종결된 급성기 병태이므로 잘못된 분류에 해당한다.

예 1 Hemiplegia G81.9 I69.1
Intracerebral hemorrhage three years ago
편마비
3년 전 뇌내출혈

후유증을 분류할 때 잔류하는 병태 코드와 그 원인이 된 병태의 후유증 코드 두 가지 중에서 현재 잔류하는 병태를 주된 진단으로 우선 분류하고 후유증 코드는 부가코드로 부여한다.

현재 잔류하는 잔여 병태의 언급 없이 '어떤 병태의 후유증'이라는 표현만 있는 경우는 아래의 예와 같이 후유증 코드를 주된 진단으로 분류한다.

예 2 Late effect of poliomyelitis B91
회색질척수염의 후유증

제3과

22대분류 : 각 장의 분류준칙

학습목표

1. KCD 제I장부터 제XXII장까지 각 장의 질환명과 분류준칙을 이해하고, 이를 바탕으로 진단코드를 정확히 부여할 수 있다.

I 특정 감염성 및 기생충성 질환(Certain infectious and parasitic diseases, A00-B99)

1. 이 장은 다음의 항목군을 포함한다.

A00-A09	장 감염 질환	Intestinal infectious diseases
A15-A19	결핵	Tuberculosis
A20-A28	특정 동물매개의 세균성 질환	Certain zoonotic bacterial diseases
A30-A49	기타 세균성 질환	Other bacterial diseases
A50-A64	주로 성행위로 전파되는 감염	Infections with a predominantly sexual mode of transmission
A65-A69	기타 스피로헤타 질환	Other spirochaetal diseases
A70-A74	클라미디아에 의한 기타 질환	Other diseases caused by chlamydiae
A75-A79	리케차병	Rickettsioses
A80-A89	중추신경계통의 바이러스 감염	Viral infections of the central nervous system
A92-A99	절지동물매개의 바이러스열 및 바이러스 출혈열	Arthropod-borne viral fevers and viral hemorrhagic fevers
B00-B09	피부 및 점막병변이 특징인 바이러스 감염	Viral infections characterized by skin and mucous membrane lesions
B15-B19	바이러스 간염	Viral hepatitis
B20-B24	사람면역결핍바이러스병	Human immunodeficiency virus [HIV] disease
B25-B34	기타 바이러스 질환	Other viral diseases
B35-B49	진균증	Mycoses
B50-B64	원충질환	Protozoal diseases
B65-B83	연충증	Helminthiases
B85-B89	이감염증, 진드기증 및 기타 감염	Pediculosis, acariasis and other infestations
B90-B94	감염성 및 기생충질환의 후유증	Sequelae of infectious and parasitic diseases
B95-B98	세균, 바이러스 및 기타 감염체	Bacterial, viral and other infectious agents
B99	기타 감염성 질환	Other infectious diseases

1) 이 장은 일반적으로 전염 또는 전파되는 질환, 즉 감염성 · 전염성 · 기생충성 질환을 다루고 있으며, 첫 자리 알파벳은 A와 B가 사용된다.

2) 특정 국소성 감염(localized infection)은 각 신체계통에 관련된 장을 참조한다.

> 예 Urinary tract infection N39.0
> 요로감염
> : 비뇨기의 국소성 감염은 제I장이 아닌 제XIV장. 비뇨생식계통의 질환을 참조하여, N39.0로 분류한다.

3) 임신, 출산, 산후기에 합병된 감염성 및 기생충성 질환은 O98.-으로 분류한다. 단, 산과적 파상풍은 제I장으로 분류한다(A34 참조).

4) 출생전후기의 특이한 감염성 및 기생충성 질환은 P35-P39로 분류한다. 단, 신생아파상풍, 백일해, 선천매독, 출생전후기 임균감염 및 출생전후기 HIV병은 제I장으로 분류한다.

5) 인플루엔자 및 기타 급성 호흡기 감염은 제X장. 호흡계통의 질환 중 J00-J22의 범주로 분류한다.

> 예 Acute tonsillopharyngitis J06.8
> 급성 편도인두염
> : 제I장이 아닌 제X장 호흡계통의 질환 중에서 J06.8로 분류한다.

2. 장감염 질환, Intestinal infectious disease (A00-A09)

1) 일반적으로 식품을 매개로 한 병원체에 의한 감염성(infectious) 식중독(food poisoning)이나, 세균, 바이러스 및 기생충 등의 감염원에 의한 위장관계 염증 질환이 분류된다. 이러한 질환은 대변 등의 검체 배양을 통해 병원체를 확인한 후, 해당 병원체에 따라 분류한다.

예 1 Salmonella gastroenteritis A02.0
살모넬라 위장관염

예 2 Enterocolitis due to Clostridium difficile A04.7
클로스트리듐 디피실리에 의한 장결장염

예 3 Food poisoning due to Vibrio vulnificurus A05.3
장염비브리오균에 의한 식중독
: 선도어는 Poisoning(중독), -food(식품) 또는 Intoxication(중독), -foodborne(식품매개성)로 찾는다.

예 4 Norovirus enteritis A08.1
노로바이러스장염

예 5. AGE (Acute gastroenteritis) A09.9
급성 위장관염
: 원인균이 확인되지 않은 급성 위장관염인 경우 부여한다. 원인균이 확인되면 위의 예 1 – 예 4처럼 분류할 수 있다.

예 6 Diarrhea A09.9
설사
: 설사는 급성 위장관염으로 분류된다. 변 배양검사에서 원인균이 발견된다면 위의 예 1 – 예 4처럼 분류할 수 있다.

2) 병원체에 의하지 않은 비감염성(noninfectious) 장염 및 결장염은 A00-A09 범주로 분류하지 않고, 제XI장 소화계통 질환의 K50-K52 범주로 분류한다.

예 1 Ulcerative colitis K51.9
궤양성 대장염

예 2 Chronic gastroenteritis K52.9
만성 위장관염

3) 병원체에 의하지 않은, 식품이 지닌 유해물질(noxious) 또는 자연독성(naturally toxic)에 의한 식중독은 제XIX장 손상, 중독 및 외인에 의한 특정 기타 결과의 T61-T62 범주로 분류한다(외인 코드 부여와 관련된 설명은 이 장에서는 생략한다).

예 Food poisoning, naturally toxic seafood T61.9
해산물의 자연독성에 의한 식중독

3. 결핵, Tuberculosis (A15-A19)

1) 호흡기에 침범한 결핵은 A15-A16 범주에서 분류하며, 진단 시 시행된 검사 종류를 고려하여 분류한다.

세균학적 또는 조직학적 검사에서 결핵균이 확인된 경우에는 A15.-로, 확인되지 않은 경우에는 A16.-로 분류한다.

이때 '확인되지 않은 경우'에는 세균학적 또는 조직학적 검사를 시행하지 않은 경우와, 시행하였으나 결과가 음성인 경우 모두가 포함된다.

2) 결핵을 진단하기 위한 검사 중, 세균학적 또는 조직학적으로 결핵균을 확인할 수 없는 검사(즉, 임상적 판단을 지원하는 검사)에는 피부반응검사, 인터페론감마 분비검사, 단순 흉부 X선 촬영 등이 있다.

반면, 세균학적 또는 조직학적으로 결핵균 확인이 가능한 검사(즉, 병리학적 판단을 지원하는 검사)에는 객담 도말검사(항산성 간균염색, acid-fast bacillus stain: AFB smear), 객담 배양검사(sputum culture), 기관지경을 이용한 조직검사, 중합효소연쇄반응(polymerase chain reaction, PCR) 검사가 있다.

3) 폐결핵 중 일부에서 조직액화(liquefaction)로 인한 공동(cavity)이 형성될 수 있다.

KCD에서는 공동의 유무를 5단위 세분류에서 0 또는 1로 표시한다.

예 1 Pulmonary tuberculosis A15.01
호흡기결핵
(보고된 검사결과 : AFB smear (+), sputum culture (−)
객담도말검사 양성, 객담배양검사 음성)

예 2 Tuberculosis of lung A15.01
폐결핵
(보고된 검사결과 : AFB smear (+), sputum culture (+)
객담도말검사 양성, 객담배양검사 양성)
: 객담도말검사와 객담배양검사 모두 양성인 경우, 객담도말검사 양성인 폐결핵으로 분류한다.

예 3 Respiratory tuberculosis A15.11
호흡기결핵
(보고된 검사결과 : AFB smear (−), sputum culture (+)
객담도말검사 음성, 객담배양검사 양성)
: 세균학적 검사 방법 중 배양(culture)검사에만 양성을 보인 경우에 분류한다.

예 4 Pulmonary tuberculosis A15.01
호흡기결핵
(보고된 검사결과 : AFB smear (−), sputum culture (+), PCR (+)
객담도말검사 음성, 객담배양검사 양성, 중합효소연쇄반응검사 양성)
: 세포배양검사(결과) 유무에 관계없이 PCR 양성인 경우 A15.0−으로 분류한다.
선도어는 Tuberculosis(결핵), −pulmonary(폐의), −−confirmed(확인된), −−−bacteriological(세균학적으로), −−−−polymerase chain reaction(종합효소연쇄반응)으로 찾는다.

예 5 Pulmonary tuberculosis A16.01
호흡기결핵
(보고된 검사결과 : AFB smear (−), sputum culture (−)
객담도말검사 음성, 객담배양검사 음성)
: 병리학적 지원을 받기 위한 검사에서 모두 음성이 나온 경우, A16.0−으로 분류한다.

예 6 Tuberculosis of lung A16.11
clinical pathology and histological test was not done
폐결핵, 임상병리와 조직병리 검사 시행되지 않음
: 병리학적 검사를 시행하지 않고 흉부 X선 검사나 의사의 임상적 판단에 근거해 내린 폐결핵의 경우 A16.1-로 분류한다.

4) 호흡기 이외의 부위, 즉 신경계통 및 기타 부위의 결핵은 A17-A18 범주로 분류된다.

예 1 Tuberculous meningitis A17.0† G01*
결핵성 수막염
: 진단을 위한 검사 방법이나 결과에 관계없이 기재된 진단명에 근거해 분류한다. 질병의 원인은 결핵균이며 발현 부위는 뇌수막이므로 원인별, 부위별 코드를 부여하고 각각 †, * 기호로 구분한다.

예 2 Tuberculous spondylitis A18.00† M49.09*
결핵성척추염
: 질병의 원인은 결핵균이며 발현 부위는 척추이므로 원인별, 부위별 코드를 부여하고 각각 †, * 기호로 구분한다.

예 3 Intestinal tuberculosis A18.31† K93.0*
장결핵
: 질병의 원인은 결핵균이며 발현 부위는 장이므로 원인별, 부위별 코드를 부여하고 각각 †, * 기호로 구분한다.

4. 기타 세균성 질환, Other bacterial disease (A30-A49)

1) 패혈증(sepsis)은 A40-A41 범주로 분류된다. 패혈증은 신체 장기에 미생물이 감염되고, 원인 미생물이 혈액으로 침범하여 발생하는 것으로, 신체 발열, 빠른 맥박, 호흡수 증가, 백혈구 수의 증가 또는 감소 등의 증상을 보이며 전신에 걸친 심각한 염증 반응을 나타낼 수 있는 상태이다.

패혈증의 원인균을 확인하기 위하여 혈액배양과 항균제감수성검사(culture and sensitivity test, C & S)를 시행하고, 그 결과 원인균의 성장을 멈추는 데 효과적인 특정 항균제(선택적 항생제)를 결정한다. 이 검사는 3-4일이 소요되므로 그동안은 보통 경험적 항생제로 치료할 수 있다. 확인된 원인균에 따라 패혈증의 분류 코드를 결정한다.

예 1 Sepsis due to Enterococcus A40.20
장알균에 의한 패혈증

예 2 Sepsis due to VRE(vancomycin-resistant enterococcus) A40.20 U83.0
밴코마이신 내성 장알균에 의한 패혈증
: 원인균인 장알균이 항균제 내성을 지닌 경우, 이를 표시하기 위해 항균제 및 항암제 내성(U82-U85) 항목군의 분류 코드를 사용한다. 선도어로 'Resistance(내성)'를 찾는다.

예 3 Sepsis due to staphylococcus aureus A41.0
황색포도알균에 의한 패혈증

예 4 Sepsis due to MRSA(methicilline-resistant staphylococcus aureus) A41.0 U82.1
메티실린 내성 황색포도알균에 의한 패혈증
: 원인균인 황색포도알균이 메티실린을 비롯한 모든 베타락탐계열 항생제에 내성을 지닌 경우, 이를 표시하기 위해 항균제 및 항암제 내성(U82-U85) 항목군의 분류 코드를 사용한다. 선도어로 'Resistance(내성)'를 찾는다.

예 5 Sepsis A41.9
패혈증
: 패혈증의 원인균에 대한 정보가 없거나 다른 상세한 언급이 없는 경우 A41.9를 부여한다.

2) 감염된 주요 부위는 알 수 없으나 원인균만 확인된 경우(임상적으로는 드물며, 오히려 감염 부위는 확인되지만 원인균이 확인되지 않는 경우가 더 일반적임)에는 A49._ 코드를 부여할 수 있다.

예 Staphylococcal infection, infected site unknown A49.0
감염부위를 모르는 포도알균 감염
: 포도알균에 의한 패혈증 A41.1은 감염 부위와 원인균이 혈액으로 침범되어 부위를 알 수 있는 경우에서 포도알균이 확인된 경우이므로 '상세불명 부위의 포도알균 감염' A49.0과 차이를 구분하여야 한다.

3) 제I장 이외의 다른 장에 분류된 질환의 감염원을 표시하고자 할 때 '세균, 바이러스 및 기타 감염체(B95–B98)' 항목군에서 찾아 부가적인 코드로 선택적으로 부여할 수 있다. 단 이 코드는 주된 병태를 나타내는 우선적 코드로는 사용되지 않는다.

예 1 Acute cystitis, staphylococcus N30.0 B95.8
포도알균에 의한 급성 방광염
: 방광염은 제XIV장 비뇨계통에서 분류되는 질환으로 방광의 감염이라는 의미 외에 어느 균에 의한 감염인지는 표시할 수 없도록 분류되어 있다. 이때 확인된 원인균을 부가적으로 표시하고자 하는 경우, B95.8을 부여한다. 선도어는 'infection(감염)'에서 확인된 원인균 이름을 찾는다. 주의할 점은 2)의 예시처럼 A49.0을 주지 않도록 한다. 이는 부위를 모르는 감염인 경우이다. 방광염은 방광이라는 부위가 명시되어 있으므로 A49.0으로 분류할 수 없다.

예 2 Acute osteomyelitis, streptococcus M86.19 B95.5
연쇄알균에 의한 급성골수염

5. 주로 성행위로 전파되는 감염, Infections with a predominantly sexual mode of transmission (A50–A64)

1) 매독(syphilis)은 선천성 여부, 조기·만기 등 병의 진행 경과에 따라 분류된다.

예 Syphilis, latent A53.0
잠복 매독

2) 임균(gonococcus)에 의한 감염은 A54._로 분류한다.

예	Gonorrhea 임질	A54.9

3) 클라미디아 트라코마티스(Chlamydia trachomatis)에 의한 성매개 질환은 A56._으로 분류한다.

예	Chlamydial vulvovaginitis 클라미디아 외음질염	A56.0

6. 중추신경계통의 바이러스 감염, Viral infections of the central nervous system (A80-A89)

1) 폴리오, 소아마비라고도 불리는 회색질척수염은 A80으로 분류된다. 그러나 현재 이 질환은 대부분 백신으로 예방되어 발병하는 경우는 드물다.

예	Poliomyelitis 회색질척수염	A80.9

2) 모기매개바이러스 뇌염은 A83으로 분류된다.

예	Japanese encephalitis 일본뇌염	A83.0

3) 바이러스에 의한 수막염은 A87로 분류한다.

예	Viral meningitis 바이러스 수막염	A87.9

7. 피부 및 점막병변이 특징인 바이러스 감염, Viral infections characterized by skin and mucous membrane lesions (B00–B09)

1) 헤르페스바이러스[단순헤르페스] 감염은 B00으로 분류한다.

예 1	Herpesviral keratitis 헤르페스바이러스 각막염	B00.51†, H19.1*

예 2	Herpes simplex 단순 헤르페스	B00.9

2) 대상포진(herpes zoster)은 B02로 분류된다.

예 1	Herpes zoster ophthalmicus 안구 대상포진	B02.3†, H58.8*

예 2	Herpes zoster 대상포진	B02.9

8. 바이러스간염, Viral hepatitis (B15–B19)

1) 간염은 바이러스, 약물, 알코올, 화학약물, 독초 등으로 인하여 발병하는데, 여기서는 바이러스에 의한 간염을 분류한다.

간염을 일으키는 바이러스에는 HAV(hepatitis A virus), HBV(hepatitis B virus), HCV(hepatitis C virus), HDV(hepatitis D virus), HEV(hepatitis E virus), HGV(hepatitis G virus)가 있다. HAV와 HEV는 주로 급성 간염만을 일으키며, 대부분 대변-구강 경로로 전파된다. HBV, HCV, HDV는 급성과 만성 간염 모두를 일으킬 수 있으며, 간암을 유발할 가능성도 있다. 특히 HDV는 스스로 증식할 수 없고 HBV(HBsAg)가 존재하는 경우에만 증식할 수 있다. HDV는 Delta agent 또는 Delta hepatitis 로도 불린다.

예 1 Viral hepatitis A B15.9
바이러스성 A형 간염

예 2 Chronic viral hepatitis B B18.19
만성 바이러스 B형 간염
: 달리 더 상세한 언급이 없는(NOS) Hepatitis B는 '델타병원체가 없는 만성 바이러스 B형 간염' 범주로 분류한다.

예 3 Chronic hepatitis K73.9
만성 간염
: 원인이 언급되지 않고 만성 상태만 표현된 간염은 소화기계통의 K73으로 분류한다. 바이러스가 원인임을 아는 경우에는 감염성 질환의 B15-B19 범주로 분류된다.

9. 사람면역결핍바이러스병, Human immunodeficiency virus [HIV] disease (B20–B24)

1) 사람면역결핍바이러스병은 사람면역결핍바이러스(HIV)에 감염되어, 면역기능을 담당하는 CD4 양성 T-림프구의 숫자가 감소하고 기능이 떨어져 결핵, 곰팡이 폐렴 등의 다양한 감염성 질환과 종양이 발생하는 질환이다. HIV로 인해 감염성 및 기생충성 질환이 유발된 경우 B20.-, 악성신생물이 유발된 경우 B21.-을 부여한다(예 1, 2, 4).

동일한 항목에서 두 가지 이상의 세분류로 분류할 수 있는 병태는 관련된 항목(B20.-, B21.-)의 세분류 .7로 분류한다(예 3). 각각의 병태는 부가로 부여할 수 있다.

예 1 Tuberculosis resulting from HIV disease B20.0
사람면역결핍바이러스병에서 유발된 결핵

예 2 Pneumocystis carinii pneumonia resulting from HIV disease B20.6
사람면역결핍바이러스병에서 유발된 폐포자충폐렴

예 3 Pneumocystis carinii pneumonia resulting from HIV disease B20.7, B20.6, B20.4
HIV disease resulting in candidiasis
사람면역결핍바이러스병에서 유발된 폐포자충폐렴
칸디다증을 유발한 사람면역결핍바이러스병
: B20.– 항목에서 두 개 이상의 병태로 분류할 수 있으므로, B20.7을 부여하고 각각의 B20.6과 B20.4는 부가로 줄 수 있다.

예 4 HIV disease with Kaposi's sarcoma B21.0 C46.9 M9140/3
사람면역결핍바이러스병과 카포시육종
: 카포시육종(C46.–)이 B20–B24와 함께 진단된 경우 B21.0을 주진단으로 부여하고 C46.9를 부가적으로 부여한다.

2) HIV disease 중 B20–B22의 3단위 항목에서 두 개 이상의 범주로 분류되는 병태가 있는 경우, B22.7을 부여한다. B20–B24에서 분류되는 각각의 병태는 해당 코드를 부가하여 사용할 수 있다.

예 1 Pneumocystis carinii pneumonia resulting from HIV disease B22.7 B20.6 B21.0 B24 C46.9
Kaposi's sarcoma resulting from HIV disease
AIDS related complex [ARC]
사람면역결핍바이러스병에서 유발된 폐포자충폐렴
사람면역결핍바이러스병에서 유발된 카포시육종
에이즈–관련 복합
: 두 개 이상의 3단위 항목, 즉 B20.6과 B21.0 병태가 있으므로 B22.7을 부여한다. B20–B24 범위의 각각의 병태를 부가 코드로 사용하여 명시할 수 있다.

3) 무증상인 사람면역결핍바이러스 감염상태는 Z21 코드로 분류한다. 사람면역결핍바이러스에 감염된 환자와 접촉하였거나 노출된 경우에 Z20.6을 부여한다. HIV를 진단하기 위한 항체 검사에서 양성이 아닌 경우이지만, 그렇다고 음성으로 확진되지 않은 환

자에게는 R75, 즉 '검사실 증거(증명)자료'를 부여한다.

예 1 Asymptomatic HIV infection status Z21
무증상 사람면역결핍바이러스 감염 상태
: 선도어는 human(사람), -immunodeficiency virus(HIV) disease(면역결핍바이러스질환), --asymptomatic status(무증상 상태)으로 찾는다.

예 2 Contact with Exposure to human immunodeficiency virus Z20.6
사람면역결핍바이러스에 접촉

4) 임신, 출산, 산후기와 관련된 사람면역결핍바이러스병은 O98.7을 주진단으로 부여하고 HIV의 B20-B24 범위의 코드는 부가적으로 부여할 수 있다.
: 선도어는 human(사람), -immunodeficiency virus(HIV) disease(면역결핍바이러스 질환), contact(접촉)로 찾는다.

10. 기타 바이러스질환, Other viral disease (B25-B34)

1) 기타 바이러스에 의한 질환은 B25-B34로 분류된다.

예 1 Cytomegalovirus infection B25.9
거대세포바이러스 감염

예 2 Epidemic keratoconjunctivitis B30.0† H19.2*
유행성 각막결막염

예 3 Coronavirus disease 2019(COVID-19), virus identified U07.1
바이러스가 확인된 코로나-19
: WHO에서 COVID-19의 분류코드를 U07.1-U12범위로 지정하였다. 선도어는 COVID-19로 찾는다. 또는 Infection(감염) -coronavirus(코로나 바이러스) -disease 2019(질환 2019)로 찾는다.

11. 감염성 및 기생충질환의 후유증, Sequela of infectious and parasitic disease (B90–B94)

1) 과거에 제I장으로 분류되는 감염성 및 기생충성 질환을 앓았다가 치료되었더라도 그 질환의 후유증(잔여 병태)이 남아있을 수 있다. 이때 현재 치료나 검사를 받는 후유증의 과거 원인이라는 의미를 나타내기 위해 '....의 후유증'이라고 범주화된 아래의 코드를 임의의 부가 코드로 부여할 수 있다. 보통 'old(오래된)', 'no longer present(현재는 없는)' 등으로 기술되거나, 결과적으로 잔여 병태가 'late effect of..., sequela of ...(...의 후유증)'으로 기술되는 경우에 해당한다. 최소한의 일정 기간이 지나야 한다는 기준은 없다.

B90 Sequelae of tuberculosis	결핵의 후유증
B91 Sequelae of poliomyelitis	회색질척수염의 후유증
B92 Sequelae of leprosy	나병의 후유증
B94 Sequelae of other and unspecified infections and parasitic diasease	기타 및 상세불명의 감염성 및 기생충성 질환의 후유증

예 1 Bronchiectasis — J47 B90.9
Old pulmonary tuberculosis
기관지확장증
오래된 폐결핵
: 현재는 폐결핵이 치료되어 없는 병태이므로 현재 폐결핵 분류인 A15–, A16–으로 분류하지 않도록 주의한다. 선도어는 'Sequela(후유증)'으로 찾는다.

예 2 Paralysis of left leg — G83.1 B91
Sequela of poliomyelitis
왼쪽 다리의 마비
회색질척수염의 후유증
: 현재는 회색질척수염은 없는 병태이므로 A80.9를 부여하지 않고 B91을 부여한다.
선도어는 'Sequela(후유증)'으로 찾는다.

예 3 Late effect of poliomyelitis B91
회색질척수염의 후유증
: 후유증 분류는 원칙적으로 임의의 부가코드이지만, 그 외에 활용할 만한 정보가 없는 경우에는 주된 병태로 분류할 수 있다.

연습문제

1. Rotaviral enteritis
   로타바이러스장염

2. Tuberculosis of lung, PCR(+), sputum smear(−), sputum culture(−)
   폐결핵, 중합효소연쇄반응검사 양성

3. Acute viral hepatitis type A
   급성 바이러스성 간염, A형

4. HIV disease with Pneumocystic carinii pneumonia, Burkitt's lymphoma and oral candidiasis
   폐포자충폐렴, 버킷림프종과 구강칸디다증을 동반한 사람면역결핍바이러스병

5. Clonorchiasis in liver
   간에 있는 간흡충증

6. Chronic superficial gastritis, Helicobacter pylori
   헬리코박터 파일로리균 감염에 의한 만성 표재성 위염

7. Neurocysticercosis
   신경낭미충증

8. Monkeypox
   원숭이두창

9. Sepsis, VRE
   반코마이신 내성 장알균에 의한 패혈증

10. Urinary tract infection due to E. coli
    E−coli에 의한 요로감염

II 신생물(Neoplasms, C00-D48)

1. 이 장은 다음의 항목군을 포함한다.

C00-C97	악성 신생물	Malignant neoplasms
C00-C75	림프, 조혈 및 관련 조직을 제외한 특정 부위의 원발성이라고 정해졌거나 또는 가정되는 악성 신생물	Malignant neoplasms, stated or presumed to be primary, of specified sites, except of lymphoid, haematopoietic and related tissue
C00-C14	입술, 구강 및 인두	Lip, oral cavity and pharynx
C15-C26	소화기관	Digestive organs
C30-C39	호흡기 및 흉곽내 기관	Respiratory and intrathoracic organs
C40-C41	골 및 관절연골	Bone and articular cartilage
C43-C44	피부	Skin
C45-C49	중피 및 연조직	Mesothelial and soft tissue
C50	유방	Breast
C51-C58	여성생식기관	Female genital organs
C60-C63	남성생식기관	Male genital organs
C64-C68	요로	Urinary tract
C69-C72	눈, 뇌 및 중추신경계통의 기타 부분	Eye, brain and other parts of central nervous system
C73-C75	갑상선 및 기타 내분비선	Thyroid and other endocrine glands
C76-C80	불명확한, 이차성 및 상세불명 부위의 악성 신생물	Malignant neoplasms of ill-defined, secondary and unspecified sites
C81-C96	림프, 조혈 및 관련 조직의 원발성이라고 정해졌거나 또는 가정되는 악성 신생물	Malignant neoplasms, stated or presumed to be primary, of lymphoid, haematopoietic and related tissue
C97	독립된 (원발성) 여러 부위의 악성 신생물	Malignant neoplasms of independent (primary) multiple sites
D00-D09	제자리 신생물	In situ neoplasms
D10-D36	양성 신생물	Benign neoplasms
D37-D48	행동양식 불명 및 미상의 신생물	Neoplasms of uncertain or unknown behaviour

2. 신생물의 정의 및 분류

신생물이란 정상 세포가 특정 자극에 의해 변형되어 자율적이고 통제되지 않은 증식을 함으로써 형성된 조직 덩어리를 말한다. 신생물은 발생 부위(해부학적 부위)와 변형된 세포 또는 조직의 형태(형태학적 용어)에 따라 설명된다. 예를 들어 위장에 발생한 신생물의 경우, 장기명인 '위(stomach)'라는 해부학적 부위와 위를 구성하는 조직 중 하나인 '샘상피(glandular epithelium)'라는 형태학적 용어를 함께 사용하여 '위장의 샘상피 조직에 발생한 신생물'이라고 기술한다.

가. 해부학적 부위(Topography)

신생물이 발생한 위치를 의미하며, 주로 인체의 특정 장기를 지칭한다. KCD-9에서는 이러한 해부학적 부위를 C00-D48 범위의 코드로 표시한다.

나. 조직학적 형태(Morphology)

Morphology는 어떤 대상의 형태와 구조를 연구하는 학문을 말하며, 신생물의 형태란 해당 신생물을 이루는 세포나 조직의 형태 및 구조를 의미한다. 한 해부학적 장기는 여러 종류의 조직으로 구성되어 있으며, 형태학적 분류에서는 신생물이 어느 조직에서 기원했는지와 세포 변형에 따라 그 조직의 형태와 구조가 어떻게 변화했는지를 설명한다. 이러한 정보는 주로 현미경 관찰을 통해 확인된다.

형태학적 분류 코드는 'M'으로 시작하며, 이어 4자리 숫자와 사선(/), 그리고 1자리 숫자가 붙는다(예: M□□□□/□). 이 중 사선 뒤의 다섯째 자리 숫자('/□')는 행동양식(behavior code)을 나타내며, 이에 대한 설명은 '다. 행동양식(Behavior)'을 참고한다. KCD-9의 제1권 제4편에서 조직학적 형태 코드를 확인할 수 있다.

1) 상피조직(epithelial tissue)

상피조직은 몸의 표면과 장기의 내, 외부 표면을 덮는 조직과 내분비샘과 외분비샘 등의 샘을 이루는 조직이다. 상피조직에 생긴 종양이 양성이라면 '~oma'라고 명명하고, 악성 종양이라면 '~carcinoma'로 명명한다.

2) 결합조직(connective tissue)

세포가 만들어낸 섬유질을 포함하고 있어 몸과 장기의 형태를 유지하고 결합시키며 지지하는 조직을 말하며 뼈, 연골, 지방, 근육, 조혈 등이 포함된다. 결합조직에 생긴 종양이 양성이라면 '~oma'라고 명명하고, 악성이라면 '~sarcoma'로 명명한다. 비상피조직(non-epithelial tissue)이라고도 한다.

표 3-1 상피조직과 비상피조직의 발생 종양

종류	발육장소	양성	악성
상피성 (epithelial)	선상피(adenoepithelial) 편평상피(squamousepithelial) 요로(이행)상피(transitional epithelium) 간세포(hepatocellular) 콩팥세관세포(tubulorenal cell)	양성 상피성 종양(benign epithelial tumor) 선종, 낭포선종(adenoma, cystadenoma) 편평상피유두종(squamous epithelial papilloma) 간세포암종(hepatocellular carcinoma) 간세포선종(hepatocellular adenoma) 신장관상선종(tubulorenal adenoma)	암종(carcinoma) 선암종(adenocarcinoma) 편평상피암종(squamous cell carcinoma) 요로(이행)상피암종(transitional epithelial carcinoma) 신세포암종(renal cell carcinoma)
비상피성 (non-epithelial)	섬유세포(fibrocyte) 지방세포(adipocyte) 혈관내피세포(vascular endothelial cell) 평활근세포(leiomyocyte) 뼈세포(osteocyte) 연골세포(chondrocyte)	양성 비상피성 종양(benign non-epithelial tumor) 섬유종(fibroma) 지방종(lipoma) 혈관종(hemangioma) 평활근종(leiomyoma) 골종(osteoma) 연골종(osteochondroma)	육종(sarcoma) 섬유육종(fibrosarcoma) 지방육종(liposarcoma) 혈관육종(hemangiosarcoma) 평활근육종(leiomyosarcoma) 골육종(osteosarcoma) 연골육종(osterchondrosarcoma)

출처 : 대한병리학회(2009)

다. 행동양식(behavior)

신생물은 성장 속도, 주위 조직으로의 침윤 양상, 피막의 존재 여부, 원격 전이 가능성, 분화도, 예후 등에서 차이를 보이며, 이러한 특성이 인체에 미치는 영향을 결정한다. 이와 같이 종양의 생물학적 특성을 '행동양식(behavior)'이라 한다. 행동양식은 주로 악성(malignant), 제자리(in-situ), 양성(benign), 행동양식 불명 또는 미상(uncertain or unknown behavior)으로 구분된다.

예를 들어, 앞서 언급한 '위장의 샘상피 조직에 생긴 신생물'이 악성이라면 '위장의 샘상피암종(adenocarcinoma of stomach)'으로 부른다. 행동양식은 해당 종양의 해부학적 부위를 표시하는 코드와 조직학적 형태를 표시하는 코드 모두에 반영되어 최종 분류 코드가 결정된다. 그 내용은 다음과 같다.

1) 행동양식이 반영된 해부학적 부위의 코드

신생물이 동일한 장기에서 발생했더라도 행동양식이 다르면, 행동양식에 따라 다른 해부학적 부위 코드로 분류한다.

① 악성(Malignant): C00–C97

신생물이 인접한 주위 조직으로 침윤하거나, 멀리 있는 다른 장기로 전이되어 전신에 영향을 미침으로써 사망에 이르게 하는 행동양식이다. 신체의 모든 원발성 악성 신생물은 C00–C76, C80–C97로 분류되며, 이차성 악성 신생물은 C77–C79로 분류된다. 예를 들어 위장(stomach)에 발생한 원발성 신생물이 악성 행동양식을 보이는 경우, 해부학적 부위 코드는 'C16._ 위의 악성 신생물, Malignant neoplasm of stomach'로 분류한다.

② 제자리(In situ): D00–D09

상피조직에서 변형된 비정상 세포 집단이 다른 조직으로의 침윤 없이 제위치에 국한되어 있는 행동양식이다. 예를 들어 위(stomach) 내면 상피에 발생한 신생물의 행동양식이 제자리(In situ)라면 해부학적 부위 코드는 'D00.2 위의 제자리암종, Carcinoma in situ of stomach'로 분류한다.

③ 양성(Benign): D10–D36

주변 조직을 침범하거나 전이하지 않는 행동양식이다. 예를 들어 위장(stomach)에 발생한 신생물이 양성 행동양식을 가진 경우, 해부학적 부위 코드는 'D13.1 위의 양성 신생물, Benign neoplasm of stomach'로 분류한다.

④ 행동양식 불명 또는 미상(Uncertain or unknown behavior): D37–D48

신생물의 성격이 악성, 양성, 제자리 중 어느 것인지 판단할 수 없거나, 알려지지 않은 경우를 말한다. 예를 들어 위(stomach)에 발생한 신생물이 악성, 양성, 제자리 중 어느 것으로도 확정할 수 없는 경우, 해부학적 부위 코드는 'D37.1 위의 행동양식 불명 또는 미상의 신생물, Neoplasm of uncertain or unknown behavior of stomach'로 분류한다.

2) 행동양식이 반영된 조직학적 형태 코드

형태분류 코드는 신생물의 조직학적 형태 코드(M□□□□)와 이에 해당하는 행동양식 분류코드(사선 뒤 다섯째 자리 코드, /□)를 포함한다. 다섯째 자리 숫자는 신생물의 행동양식을 나타내며, 양성, 행동양식 불명 또는 미상, 상피내 제자리 신생물, 악성 원발부위, 악성 속발부위 등을 구분한다. 각 숫자와 행동양식의 대응은 다음과 같다.

표 3-2 행동양식을 나타내는 다섯째 자리 숫자의 의미

숫자	행동양식	
/0	Benign	양성
/1	Uncertain whether benign or malignant bordeline malignancy low malignant potential	양성 또는 악성 여부가 불확실한 경계형 악성 낮은 악성 잠재성
/2	Carcinoma in situ Intraepithelial Noninfiltrating Noninvasive	제자리(정상소재)암종 상피내 비침윤성 비침습성
/3	Malignant, primary site	악성, 원발부위
/6	Malignant, metastatic site Malignant, secondary site	악성, 전이부위 악성, 속발부위
/9	Malignant, uncertain whether primary or metastatic	악성, 원발부위 또는 속발부위 여부가 불확실한

예를 들어 신생물을 현미경적으로 확인하여 그 조직학적 형태가 샘상피세포에서 기원한 것이고, 그 행동양식이 악성, 원발부위라면 'M8140/3 선암종, Adenocarcinoma'로 분류한다. 여기서 숫자 '8140'은 샘상피 조직을 의미하며, '/3'은 악성, 원발부위의 행동양식을 나타낸다.

행동양식은 해부학적 부위 코드와 조직학적 형태 코드에 모두 반영되므로 두 코드는 다음과 같은 상응관계를 가진다. 예를 들어 위장(stomach)에 발생한 신생물이 샘상피에서 원발된 악성의 행동양식을 가진다면 해부학적 부위 코드는 'C16._'를, 조직학적 형태 코드는 'M8140/3'을 부여한다.

표 3-3 행동양식과 해부학적 부위 코드의 대응 관계

행동양식 분류코드	제II장 항목(해부학적 부위)
/0 양성 신생물	D10–D36
/1 불확실한 또는 알려지지 않은 성격의 신생물	D37–D48
/2 제자리신생물	D00–D09
/3 일차성으로 기재 또는 추정된 악성 신생물	C00–C76 C80–C97 D45, D46, D47.1, D47.3, D47.4, D47.5
/6 이차성으로 기재 또는 추정된 악성 신생물	C77–C79

3. 신생물의 코딩

신생물 분류에서는 해부학적 부위(Topography) 코드와 조직학적 형태(Morphology) 코드를 모두 부여하며, 이때 행동양식이 두 코드에 모두 반영되도록 한다.

다음은 이러한 원칙에 따라 코드를 부여하는 절차를 몇 가지 사례를 통해 살펴본다.

가. 형태학적 용어만으로 두 코드 모두 찾을 수 있는 경우

Lipoma of face D17.0 M8850/0
얼굴의 지방종

1) 우선 KCD 제3권에서 형태학적 용어를 선도어로 찾는다. 이 경우 형태학적 이름은 '지방종(lipoma)'이다. 옆에 제시된 'M8850/0'에서 사선 다음의 다섯째 자리 숫자 '/0'은 이 신생물의 행동양식이 양성(benign)임을 의미한다.

   해부학적 부위가 명시되지 않았다면, 옆에 제시된 'D17.9'를 해부학적 코드로 사용할 수 있다.

   그러나 아래 'site classification(부위별 분류)'에서 'face(얼굴)'이 'D17.0'으로 제시되어 있으므로, 이를 최종적으로 선택한다.

Lipoma(지방종) (M8850/0) D17.9
.
.
– site classification(부위별 분류)
– – face(얼굴) D17.0
– – head(머리) D17.0

2) 선택한 해부학적 부위 코드 'D17.0'을 KCD 제1권에서 확인한다. 'D17.0 머리, 얼굴 및 목의 피부 및 피하조직의 양성 지방종성 신생물(Benign lipomatous neoplasm of skin and subcutaneous tissue of head, face and neck)'이 적합한 코드임을 확인하였으므로 이를 채택한다.

따라서 '얼굴의 지방종(lipoma of face)'은 해부학적 부위 코드 D17.0과 조직학적 형태 코드 M8850/0으로 분류한다. 이때 D17.0은 행동양식이 /0(양성)에 해당하는 신생물과 일치하며, 이는 해부학적 부위 코드 범위 D10–D36에 속하므로 코딩이 정확함을 확인할 수 있다.

나. 형태학적 용어와 신생물표(Neoplasm table)를 이용하는 경우

Adenocarcinoma of stomach C16.99 M8140/3
위의 선암종

1) 제3권에서 형태학적 용어를 선도어로 찾는다. 형태학적 용어 'Adenocarcinoma' 옆에 제시된 M8140/3에서 다섯 번째 자리 숫자 /3은 이 종양의 행동양식이 '악성(malignant)'임을 나타낸다. 이 경우 하위 용어에 '위' 같은 해부학적 용어는 제시되지 않으므로, 해부학적 부위 코드를 직접 얻을 수 없다. 이때 '[신생물(Neoplasm), 악성(malignant)도 참조]' 지시를 따라 신생물표(Neoplasm table)를 참고한다.

Adenocarcinoma(선암종) (M8140/3) [see also Neoplasm, malignant] [신생물(Neoplasm), 악성(malignant)도 참조]
– acidophil(호산성) (M8280/3)
– – specified site(명시된 부위) [see also Neoplasm, malignant (신생물), malignant(악성)도 참조]

2) 오른쪽에 기재된 '[see also Neoplasm(신생물), malignant(악성)]'는 신생물표의 '악성'을 보라는 지시어이다. 제3권의 'Neoplasm(신생물)'을 찾으면 아래의 표를 볼 수 있다. 이 신생물 표는 위에 발생한 신생물의 행동양식에 따른 해부학적 부위 코드를 한 눈에 볼 수 있게 배열해 놓았다. 우리는 위에 발생한 악성 신생물의 해부학적 코드를 찾아야 하므로, 'C16.99'를 선택한다.

Neoplasm (신생물)	Malignant (악성)		In situ (제자리)	Benign (양성)	Uncertain or Unknown behavior (형태불명)
	Primary (원발성)	Secondary (이차성)			
.					
.					
–stomach(위)	C16.99	C78.80	D00.2	D13.1	D37.1
– –advanced(진행형)	C16.91				
– –antrum(동)	C16.39	C78.80	D00.2	D13.1	D37.1
– – –advanced(진행형)	C16.31				
– – –early(조기)	C16.30				
– –body(체부)	C16.29	C78.80	D00.2	D13.1	D37.1
– – –advanced(진행형)	C16.31				
– – –early(조기)	C16.30				
– –cardia(분문)	C16.09	C78.80	D00.2	D13.1	D37.1
– – –advanced(진행형)	C16.31				
– – –early(조기)	C16.30				
.					
.					

3) 선택한 해부학적 부위 코드 'C16.99'를 제1권에서 확인하면, 조기(early)인지 진행형(advanced)인지가 명시되지 않은 'C16.99 상세불명 위의 악성 신생물(Malignant neoplasm of stomach, unspecified)'로 적합함을 확인할 수 있다. 따라서 'Adenocarcinoma of stomach, 위장의 선암종'은 해부학적 부위 코드 C16.99와 조직학적 형태 코드 M8140/3으로 분류한다. 이때 'C16.99'는 행동양식이 '/3'인 악성 신생물과 상응하는 해부학적 부위 코드 범위(C00–C76)에 속하므로, 부여한 코드의 정확성을 확인할 수 있다.

4. 악성 신생물의 분류

행동양식이 악성인 신생물은 처음 발생된(원발) 장기에서 발견되기도 하지만, 암세포가 멀리 떨어진 장기까지 이동하여 그곳에서 발견되기도 한다. 이러한 경우를 이차성, 속발성 또는 전이성 종양이라고 한다. 원발성 악성 신생물과 전이성 악성 신생물로 구분하여 분류 기준을 살펴본다.

가. 원발부위 악성 신생물의 분류

림프, 조혈 및 관련 조직을 제외한 원발부위 악성 신생물은 행동양식이 '/3'으로 된 형태학적 코드와 C00-C75 범위의 해부학적 부위 코드로 분류된다.

1) 형태학적 코드는 선도어 'Adenocarcinoma(선암종)'로 찾고, 해부학적 부위 코드는 신생물표에서 'Malignant, (악성)' 중에서 'Primary(원발성)' 열에 배열된 코드를 선택한다.

예 1 Adenocarcinoma of pancreas, tail C25.2 M8140/3
췌장 미부의 선암종

Neoplasm (신생물)	Malignant (악성)		In situ (제자리)	Benign (양성)	Uncertain or Unknown behavior (형태불명)
	Primary (원발성)	Secondary (이차성)			
.					
.					
-pancreas(췌장)	C25.9	C78.81	D01.70	D13.6	D37.7
- -body(체부)	C25.1	C78.81	D01.70	D13.6	D37.7
- -duct(관) (Santorini's산토리니의) (Wirsung's비르숭의)	C25.3	C78.81	D01.70	D13.6	D37.7
- -head(두부)	C25.0	C78.81	D01.70	D13.6	D37.7
- -islet cells(췌도세포)	C25.4	C78.81	D01.70	D13.6	D37.7
- -neck(경부)	C25.7	C78.81	D01.70	D13.6	D37.1
- -tail(미부)	C25.2	C78.81	D01.70	D13.6	D37.7
-para-aortic body(대동맥체)	C75.5	C79.88		D35.6	D44.7
-paraganglion NEC(부신경절 NEC)	C75.5	C79.88		D35.6	D44.7
.					
.					

예 2 Osteosarcoma of tibia C40.2 M9180/3
경골의 골육종

제3권에서 선도어로 'osteosarcoma(골육종)'를 찾는다. 옆에 제시된 M9180/3을 형태학적 코드로 확정한다. 해부학적 부위 코드는 '[see also Neoplasm(신생물), bone(뼈), malignant(악성) 참조]'를 참고한다. 즉, 신생물표에서 'bone(뼈)'로 가서 하위에 알파벳 순서대로 나열된 뼈 이름 중에서 찾는다. 행동양식이 '/3'이므로 'Malignant(악성)'중에서 'Primary(원발성)' 열에 배열된 코드 'C40.2'를 선택한다.

Neoplasm (신생물)	Malignant (악성)		In situ (제자리)	Benign (양성)	Uncertain or Unknown behavior (형태불명)
	Primary (원발성)	Secondary (이차성)			
–bone (periosteum)					
– –sternum(복장뼈)	C41.3	C79.5		D16.7	D48.0
– –tarsus(족근골)	C40.3	C79.5		D16.3	D48.0
– –temporal(측두)	C41.00	C79.5		D16.40	D48.0
– –thumb(엄지손가락)	C40.0	C79.5		D16.0	D48.0
– –tibia(경골)	C40.2	C79.5		D16.2	D48.0
– –toe(발가락)	C40.2	C79.5		D16.2	D48.0
– –turbinate(비갑개)	C41.01	C79.5		D16.41	D48.0
– –ulnar(척골)	C40.0	C79.5			
.					
.					

2) 위의 악성 신생물의 해부학적 부위 코드는 조기(early), 진행형(advanced), 상세불명(unspecifed)에 따라 ◒ 태극마크의 5단위로 세분류한다.

예 Early gastric cancer, fundus C16.10 M8140/3
Adenocarcinoma
위 저부의 조기위암
선암종

3) 신장, 유방, 폐와 기관지, 난소와 같이 좌 : 우 한 쌍으로 된 양측성 장기의 해부학적 부위 코드는 ◒ 태극마크의 4단위 또는 5단위로 세분류한다.

예	Lung cancer, left upper lobe Squamous cell carcinoma 폐암, 좌상엽 편평상피암종	C34.11 M8070/3

4) 3단위 항목으로 지정된 부위나 장기는 더 세분된 4단위 코드로 구성되어 있다. 신생물이 서로 연결된(해부학적으로 인접한) 두 개 이상의 4단위 코드에 걸쳐(중복되어) 있으면서, 어느 부위에서 시작된 원발 병변인지 알 수 없는 경우에는, 해당 부위의 4단위 코드 중 '.8 _의 중복병변, Overlapping lesion of _' 항목을 부여한다.

예	Stomach cancer, involving fundus and body Adenocarcinoma 저부와 체부에 이어진 위암 선암종	C16.89 M8140/3

Stomach cancer of fundus(저부)의 부위 코드는 '.1', Stomach cancer of body(체부)의 부위 코드는 '.2'이며, 서로 인접한 부위이다. 그런데 두 연속 부위 중 어느 부위에서 시작된 원발 부위인지 모르는 경우이므로, '.8'로 분류한다. 조기 위암인지 진행형 위암인지 구분이 없으므로 다섯 번째 자리는 '9'로 분류한다.

5) 한 장기 내의 인접하지 않은 두 부위에서 악성 신생물이 발생하였고 그 중 어느 것이 원발부위인지 알 수 없는 경우 두 부위를 각각 코딩한다. 이때 둘 중 우세한 부위가 있다면 그 부위의 신생물을 주된 병태로 하되 우세한 부위가 없다면 기록된 순서대로 코드를 부여한다.

예	Pancreas, head and tail Adenocarcinoma 췌장의 두부와 꼬리 선암종	C25.0 C25.2 M8140/3

한 장기의 인접한(이어진) 부위가 아니므로 'C16.8_'를 부여하지 않는다.

6) 3단위 항목에서 둘 이상의 연속 부위에 중복되면서 원발부위를 알 수 없는 신생물을 분류하도록 지정된 코드가 있는 경우에는 그 번호로 분류한다.

예 Adenocarcinoma of gastro-esophageal junction C16.09 M8140/3
위-식도 접합부의 선암종

7) 어떤 한 계통(system) 내에서 3단위 항목 부위에 중복이 있을 때, 즉 인접한 서로 다른 장기에 발생한 신생물의 분류에는 아래의 코드들을 사용한다.

C02.8	혀의 중복병변	Overlapping lesion of tongue
C08.8	주침샘의 중복병변	Overlapping lesion of major salivary glands
C14.8	입술, 구강 및 인두의 중복병변	Overlapping lesion of lip, oral cavity and pharynx
C21.8	직장, 항문 및 항문관의 중복병변	Overlapping lesion of rectum, anus and anal canal
C24.8	담도의 중복병변	Overlapping lesion of biliary tract
C26.8	소화계통의 중복병변	Overlapping lesion of digestive system
C39.8	호흡기 및 흉곽내 기관의 중복병변	Overlapping lesion of respiratory and intrathoracic organs
C41.8	골 및 관절연골의 중복병변	Overlapping lesion of bone and articular cartilage
C49.8	결합조직 및 연조직의 중복병변	Overlapping lesion of connective and soft tissue
C57.8	여성 생식기관의 중복병변	Overlapping lesion of female genital organs
C63.8	남성 생식기관의 중복병변	Overlapping lesion of male genital organs
C68.8	비뇨기관의 중복병변	Overlapping lesion of urinary organs
C72.8	뇌 및 중추신경계통의 기타 부분의 중복병변	Overlapping lesion of brain and other parts of central nervous system

예 Stomach cancer and duodenal cancer C26.8 M8140/3
(unknown which one is the primary site)
Adenocarcinoma
어느 곳이 원발인지 모르는 위암과 십이지장의 암
선암종

위암은 'C16._'로 십이지장암은 'C17.0'으로 각각 분류되지만, 같은 소화기계 인접 장기의 신생물이며 어느 곳에서 시작된 것인지 모르는 중복 병변이므로, 'C26.8' 코드로 분류한다.

8) 둘 이상의 독립된 부위에 일차성 악성 신생물이 있고, 어느 곳도 주된 치료 대상으로 기록되어 있지 않을 때 'C97 독립된(일차성) 여러 부위의 악성신생물, Malignant neoplasms of independent(primary) multiple sites'로 분류한다. 이때 각각의 악성 신생물을 표시해 주기 위해 각 원발 부위 코드를 부가코드로 부여할 수 있다.

예 Early gastric cancer, pylorus, signet ring cell carcinoma — C97 C16.41 M8490/3 C22.0
Hepatocellular carcinoma of liver — M8170/3
위 유문부의 조기위암, 반지세포암종
간의 간세포암종
: 제3권 신생물표에서 -multiple(다발성), --independent primary sites(독립된 원발부위)로 찾는다.

9) 확인된 신생물이 전이된 신생물이며 그 원발부위가 확인되지 않아 '일차부위 미상, primary site unknown'이라고 기재되었다면, 'C80.0 원발부위 미상으로 언급된 악성 신생물, Malignant neoplasm, primary site unknown, so stated'로 분류한다.

예 Liver metastasis, adenocarcinoma — C78.7 M8140/6 C80.0
primary site unknown
간으로 전이된 선암종
원발부위 미상
: 신생물표에서 -unknown site so stated(미상부위)로 찾는다. 간 전이에 대한 코드 'C78.7, M8140/6'은 이차부위 악성신생물 '나. 이차성 또는 전이성악성신생물'을 참고한다.
형태학 코드는 현미경적으로 확인했음을 전제로 한다. 어디인지 모르는 원발부위는 현미경적으로 확인할 수 없으므로 형태학 코드 'M'코드를 부여하지 않는다. 그러나 전이부위에서 확인한 내용으로 보아 선암종임을 추측할 수는 있다.

10) 악성 신생물이라는 정보만 있고 원발부위 및 전이 여부를 알 수 없는 경우, 즉 Carcinomatosis(암종증), Malignancy(악성 종양), Malignant cachexia(악성 카켁시아)로 기재된 경우는 'C80.9 원발부위 상세불명인 악성 신생물, Malignant neoplasm, primary site unspecified'로 분류한다.

> 예 Cancer C80.9
> : 신생물표에서 -unknown site, primary or secondary(미상으로 언급된 원발성 또는 속발성)로 찾는다.

11) 이미 수술 등의 치료로 완치되었다고 판단된 암이 재발하였을 경우에 원래 암코드를 다시 부여하며, '◒ U99 재발한 악성 신생물, Recurrent malignant neoplasm' 코드를 부여한다. 이때 전이 부위가 있다면 함께 코딩한다.

> 예 Metastasis to bone, sternum, ductal cell carcinoma C79.5 C50.99 M8500/3 U99
> Recurrent breast cancer
> 가슴뼈 전이, 관세포 암종
> 재발된 유방암
> : 제3권에서 선도어 Recurrent(재발의)로 찾는다.

12) 'C15 식도의 악성 신생물, Malignant neoplasms of esophagus' 분류는 세분류에서 동일한 부위의 명칭을 두 가지로 중복하여 분류하고 있다. 이는 용어 사용에 있어서 국제적 합의를 보지 못한 사유이다. 진단명을 기재한 표현대로 분류한다.

C15.0	경부(cervical part)	= C15.3	상부 1/3(upper third)
C15.1	흉부(thoracic part)	= C15.4	중앙 1/3(middle third)
C15.2	복부(abdominal part)	= C15.5	하부 1/3(lower third)

> 예 1 Esophageal cancer, lower third C15.5
> 식도암, 하부 1/3

> 예 2 Esophageal cancer, abdominal part C15.2
> 식도암, 복부

나. 이차성 또는 전이성 악성신생물

정상세포는 발생한 장기 이외의 곳으로 이동하지 않는다. 그러나 악성종양(암세포)은 발생된 장기(원발 부위, primary lesion)를 떠나 혈관과 림프관을 따라 순환하다가 멀리 다른 장기나 조직에 정착, 증식하게 되는데, 이를 전이(metastasis)라고 한다. 전이된 장기, 부위를 '이차성 악성 신생물', 전이 부위(metastatic lesion)라고도 부른다. 모든 전이 부위 암은 C77–C79로 분류된다.

1) 어떤 장기에 악성 종양이 생겼을 때, 해당 장기가 원발 부위인 경우와, 다른 장기에서 전이되어 온 경우 분류기호가 달라진다.

예 1 Lung cancer, RLL C34.30 M8070/3
Squamous cell carcinoma
폐암, 우하엽
편평상피암종
: 형태학 코드는 선도어 cacinoma(암종), –squamous(편평성)로 찾아 M8070/3을 얻는다. '/3'을 통해 행동양식이 악성(malignant), 원발(primary)임을 확인할 수 있다. 해부학적 부위코드는 신생물표에서 'lung(폐)'의 'Malignant(악성), primary(원발성)'열을 찾아 정한다.

Neoplasm (신생물)	Malignant (악성)		In situ (제자리)	Benign (양성)	Uncertain or Unknown behavior (형태불명)
	Primary (원발성)	Secondary (이차성)			
–lung(폐)					
– –lower lobe(하엽)	C34.39	C78.09	D02.39	D14.39	D38.1
– – –left(왼쪽)	C34.31	C78.01	D02.21	D14.31	
– – –right(오른쪽)	C34.30	C78.00	D02.20	D14.30	
– –main bronchus(주기관지)	C34.09	C78.09	D02.29	D14.39	D38.1
– – –left(왼쪽)	C34.01	C78.01	D02.21	D14.31	
– – –right(오른쪽)	C34.00	C78.00	D02.20	D14.30	
– –middle lobe(중엽)	C34.2	C78.00	D02.20	D14.30	D38.1
– –right(오른쪽)	C34.90	C78.00	D02.20	D14.30	
– –upper lobe(상엽)	C34.19	C78.09	D02.29	D14.39	D38.1
– – –left(왼쪽)	C34.11	C78.01	D02.21	D14.31	
– – –right(오른쪽)	C34.10	C78.00	D02.20	D14.30	
.					
.					

예 2 Metastasis to lung, RLL C78.00 M8140/6
Metastatic adenocarcinoma
폐로 전이된 암, 우하엽
전이성 선암종
: 형태학 코드는 선도어 adenocacinoma로 찾아 M8070/3을 얻은 후 행동양식이 악성의 전이 부위이므로 '/6'으로 변경한다. 행동양식이 악성(malignant), 전이 부위(secondary)이므로, 해부학적 부위 코드는 신생물표에서 'lung(폐)'의 'Malignant(악성), secondary(속발성)'열을 찾아 정한다.

2) 이차성 악성신생물은 'metastatic' 또는 'secondary'로 표현한다. 'spread to', 'extended to', 'infiltrated', 'disseminated', 'scattered' 등 용어는 이차성 암인 경우에 많이 사용된다.

'metastatic cancer'라는 용어는 전이될 수 있는 원발 부위 암이라는 의미인지, 전이된 전이 부위 암이라는 의미인지 혼동될 수 있다. 그러므로 제시된 여러 자료를 검토하여 'metastatic cancer from ○○○'이라면 원발 부위인 장기 '○○○'에서 전파되어 온 전이성 암으로 분류한다. 'metastatic to □□□'라면 장기 '□□□'를 전이 부위로 분류한다.

예 1 Pelvic bone tumor, metastatic adenocarcinoma from lung C79.5 M8140/6 C34.99 M8140/3
폐로부터 전이된 골반뼈 종양, 선암종
: 골반뼈에 있는 종양은 폐에서 전이되어 온 전이 부위 암종이다. 그러므로 골반뼈를 전이 부위 코드로 분류하고, 원발 부위 폐암의 분류도 부여한다.

예 2 Osteosarcoma of pelvis, metastatic to lung C41.4 M9180/3 C78.09 M9180/6
폐로 전이된 골반뼈의 골육종

3) 부위 특이적 종양(site specific tumor)의 경우 원발 부위가 정해져 있으므로, 기재된 장기가 원발 부위인지 전이 부위인지 결정하기 수월하다. 부위 특이적 종양이란 신생물의 특정 형태학적 종류가 어떤 특정한 장기(부위)에서만 발생하는 경우를 말하는데, 아래와 같이 세포 모양을 표현하는 형태학적 이름만으로도 해당 원발 장기를 미루어 짐작할 수 있다.

Osteosarcoma(골육종) : 뼈조직에서 발생하는 악성 종양
Hepatocellular carcinoma(간세포암종) : 간조직에서 발생하는 악성 종양

Renal cell carcinoma(신세포암종) : 콩팥세포에서 발생하는 악성 종양
Melanoma(흑색종) : 피부조직에서 발생하는 악성 종양

위와 같은 형태학적 특징을 갖는 종양은 언급된 장기(조직)가 해당 장기(조직)가 아닌 경우는 전이 부위로 분류한다.

예 1 Metastatic osteosarcoma of liver C78.7 M9180/6 C41.9 M9180/3
간으로 전이된 골육종
: 골육종은 뼈조직에서 원발하는 종양이므로 별도로 언급되지 않았더라도 원발장기는 뼈라는 것을 알 수 있다. 그러므로 간은 골육종이 전이된 이차성 부위 또는 속발성 부위로 분류한다.

예 2 Metastatic hepatocellular carcinoma of retroperitoneum C78.6 M8170/6 C22.0 M8170/3
후복막으로 전이된 간세포암종

4) 림프절(lymph node), 림프선(lymph gland)의 악성 신생물은 원발성이라고 기재되어 있지 않으면 모두 이차성 악성 신생물로 분류한다. 신생물표에서 확인한다.

Neoplasm (신생물)	Malignant (악성)		In situ (제자리)	Benign (양성)	Uncertain or Unknown behavior (형태불명)
	Primary (원발성)	Secondary (이차성)			
–lymph(림프), lymphatic(림프의)					
– –channel NEC(통로 NEC)					
[see also Neoplasm, connective tissue]	C49.9	C79.88		D21.9	D48.1
– –gland(선) (secondary, 이차성)		C77.9		D36.0	D48.7
– – –abdominal(복부의)		C77.2		D36.0	D48.7
– – –aortic(대동맥의)		C77.2		D36.0	D48.7
– – –arm(팔)		C77.3		D36.0	D48.7
– – –auricular(귓바퀴의)		C77.0		D36.0	D48.7
– – –axillar, axillary(겨드랑)		C77.3		D36.0	D48.7
– – –brachial(상완의)		C77.3		D36.0	D48.7
– – –bronchial(기관지)		C77.1		D36.0	D48.7
– – –bronchopulmonary(기관지폐의)		C77.1		D36.0	D48.7
– – –celiac(복강의)		C77.2		D36.0	D48.7
·					
·					

> 예 Adenocarcinoma of axillary lymph node C77.3 M8140/6 C80.0 M8140/3
> 겨드랑이 림프절의 선암종

5) 전이 부위가 두 군데 이상인 경우 각각 코드를 부여한다.

> 예 Infiltrating ductal cell carcinoma of breast C50.99 M8500/3 C78.09 C79.30 M8500/6
> Metastasis to lung and brain
> 유방의 침윤성 관 암종
> 폐와 뇌로의 전이

다. 림프계 및 조혈계의 악성 신생물, Lymphatic and hematopoietic malignant neoplasm

림프계 및 조혈계의 악성 신생물은 KCD-9의 C81-C96 범위에서 분류되는데, 이때 신생물의 조직학적 형태(Morphology) 코드는 부여하지 않는다. ICD-10, 2014 version과 KCD-7차부터 M9582 이후의 Morphology 코드는 사용하지 않는다.

1) 림프종(lymphoma)은 B-림프구, T-림프구, 자연살해세포(natural killer, NK세포), 리드스텐버그(Reed-Sternberg)세포 또는 림프구와 조직구(팝콘세포)에서 기원하는 림프세포 증식 질환이다.

> 예 1 Lymphoma C85.9
> 림프종
> : 신생물표를 이용하지 않고, 선도어 lymphoma(림프종)로 찾는다.

> 예 2 Diffue large B cell lymphoma C83.3
> 미만성 대 B-세포 림프종
> : 신생물표를 이용하지 않고, 선도어 lymphoma(림프종), -diffuse(미만성), --large B-cell(대 B-세포)로 찾는다.

2) 림프종은 림프절을 침범하며, 간 · 폐 · 골수 · 피부 · 위장관 · 뇌척수액 등 림프절 외 장기를 침범할 수도 있다. 이때 타 장기 침범은 원발 질환의 발현으로 보며, 이차 악성 신생물로 간주하지 않는다. 따라서 전이 부위 코드는 부여하지 않는다.

예 Lymphoma with left lung metastasis C85.9
: 폐 전이 코드 C78.01은 부여하지 않는다.

3) 백혈병이란 혈액 세포에 발생한 암으로서, 비정상적인 혈액 세포(대부분 백혈구에서 유래하며 드물게 적혈구계, 혈소판계에서도 가능)가 과도하게 증식하여 정상적인 백혈구와 적혈구, 혈소판의 생성이 억제되는 혈액암을 통칭하는 용어이다. 백혈병은 세포의 분화 정도, 즉 악화 속도에 따라 급성과 만성으로 나뉘고, 세포의 기원에 따라 골수성과 림프구성으로 나뉜다. 백혈병은 흔히 다음의 네 가지 형태로 분류한다.

- 급성 골수성 백혈병(Acute myeloid leukemia)
- 급성 림프구성 백혈병(Acute lymphocytic leukemia)
- 만성 골수성 백혈병(Chronic myeloid leukemia)
- 만성 림프구성 백혈병(Chronic lymphocytic leukemia)

예 1 Acute myeloid leukemia C92.0
급성 골수성 백혈병
: 선도어 leukemia(백혈병), –myeloid(골수성), – –acute(급성)로 찾는다.

예 2 Acute lymphoblastic leukemia C91.0
급성 림프모구성 백혈병

4) 다발골수종은 우리 몸에서 면역항체를 만드는 형질세포가 혈액암으로 변하여 주로 골수에서 증식하는 질환이다.

예 Multiple myeloma C90.0
다발골수종
: 선도어 myeloma(골수종)로 찾는다.

5. 제자리(상피내) 신생물의 분류

가. 상피 내 신생물은 암세포가 상피조직 안에만 존재하고 기저막 아래의 기질조직까지는 침범하지 않은 상태를 의미한다. 제자리 암종(Carcinoma in situ)과 동일한 의미의 용어는 상피내 암종(Intraepithelial carcinoma), 비침윤성 암종(Non-infiltrating carcinoma), 비침범성 암종(Non invasive carcinoma) 등이 있다. 이와 같은 제자리 암종은 D00-D09 범위 내의 코드로 분류한다. 제자리 암종과 함께 분류되는 형태학적 코드의 행동양식 부분 '/□'는 '/2'를 부여한다.

> 예 Carcinoma in situ of bladder　　D09.0　M8010/2
> 방광의 제자리암종

1) 제3권에서 형태학적 용어를 선도어로 찾는다. 형태학적 용어 'carcinoma in situ(제자리 암종)'옆에 제시된 'M8010/2'를 형태학적 코드로 확정할 수 있다.

2) 이 경우 하위 용어에 방광 등의 해부학적 용어는 찾아볼 수 없으므로 해부학적 부위 코드를 얻을 수 없다. 이때 '[see also Neoplasm, in situ(신생물), (제자리) 참조]'를 이용한다. 즉, 신생물표의 'bladder(방광)' 부위 중에서 행동양식이 'in situ(제자리)'인 'D09.0'을 해부학적 부위 코드로 선택한다.

Neoplasm (신생물)	Malignant (악성)		In situ (제자리)	Benign (양성)	Uncertain or Unknown behavior (형태불명)
	Primary (원발성)	Secondary (이차성)			
.					
.					
-bladder(방광)	C67.9	C79.10	D09.0	D30.3	D41.4
- -dome(둥근천장부)	C67.1	C79.10	D09.0	D30.3	D41.4
- -neck(경)	C67.5	C79.10	D09.0	D30.3	D41.4
- -orifice(구)	C67.9	C79.10	D09.0	D30.3	D41.4
- - -ureteric(요관의)	C67.6	C79.10	D09.0	D30.3	D41.4
- - -urethral(요도의)	C67.5	C79.10	D09.0	D30.3	D41.4
- -sphincter(괄약근)	C67.8	C79.10	D09.0	D30.3	D41.4
- -trigone(삼각부)	C67.0	C79.10	D09.0	D30.3	D41.4
- -urachus(요막관)	C67.7	C79.10	D09.0	D30.3	D41.4
- -wall(벽)	C67.9	C79.10	D09.0	D30.3	D41.4
.					
.					
.					

3) 선택한 해부학적 부위 코드를 제1권에서 확인한다. 'D09.0 방광의 제자리 암종, Carcinoma in situ of bladder'가 적합한 코드이므로 확정한다. 결국 'Carcinoma in situ of bladder, 방광의 제자리암종'은 D09.0과 M8010/2로 분류한다. 이때 'D09.0'은 행동양식이 '/2'인 제자리 신생물과 상응되는 해부학적 부위 코드 범위인 'D00-D09'의 범위에 있으므로 코딩의 정확성을 확인할 수 있다.

나. 자궁경부 상피 내 종양(cervical intraepithelial neoplasia, CIN)은 이형성(dysplasia)과 침습성 암(invasive cancer) 사이의 형태학적 변화 과정상에 있는 것으로 간주된다. CIN에는 세 가지 등급이 있는데, 경도(CIN I)와 중등도(CIN II)과 중증을 거쳐서 상피 내에만 암세포가 존재하는 CIN III로 구분된다. CIN I과 CIN II는 자궁경부의 이형성 질환으로 간주하여 제XIV장 비뇨생식계통의 질환으로 분류하고, CIN III는 자궁경부의 제자리 암종으로 분류한다.

CIN I	N87.0	경도 자궁경부이형성(mild cervical dysplasia)
CIN II	N87.1	중등도 자궁경부이형성(moderate cervical dysplasia)
CIN III	D06._	자궁경부의 제자리암종(carcinoma in situ of cervix uteri)

> 예 Cervical intraepithelial neoplasia III D06.9 M8077/2
> 자궁경부 상피내 종양 3등급
> : 선도어로 Neoplasia(신생물), -intraepithelial(상피내성), --cervix(경부), ---grade III로 찾는다.

6. 양성 신생물의 분류

양성 신생물은 D10-D36으로 분류되며, 함께 분류되는 형태학적 코드의 행동양식 부분 '/□'는 '/0'을 부여한다.

> 예 Plemorphic adenoma of parotid gland D11.0 M8940/0
> 귀밑샘의 다형성 선종

1) 제3권에서 형태학적 용어를 선도어로 찾는다. 형태학적 용어 'adenoma(선종), -pleomorphic(다형성)'옆에 제시된 'M8940/0'을 형태학적 코드로 확정할 수 있다.

2) 이 경우 형태학적 용어 선도어의 하위 용어에 'parotid gland, 귀밑샘' 등의 해부학적 용어는 찾아볼 수 없으므로 신생물표의 'parotid' 부위에서 행동양식이 'benign'인 'D11.0'을 해부학적 부위 코드로 선택한다.

3) 선택한 해부학적 부위 코드를 제1권에서 확인한다. 'D11.0 귀밑샘의 양성 신생물, Benigh neoplasm of parotid gland'가 적합한 코드이므로 확정한다. 결국 'Plemorphic adenoma of parotid gland, 귀밑샘의 다형성 선종'은 D11.0과 M8940/0으로 분류한다. 이때 'D11.0'은 행동양식이 '/0'인 양성 신생물과 상응되는 해부학적 부위 코드 범위인 'D10-D36'의 범위에 있으므로 코딩의 정확성을 확인할 수 있다.

7. 조직학적 형태(Morphology)분류의 심화 지침

가. 조직학적 형태분류는 종양을 떼어내어 검사한 후 작성되는 '조직병리검사 결과보고서'를 통해 확정된다. 보통은 임상 의사의 암에 대한 임상적 진단명과 '조직병리검사 결과보고서'의 형태학적 진단명은 일치한다. 조직학적 형태분류에 필요한 몇 가지 기준을 알아본다.

1) 생검된 하나의 표본(specimen)에서 서로 다른 코드로 분류되는 두 가지 조직학적 형태가 확인된 경우, 두 가지가 혼합형(mixed type)으로 명시되어 있다면 혼합형으로 분류한다. 혼합형이 아닌 경우에는 각각의 형태학적 코드 중 숫자가 더 큰 코드를 선택하여 분류한다.

예 1 **Epidermoid carcinoma and adenocarcinoma** **M8560/3**
표피모양 암종과 선암종
: Epidermoid carcinoma는 M8070/3, adenocarcinoma는 M8140/3으로 분류되는 종양이다. 그러나 두 가지가 한 표본에서 함께 확인된 경우에는 두 코드를 각각 선택하지 않고, 혼합형 선도어 carcinoma, epidermoid, with adenocarcinoma, mixed에 따라 M8560/3으로 분류한다.

예 2 Transitional cell squamous cell carcinoma M8120/3
이행세포 편평상피 암종
: Transitional cell carcinoma는 M8120/3, squamous cell carcinoma는 M8070/3으로 분류된다. 그러나 이 두 가지의 혼합형에 해당하는 별도의 코드가 존재하지 않으므로, 두 형태학적 코드 중 숫자가 더 큰 M8120/3을 선택한다.

2) 한 장기에서 떼어낸 표본들 중 서로 다른 두 개의 조직학적 형태가 발견된 경우 두 가지를 모두 분류한다.

예 Breast cancer, right C50.90 M8140/3 M8500/3
adenocarcinoma(specimen 1)
ductal cell carcinoma(specimen 2, 3)
우측 유방암
선암종(표본 1)
관세포암종(표본 2, 3)

3) 형태학적 코드의 행동양식을 표현하는 '/□'는 경우에 따라서는 변경하여 분류할 수 있다.

예 1 Malignant myxoma, buttock C49.5 M8840/3
악성 점액종, 둔부
: 제3권 선도어를 따라가면 Myxoma는 행동양식이 양성인 M8840/0으로 제시되며, 해부학적 부위코드는 신생물표에서 D21.5로 선택할 수 있다. 그러나 진단명과 조직결과 보고서에서 'malignant'라고 기재되었다면, '/ㅁ' 자리의 코드를 '/3'으로 변경할 수 있다. 따라서 해부학적 부위 코드도 신생물표 'connective tissue의 buttock'의 악성 원발 부위 코드인 C49.5를 선택한다.

예 2 Adenocarcinoma metastasis to brain C79.30 M8140/6 C80.0
Primary site unknown
뇌로 전이된 선암종
원발 부위 미상
: 선도어로 'adenocarcinoma'를 찾으면 M8140/3으로 원발 선암종으로 제시되어 있다. 그러나 예시의 선암종은 전이된 곳에서 확인된 것이므로 '/ㅁ' 자리의 코드를 '/6'으로 변경한다.

8. 신생물 분류에서의 특수기호

신생물표에 사용된 #, ◇ 기호에 대한 이용 기준을 알아본다.

가. # 표시가 되어 있는 부위의 신생물이 squamous cell carcinoma(편평세포암종)나 epidermoid carcinoma(표피모양암종)인 경우에는, 해당 부위 옆에 제시된 악성 신생물의 원발부위 코드를 직접 선택해서는 안 된다. 대신 신생물표에서 'skin(피부)' 항목으로 이동하여 해당 부위를 찾은 후, 그 옆에 제시된 악성 신생물의 원발부위 코드를 부여해야 한다.

예 Squamous cell carcinoma of face C44.3 M8070/3
얼굴의 편평상피암종

1) 선도어로 Squamous cell carcinoma를 찾아 M8070/3을 정한 후, 신생물표에서 'face(얼굴)'을 찾으면 아래와 같은 표를 볼 수 있다. 바로 옆에 제시된 C76.0을 선택하지 않는다.

Neoplasm (신생물)	Malignant (악성)		In situ (제자리)	Benign (양성)	Uncertain or Unknown behavior (형태불명)
	Primary (원발성)	Secondary (이차성)			
.					
.					
–face NEC #(얼굴 NEC #)	C76.0	C79.88	D04.3	D36.7	D48.7
–fallopian tube(난관)	C57.0	C79.81	D07.3	D28.2	D39.7
falx(겸상구조)	C70.0	C79.30		D32.0	D42.0
.					
.					

2) 신생물표의 'skin(피부)'의 '––face(얼굴)' 옆에 제시된 악성신생물의 원발부위인 C44.3을 선택한다. 이는 신생물이 편평상피암종이라면, 얼굴을 이루는 뼈, 근육 등의 조직이 아니라, 피부조직에서 발생한 신생물일 것이므로 'Skin(피부)'로 가서 찾도록 안내하는 것이다.

Neoplasm (신생물)	Malignant (악성)		In situ (제자리)	Benign (양성)	Uncertain or Unknown behavior (형태불명)
	Primary (원발성)	Secondary (이차성)			
–skin(피부)					
.					
.					
– –eyebrow(눈썹)	C44.3	C79.2	D04.3	D23.3	D48.5
– –eyelid(눈꺼풀)	C44.1	C79.2	D04.1	D23.1	D48.5
– –face NEC	C44.3	C79.2	D04.3	D23.3	D48.5
– –female genital organ(여성생식기)	C51.9	C79.81	D07.1	D28.0	D39.7
.					
.					

나. # 표시가 되어 있는 부위의 신생물이 'papilloma(유두종)'인 경우에는 신생물표에서 'skin(피부)'로 가서 해당 부위의 'benign(양성)' 코드를 부여한다. 위의 두 신생물표를 참고하라.

예 Papilloma of face D23.3 M8050/0
얼굴의 유두종
: D36.7로 분류하지 않는다.

다. # 표시가 되어 있는 부위 신생물의 조직학적 형태가 육종(sarcoma)이라면, 신생물표의 'connective tissue and soft tissue(결합 및 연조직)'으로 가서 아래 나열된 부위 중 해당 부위를 찾아 악성 원발부위 코드를 부여한다.

예 Fibrosarcoma of the arm C49.1 M8810/3
: 신생물표에서 (arm NEC # (팔 NEC #)을 찾아 C76.4로 주지 않는다.

라. ◇ 기호가 있는 부위(예, 좌골 ◇)는 골내성 또는 치원성을 제외하고 모든 형태의 암종과 선암종은 명시되지 않은 원발부위로부터 전이된 것으로 생각하여 악성의 이차성 코드로 분류한다.

예 Adenocarcinoma of ischium C79.5 M8140/6
좌골의 선암종

Neoplasm (신생물)	Malignant (악성)		In situ (제자리)	Benign (양성)	Uncertain or Unknown behavior (형태불명)
	Primary (원발성)	Secondary (이차성)			
.					
.					
–ischium ◇(좌골 ◇)	C41.4	C79.5		D16.8	D48.0
–island o Reii(라일섬)	C71.0	C79.30		D33.0	D43.0
–islands or islets of Langerhans(랑거한스섬)	C25.4	C78.88	D0.70	D13.7	D37.7
.					
.					

1) 좌골(ischium)에서 adenocarcinoma(선암종)이 발견되었다는 것은, 좌골 자체의 원발 병변이 아니라, 몸 어딘가의 상피조직에서 발생한 선암종이 좌골로 전이된 것임을 의미한다. 따라서 신생물표에서는 원발 부위 코드가 아닌 악성, 이차성 코드인 C79.5를 선택한다. 이때 C41.4(뼈와 관절의 원발 악성 신생물, Ischium)는 선택하지 않는다. 또한 형태학적 코드의 다섯째 자리 '/□'는 '/6'(이차성, secondary)으로 변경한다.

9. 신생물 분류에서 Z code의 이용

가. 제XXI장의 Z 코드는 특정한 목적으로 보건 서비스를 이용한 경우를 설명하는 코드이다. 여기서는 그중 신생물과 관련된 Z 코드를 다룬다.

1) 악성 신생물의 과거력(Personal history of malignant neoplasm)

악성 신생물의 개인력이 있는 경우, Z85._코드를 부여한다. 이때 개인력이란 원발 부위의 악성 신생물이 수술이나 기타 방법으로 완치되었고 원발암의 잔존 증거가 전혀 없는 경우를 말한다.

예		
	Herpes zoster Status of post gastrectomy No recurrence of stomach cancer 대상포진 위절제술 후 상태 위암의 재발 없음	B02.9 Z85.0 Z90.3

2) 후속관리(After care)

신생물의 우선적인 치료를 시행한 후 방사선 요법이나 항암화학 요법 등의 후속관리를 받기 위하여 내원한 경우 Z51._로 분류한다.

예		
	Admitted for chemotherapy following previous Miles' operation for rectal cancer 직장암으로 마일스수술 후 항암화학 요법을 위해 입원함	Z51.1 C20 M8140/3

3) 예방적 조치(Prophylactic surgery)

악성 신생물에 대한 예방적 조치로서 어떤 장기의 절제 수술을 받기 위하여 입원한 경우, Z40.0으로 분류한다.

예		
	Admission for mastectomy for prophylaxis of breast cancer 유방암 예방을 위하여 유방절제술을 받기 위해 입원함 : 선도어는 prophylactic(예방적), -organ removal(장기제거)로 찾는다.	Z40.0

4) 의심되는 악성 신생물에 대한 관찰(Observation for suspected malignant neoplasm)

특정 암을 의심하여 검사를 하였으나 그 결과 암의 증거가 없는 것으로 판명되었을 경우에는 Z03.1로 분류한다.

예		
	Observation for suspected thyroid cancer, ruled out 의심되는 갑상선 암의 관찰, 배제됨	Z03.1

연습문제

1. Intraductal cell carcinoma of breast, left
   유방의 관내암종

2. Leiomyoma of uterus, intramural
   자궁 근층의 평활근종

3. Bladder cancer, lateral wall
   방광 측벽암
   Papillary transitional cell carcinoma
   유두 이행세포 암종

4. Glioblastoma of brain, parietal lobe
   교모세포종, 두정엽

5. Stomach cancer, pylorus, lesser curvature
   유문, 소만부의 위암
   Signer ring cell carcinoma
   반지세포암종

6. Follicular carcinoma of thyroid, right lobe
   갑상선 우엽의 소포성 암종

7. Acute myeloid leukemia
   급성 골수성 백혈병

8. Retinoblastoma
   망막모세포종

9. Aenocarcinoma of femur
   대퇴골의 선암종
   Primary site unknown
   원발부위 미상

연습문제

10. Ovarian cancer, right
    오른쪽 난소암
    Mucinous adenocarcinoma
    점액성 선암종

11. squamous cell carcinoma of buttock
    둔부의 편평상피암종

12. Osteosarcoma of femur
    대퇴골의 골육종
    Metastasis to right lung and brain
    우폐와 뇌로의 전이

13. Hepatocellular carcinoma of liver
    간세포암종

14. Cholangiocarcinoma of liver
    간의 담관암종

15. Cervix cancer
    자궁경부암
    Squamous cell carcinoma
    편평상피암종

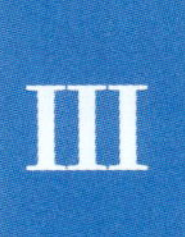

혈액 및 조혈기관의 질환과 면역 메카니즘을 침범한 특정 장애

(Diseases of the blood and blood-forming organs and certain disorders involving the immune mechanism, D50-D89)

1. 이 장은 다음의 항목군을 포함한다.

D50-D53	영양성 빈혈	Nutritional anaemias
D55-D59	용혈성 빈혈	Haemolytic anaemias
D60-D64	무형성 및 기타 빈혈	Aplastic and other anaemias
D65-D69	응고결함, 자반 및 기타 출혈성 병태	Coagulation defects, purpura and other aemorrhagic conditions
D70-D77	혈액 및 조혈기관의 기타 질환	Other diseases of blood and blood -forming organs
D80-D89	면역메카니즘을 침범한 특정 장애	Certain disorders involving the immune mechanism

2. 영양성 빈혈, Nutritional anemia (D50–D53)

이 항목군은 비타민 B_{12}, 철, 엽산, 비타민 B_6 따위의 혈액 조성에 필요한 영양소의 결핍으로 생기는 빈혈을 다룬다.

1) 철 결핍성 빈혈은 D50._으로 분류한다.

예 1 Iron deficiency anemia　D50.9
철 결핍 빈혈

예 2 Folate deficiency anemia　D52.9
엽산 결핍성 빈혈

3. 용혈성 빈혈, Hemolytic anemia (D55–D59)

혈액 내에서 적혈구가 과도하게 파괴되어 발생하는 빈혈을 다룬다.

1) 이 항목군은 유전성 또는 후천적 용혈성 빈혈이 포함된다.

예 1 Hemolytic anemia D58.9
용혈성 빈혈

예 2 Autoimmune hemolytic anemia D59.1
자가면역성 용혈성 빈혈

4. 무형성 및 기타 빈혈, Aplastic and other anemias (D60–D64)

1) 무형성 빈혈은 골수 기능이 저하되어 적혈구, 백혈구, 혈소판이 모두 감소하는 조혈 부전 상태를 말한다. 이에 속하는 질환으로 재생불량성 빈혈, 범혈구감소증 등이 있다.

예 Aplastic anemia D61.9
무형성 빈혈

2) 이 항목군은 손상이나 수술 후 발생하는 급성 출혈로 인한 빈혈을 포함한다.

예 Anemia due to acute blood loss D62
급성 출혈 후 빈혈

3) 신생물이나 만성 질환에 동반된 빈혈은 D63._*으로 분류한다. 이 경우 원인 질환을 주진단으로 하고, 빈혈은 기타진단으로 부여한다.

예 Anemia in B-cell lymphoma C85.1† D63.0*
B-세포 림프종에서의 빈혈

5. 응고결함, 자반 및 기타 출혈성 병태, Coagulation defects, purpura and other hemorrhagic conditions (D65-D69)

이 항목군은 비정상적인 혈액응고 기능을 갖는 질환의 범주이다.

1) 파종성 혈관내 응고는 여러 선행 질환으로 인해 응고 촉진 인자가 혈관 내로 유입되어 전신의 혈관 내 미세혈전 형성과 함께 응고인자의 소모로 인한 출혈이 병행하여 나타나는 증후군이다.

예 Disseminated intravascular coagulation D65
파종성 혈관내 응고증

2) 혈우병은 X 염색체에 있는 유전자의 선천성, 유전성 돌연변이로 인해 혈액 내의 응고인자(피를 굳게 하는 물질)가 부족하게 되어 발생하는 출혈성 질환을 말한다. 대표적으로 제VIII인자 결핍으로 인한 혈우병 A와 제IX인자 결핍으로 인한 혈우병 B가 있으며, 이들이 대부분의 혈우병을 차지한다.

예 Hemophilia A D66
A형 혈우병

3) 자반은 피하출혈로 피부가 붉은색이나 보라색으로 변색된 상태를 이른다.

예 Henoch-Schonlein purpura D69.0
헤노흐-쇤라인 자반

6. 혈액 및 조혈기관의 기타 질환, Other diseases of blood and blood-forming organ (D70-D77)

이 항목군은 무과립구증, 백혈구 및 비장 질환, 골수증식성 질환 등과 같이 빈혈이나 응고 장애 이외에 혈액과 조혈기관에 발생하는 다양한 질환을 포함한다. 이 범주에는 백혈구 수의 이상, 비장 기능 이상, 혈액 세포의 질적 · 양적 이상과 같은 특수한 질환들이 분류된다.

예	Leukopenia 백혈구감소증	D70

7. 면역메카니즘을 침범한 특정 장애, Certain disorders involving the immune mechanism (D80-D89)

이 항목군은 체내 면역 기능에 이상이 생겨 발생하는 질환들을 포함한다. 여기에는 선천성 면역결핍, 항체 결핍, T세포 · B세포 기능 이상, 보체계 장애, 자가면역질환 및 과민반응 등이 해당된다.

1) 사르코이드증은 원인 불명의 전신성 염증 질환으로, 폐와 림프절 등 여러 장기에 비건락성 육아종을 형성하는 것이 특징이다.

예	Sarcoidosis of lung 폐의 사르코이드증	D86.0

연습문제

1. Iron deficiency anemia secondary to blood loss
   실혈에 따른 철 결핍성 빈혈

2. Pernicious anemia
   악성 빈혈

3. Pancytopenia
   범혈구감소증

4. Anemia due to chronic renal failure
   만성 신부전으로 인한 빈혈

5. Idiopathic thrombocytopenic purpura
   특발성 혈소판 감소성 자반

6. Thrombocytopenia
   혈소판감소증

7. Postsurgical asplenia
   수술후 무비증

8. Anemia due to acute blood loss following perforation of peptic ulcer
   천공을 동반한 소화성궤양에 급성 출혈로 인한 빈혈

9. Di George's syndrome
   디 죠지 증후군

10. Eosinophilia
    호산구증가

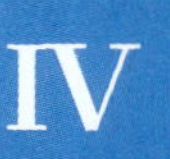

IV 내분비 영양 및 대사 질환(Endocrine, nutritional and metabolic diseases, E00-E90)

1. 이 장은 다음의 항목군을 포함한다.

E00-E07	갑상선의 장애	Disorders of thyroid gland
E10-E14	당뇨병	Diabetes mellitus
E15-E16	포도당조절 및 췌장내분비의 기타장애	Other disorders of glucose regulation and pancreatic internal secretion
E20-E35	기타 내분비선 장애	Disorders of endocrine glands
E40-E46	영양실조	Malnutrition
E50-E64	기타 영양결핍	Other nutritional deficiencies
E65-E68	비만 및 기타 과영양	Obesity and other hyperalimentation
E70-E90	대사장애	Metabolic disorders

2. 갑상선의 장애, Disorders of thyroid gland (E00-E07)

1) 갑상선 기능 저하증과 항진증, 그리고 갑상선의 염증성 질환이 포함된다. 하시모토 갑상선염은 자가면역 반응으로 갑상선에 만성 염증이 발생하여 점진적으로 갑상선 기능 저하를 일으키는 질환이다.

예 1 Hypothyroidism E03.9
갑상선기능저하증

예 2 Hyperthyroidism E05.9
갑상선기능항진증

예 3 Hashimotos's thyroiditis E06.3
하시모토 갑상선염

3. 당뇨병, Diabetes mellitus (E10–E14)

당뇨병은 췌장에서 인슐린이 부족하게 분비되거나, 분비되더라도 정상적으로 작용하지 않아 발생하는 대사질환이다. 특징적으로 혈중 포도당 농도가 상승하고, 소변에서 포도당이 배출된다.

1) 당뇨병의 종류에 따라 3단위 분류를 결정한다. 1형 당뇨병은 '소아 당뇨병'이라고도 불리며, 인슐린을 전혀 생산하지 못하는 것이 원인이다. 2형 당뇨병은 인슐린 저항성(인슐린 기능이 떨어져 세포가 포도당을 효과적으로 연소하지 못하는 것)을 특징으로 하는 성인병이다. 당뇨병의 종류는 다음과 같다.

E10._　1형 당뇨병
E11._　2형 당뇨병
E12._　영양실조 관련 당뇨병
E13._　기타 명시된 당뇨병
E14._　상세불명의 당뇨병

예 Diabetes mellitus type2 　E11.9
2형 당뇨병
: 선도어는 diabetes(당뇨병), –type2(2형)으로 찾는다. 합병증을 동반하고 있지 않으므로 4단위 분류는 '.9'로 분류한다.

2) 당뇨의 합병증이 동반된 경우, 합병증은 4단위, 5단위(◒태극마크) 코드로 분류한다. 또한 합병증이 발현된 장기의 질환을 함께 분류한다. 이때 당뇨병 분류는 원인으로서 †를, 발현 장기 질환에는 *를 표시한다.

예 Diabetes mellitus type2 　E11.33† 　H36.0*
Diabetic retinopathy
2형 당뇨병
당뇨병성 망막병증
: 선도어는 Diabetes, –with complications[code to E10–E14 with fourth character .8]에 따라서, E10–E14 중 2형 당뇨로 결정된 E11.__에 4단위, 5단위 코드를 주는데, 이는 제1권의 264–268쪽을 참고하여 정한다. 또는 선도어로 Retinopathy(망막병증), –in(에), –– diabetic(당뇨병) [see also E10–E14 with fourth character.3]으로 찾는다.

3) 당뇨병의 합병증이 여러 개이면서 그 중 어느 합병증도 우세하지 않은 경우, 다발성 합병증을 표시하는 '.7'을 주된 병태로 사용할 수 있으며, 각각의 합병증을 부가코드로 나타내줄 수 있다. 자세한 정보를 제공하기 위하여 부가코드를 사용하는 것이 바람직하다.

예 Diabetes mellitus type2 E11.78 E11.28† N08.3* E11.41† G63.2*
Diabetic nephropathy
Diabetic polyneuropathy
2형 당뇨병
당뇨병성 신장병증
당뇨병성 다발성신경병증
: 다발 합병증의 선도어는 diabetes(당뇨병), –with complications(합병증을 동반한), ––multiple(다발성)로 찾아 E11.78로 정한다. 제3권 색인에서는 당뇨병의 코드를 E14.–로 기재하고 있으나, 이는 대표성을 띠는 코드로서 3단위 코드 E14로 쓴 것이므로, 예제와 같이 당뇨 유형을 아는 경우에는 해당 환자의 당뇨 유형 코드 E11.–로 바꿔준다.

4. 기타 내분비선의 장애, Disorders of other endocrine glands (E20–E35)

갑상선과 췌장 이외의 내분비선에서의 장애를 포함한다.

1) 뇌하수체의 기능 이상을 포함한다. 말단비대증은 성장호르몬 과다 분비로 얼굴 · 손 · 발 등이 커지는 질환이고, 중추성 조발 사춘기는 시상하부–뇌하수체 축의 조기 활성화로 사춘기가 정상보다 빨리 시작되는 상태이다.

예 1 Acromegaly E22.0
말단비대증

예 2 Central precocious puberty E22.8
중추성 조발 사춘기

2) 난소나 고환의 기능 이상을 포함한다. 다낭성 난소 증후군은 호르몬 불균형으로 인해 난포가 성숙 · 배란되지 못해 난소에 다수의 낭종이 형성되고 배란 장애와 안드로겐 과잉 증상을 일으키는 질환이며, 남성 생식선기능 저하증은 고환 기능 저하로 인해 남성

호르몬이 부족하여 2차 성징 발달과 생식 능력이 저하되는 상태이다.

예 1 Polycystic ovary syndrome E28.2
다낭성 난소 증후군

예 2 Hypogonadism, male E29.1
생식선기능 저하증

연습문제

1. Graves' disease
   그레이브스병

2. Diabetes mellitus type 1
   1형 당뇨병

3. Diabetes mellitus type 2
   2형 당뇨병
   Diabetic nephropathy
   당뇨병성 신장병증
   DM foot, ulcer
   궤양성 당뇨발

4. Hypoglycemia
   저혈당

5. Hyperprolactinemia
   고프롤락틴혈증

6. Panhypopituitarism
   범뇌하수체기능 저하증

7. Diabetes insipidus
   요붕증

8. Obesity
   비만

9. Hypercholesterolemia
   고콜레스테롤혈증

연습문제

10. Metabolic syndrome
대사증후군

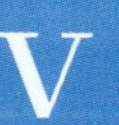 정신 및 행동 장애(Mental and behavioural disorders, F00-F99)

1. 이 장은 다음의 항목군을 포함한다.

F00-F09	증상성을 포함하는 기질성 정신장애	Organic, including symptomatic, mental disorders
F10-F19	정신활성물질 사용에 의한 정신 및 행동장애	Mental and behavioural disorders due to psychoactive substance use
F20-F29	조현병, 분열형 및 망상장애	Schizophrenia, schizotypal and delusional disorders
F30-F39	기분 [정동] 장애	Mood [affective] disorders
F40-F48	신경증성, 스트레스 - 연관 및 신체형 장애	Neurotic, stress-related and somatoform disorders
F50-F59	생리적 장애 및 신체적 요인들과 수반된 행동증후군	Behavioural syndromes associated with physiological disturbances and physical factors
F60-F69	성인 인격 및 행동의 장애	Disorders of adult personality and behaviour
F70-F79	정신 지체	Mental retardation
F80-F89	정신발달장애	Disorders of psychological development
F90-F98	소아기 및 청소년기에 주로 발생하는 행동 및 정서장애	Behavioural and emotional disorders with onset usually occurring in childhood and adolesence
F99	상세불명의 정신장애	Unspecified mental disorder

2. 증상성을 포함하는 기질성 정신장애, Organic, including symptomatic, mental disorders (F00-F09)

이 항목군은 뇌질환, 뇌외상, 기타 상해로 인한 뇌기능 이상이 정신장애의 원인이 되는 특성을 가진 범주이다.

1) 치매(dementia)는 만성적이거나 진행성인 뇌질환으로 인해 기억력, 사고력, 지남력, 이해력, 계산능력, 학습능력 등 고위 피질기능에 장애가 나타나는 증후군이다.

치매(Dementia)는 F00~F03 항목군으로 분류한다. 'F00* 알츠하이머병에서의 치매(G30.-†)'는 별표(*)코드로 항상 'G30.- 알츠하이머병'과 같이 사용하며, 알츠하이머병의 발병 시기에 따라 적합한 4단위 세분류를 적용한다.

예 1 Dementia in Alzheimer's disease G30.9† F00.9*
알츠하이머병에서의 치매
: 알츠하이머병에서의 치매는 신경계의 퇴행성 뇌질환인 알츠하이머병을 원인으로 발현 부위를 정신장애로 분류한다.

예 2 Dementia F03
: 치매에 대해 더 이상의 언급이 없다면 F03으로 분류한다.

3. 정신활성물질의 사용에 의한 정신 및 행동 장애, Mental and behavioural disorders due to psychoactive substance use (F10–F19)

1) 이 항목군은 알코올, 진정제 등의 정신활성 물질(의학적으로 처방되었든 아니든 간에)을 사용했다고 생각되는 광범위한 여러 장애를 포함한다. 3단위 분류코드는 관련 물질을 식별하는 것이고 4단위 분류코드는 임상 상태를 명시하는 것으로, .0부터 .9까지 제1권의 302-304쪽에 나열되어 있다.

예 1 Alcohol dependency F10.2
알코올 의존
: 선도어로 dependence(의존), -due to(-에 의한), --alcohol(알코올성)로 찾는다.

예 2 Opioid dependency F11.2
아편유사제 의존

4. 조현병, 분열형 및 망상장애, Schizophrenia, schizotypal and delusional disorders (F20–F29)

1) 조현병, 지속적 망상장애 등을 포함한다.

예 1 Schizophrenia, paranoid F20.0
편집성 조현병

예 2 Delusional disorder F22.0
망상성 장애

5. 기분[정동] 장애, Mood [affective] disorder (F30–F39)

1) 정동 또는 기분이 우울(불안과 관계가 있을 수도 있고 없을 수도 있는) 또는 의기양양으로 변하는 것이 기본이 되는 장애를 포함한다. ICD 분류에서 제1형 양극성 장애는 조증삽화를 포함하는 F31.0–F31.7 범주로 다루며, 제2형 양극성 장애는 F31.8 기타 양극성 정동장애 하위에 별도로 제시된다.

예 1 Bipolar I disorder, most recent episode manic F31.1
제1형 양극성 장애, 가장 최근 에피소드 조증인
: 선도어는 disorder(장애), –bipolar(양극성), – –I형(1형), – – –most recent episode(가장 최근의 에피소드), – – – –manic(조증성)으로 찾는다.

예 2 Bipolar II disorder F31.8
제2형 양극성 장애

예 3 Major depressive disorder, severe F32.2
주요 우울증, 중증

6. 신경증성, 스트레스-연관 및 신체형 장애, Neurotic, stress-related and somatoform disorders (F40-F48)

1) 일반적으로 안전하다고 받아들여지는 환경에서 불안이 주된 형태로 유발되는 장애군으로 공포성 불안장애가 있다.

예 Social phobia F40.1
사회공포증

2) 어떤 환경에 제한되지 않는 불안이 주 증상인 장애를 포함한다.

예 1 Panic disorder F41.0
공황장애

예 2 Anxiety disorder F41.1
불안장애

3) 강박관념이나 강박행위가 반복(재발)되는 양상을 포함한다.

예 Obsessive-compulsive disorder F42.9
강박장애

4) 심하고 지속적 스트레스에 대한 적응 잘못으로, 사회적 기능 수행이 손상되는 범주이다.

예 1 Post-traumatic stress disorder F43.1
외상후 스트레스 장애

예 2 Adjustment disorder F43.2
적응장애

5) 신체 이상 없음이라는 의사의 진단과 검사의 음성 반응에도 불구하고 육체적 증상의 호소와 의학적 검진을 반복적으로 요구하는 신체형 장애를 포함한다.

예 Undifferentiated somatoform disorder F45.1
미분화형 신체형 장애

7. 생리적 장애 및 신체적 요인들과 수반된 행동증후군, Behavioral syndromes associated with physiological disturbances and physical factors (F50–F59)

1) 식사 장애가 포함된다.

예 Anorexia nervosa F50.0
신경성 식욕부진

2) 신체 장기나 조직에 기질적 손상은 없으나 신체적 증상과 기능장애가 있을 때는 F50–F52로 분류한다. 그러나 신체조직의 기질적 변화를 동반할 때는 F54로 분류한다. F54는 다른 장에서 분류된 신체적 장애에 중요한 원인적 역할을 하는 심리적 또는 행위적 영향을 기록하기 위해 사용된다.

예 1 Psychogenic vomiting F50.5
심인성 구토
: 선도어는 vomiting, –psychogenic으로 찾는다.

예 2 Psychogenic gastric ulcer F54 K25.91
심인성 위궤양
: 위장 조직에 기질적 손상이 있으므로 F50._으로 분류하지 않는다. 선도어로 psychogenic으로 찾아 F54를 부여하고, 신체적 상태인 Ulcer, -stomach를 찾는다.

예 3 Insomnia, nonorganic origin F51.0
비기질성 수면장애

8. 성인 인격 및 행동의 장애, Disorders of adult personality and behavior (F60-F69)

1) 인격 구성과 개인의 행동학적 경향의 심한 장애를 말한다.

예 Borderline personality disorder F60.3
경계성 인격 장애

2) 성주체성 장애와 성선호장애를 포함한다.

예 1 Transsexualism F64.0
성전환증

예 2 Exhibitionism F65.2
노출증

9. 정신지체, Mental retardation (F70-F79)

이 항목은 정신의 지연이나 불완전 발달을 말하며 발달시기에 나타나는 수행능력의 장애로 특징지어지고, 인지능력, 언어, 운동, 사회적 능력 등 전반적 지적능력에 관계한 범주이다.

1) 정신지체는 지적 기능과 개념적, 사회적, 실제적 적응기술로 표현되는 적응행동에 심각한 제한이 있는 상태이다.

예	Mental retardation 정신지체	F79.9

10. 정신발달장애, Disorders of psychological development (F80–F89)

정신발달장애는 보통 어린 시기에 나타나며(유아기나 소아기에 시작), 뇌 발달 과정과 관련이 있고(중추신경계 성숙과 관련), 시간이 지나도 호전되거나 재발하지 않고 일정한 상태를 유지하는 것이 특징이다.

1) 사회 기술, 언어, 의사 소통 발달 등에 있어서 지연되거나 또는 비정상적인 기능을 보이는 발달 장애인 자폐증을 포함한다.

예	Autistic spectrum disorder 자폐스펙트럼 장애	F84.0

11. 소아기 및 청소년기에 주로 발병하는 행동 및 정서 장애, Behavioral and emotional disorder with onset usually occurring in childhood and adolescence (F90–F98)

1) 조절되지 않은 과도한 활동이 특징인 장애를 포함한다.

예	Attention deficit hyperactivity disorder(ADHD) 과다활동성 주의력 결핍장애	F90.0

2) 고의성이 없는 불수의성, 빠른, 반복되거나 리듬없는 운동동작이나 음성의 발성을 하는 틱장애를 포함한다.

예 Tic disorder F95.9
틱장애

연습문제

1. Vascular dementia
   혈관성 치매

2. Korsakove's psychosis, alcoholic
   코르샤코프 증후군, 알코올성

3. Benzodiazepines dependancy
   벤조디아제핀 의존

4. Schizophrenia, undifferentiated
   미분화형 조현병

5. Bipolar affective disorder
   양극성 정동 장애

6. Depression
   우울증

7. Agoraphobia
   광장 공포증

8. Mixed obsessional thoughts and acts
   혼합형 강박성 사고와 행위

9. Conversion disorder
   전환장애

10. Hypochondriasis
    건강염려증

연습문제

11. Bulimia nervosa
    신경성 폭식증

12. Obsessive compulsive personality disorder
    강박성 인격 장애

13. Gender identity disorder
    성정체성 장애

14. Tourettes disorder
    투렛장애

15. Stuttering
    말더듬

VI 신경계통의 질환(Diseases of the nervous system, G00-G99)

1. 이 장은 다음의 항목군을 포함한다.

G00-G09	중추신경계통의 염증성 질환	Inflammatory diseases of the central nervous system
G10-G14	일차적으로 중추신경계통에 영향을 주는 계통적 위축	Systemic atrophies primarily affecting the central nervous system
G20-G26	추체외로 및 운동장애	Extrapyramidal and movement disorders
G30-G32	신경계통의 기타 퇴행성 질환	Other degenerative diseases of the nervous system
G35-G37	중추신경계통의 탈수초질환	Demyelinating diseases of the central nervous system
G40-G47	우발적 및 발작성 장애	Episodic and paroxysmal disorders
G50-G59	신경, 신경근 및 신경총 장애	Nerve, nerve root and plexus disorders
G60-G64	다발신경병증 및 말초 신경계통의 기타 장애	Polyneuropathies and other disorders of the peripheral nervous system
G70-G73	신경근접합부 및 근육질환	Diseases of myoneural junction and muscle
G80-G83	뇌성마비 및 기타 마비 증후군	Cerebral palsy and other paralytic syndromes
G90-G99	신경계통의 기타 장애	Other disorders of the nervous system

2. 중추신경계의 염증성 질환, Inflammatory diseases of the central nervous system (G00–G09)

1) 뇌수막염은 일반적으로 거미막(arachnoid membrane)과 연질막(pia mater) 사이에 존재하는 거미막 밑 공간(subarachnoid space, 거미막하공간)에 염증이 발생하는 질환을 의미한다. 원인은 세균이나 바이러스인 경우가 대부분이다.

예 1 **Tuberculous meningitis** A17.0† G01*
결핵성 수막염
: 수막염의 원인이 세균 중 결핵균인 경우는 '1. 특정 감염성 및 기생충성 질환'의 'A17† 신경계통의 결핵'에 이미 분류되어 있으므로 이를 부여해야 한다. 신경계통의 결핵 중 수막염이면 A17.0†를 원인으로, 발현 부위를 G01*로 부여한다. 선도어는 meningitis(수막염), –tuberculous(–결핵성), 또는 tuberculosis(결핵), –meninges(–수막, 수막염)로 찾는다.

예 2 Bacterial meningitis G00.9
세균성 수막염
: 위의 결핵균의 경우처럼 별도로 정해진(분류된) 세균이 아닌 경우 G00.9으로 분류한다. 선도어는 meningitis(수막염), –bacterial(세균성) 또는 의사가 기재한 세균(배양으로 확인된) 이름으로 찾는다.

예 3 Adenoviral meningitis A87.1† G02.0*
아데노바이러스 수막염

2) 중추신경계통의 염증성 질환이 발병한 후에는 후유증이 나타날 수 있다. 이때 후유증은 G09 코드로 분류하는데, 이는 원인으로서의 일차 분류가 G00–G08 범위에서 별표(*)가 없는 코드인 경우에만 사용한다. 반면, 별표(*)가 있는 코드(G01*, G02*, G05*, G07*)의 경우에는 'I 감염성 및 기생충성 질환' 범주의 해당 후유증 코드로 분류한다.

예 1 Epilepsy G40.90 G09
Sequela of bacterial meningitis
뇌전증
세균성 수막염의 후유증
: 후유증의 원인인 bacterial meningitis는 일차분류가 G00.2이다. 즉, 별표(*)가 없는 코드이므로 후유증이 있음을 나타내기 위해 G09로 분류한다. 선도어는 sequela(후유증), –meningitis(–수막염)로 찾는다.

예 2 Epilepsy G40.90 B90.0
Sequela of tuberculous meningitis
뇌전증
결핵성 수막염의 후유증
: 후유증의 원인인 Tuberculous meningitis의 일차분류는 A17.0† G01* 이다. 즉, 별표(*)가 있는 코드이므로 'I. 감염성 및 기생충성 질환'의 후유증 코드를 부여한다.
검표(†)와 별표(*)가 함께 있는 진단에서는 검표가 우선하는 진단이다. 그러므로 meningitis(수막염) 보다는 결핵(tuberculosis)이 우선하는 진단이 되고, 뇌전증도 수막염의 후유증이라기 보다는 결핵의 후유증으로 분류하는 것이다.
그래서 선도어는 sequela(후유증), –tuberculosis(결핵), ––central nervous system(중추신경계통)으로 찾는다. sequela(후유증), –meningitis(수막염), ––bacterial(세균성)로 찾지 않는다.

3. 일차적으로 중추신경계에 영향을 주는 계통성 위축, Systemic atrophies primarily affecting the central nervous system (G10-G14)

1) 전신 위축은 유전성이거나 척수 등의 신경계에 원인을 두는 것으로 분류된다. 근위축측삭경화증은 척수와 뇌신경 세포의 진행성 퇴행을 특징으로 하는 질환으로 흔히 미국의 유명 야구선수 이름을 딴 루게릭병으로 불린다. 대부분이 원인을 알지 못하는 산발형인 경우이다.

예 1 Familial spastic paraplegia G11.4
가족성 강직성 하반신마비
: 유전성 강직성 하반신 마비로서, Familial spastic paraplegia가 있다. 선도어는 paraplegia(하반신마비), -spastic(강직성), --hereditary(유전성)로 찾는다.

예 2 Sporadic amyotrophic lateral sclerosis G12.21
산발형 근위축측삭경화증

4. 추체외로 및 운동장애, Extrapyramidal and movement disorders (G20-G26)

1) 추체외로(extrapyramidal tract)는 골격근의 근 긴장과 운동을 반사적으로 조절하는 신경 경로들의 총칭이다. 이 추체외로계에 이상이 생기면, 파킨슨병에서 볼 수 있듯이 근긴장 증가, 떨림(진전), 불규칙한 움직임, 근긴장이상(dystonia), 간대성 근경련(myoclonus) 등 다양한 불수의운동이 나타날 수 있다.

예 1 Parkinson's disease G20
파킨슨병

예 2 Dystonia G24.9
근긴장이상

예 3 Essential tremor G25.0
본태성 떨림

5. 신경계통의 기타 퇴행성 질환, Other degenerative diseases of the nervous system (G30–G32)

1) 신경계통 퇴행성 질환(neurodegenerative disease)은 신경계의 일부 또는 여러 부위에서 신경세포가 점차적으로 죽어가는 과정(세포의 괴사, necrosis 또는 세포자멸사, apoptosis)으로 인해 발생하는 병들을 통칭한다. 이는 정상적인 기능 상태에서 점차 기능이 저하되는 상태로 진행되는 것을 의미한다.

예 1 Alzheimer's disease G30.9
알츠하이머병

예 2 Dementia with Lewy bodies G31.82† F02.8*
루이소체치매

6. 중추신경계통의 탈수초질환, Demyelinating diseases of the central nervous system (G35–G37)

1) 탈수초질환(demyelinating disease)은 뉴런의 미엘린수초(myelin sheath)가 손상되면서 신경에서 신호 전달에 장애가 생기는 질환이다. 이러한 질환은 유전적 요인, 감염, 자가면역반응 등에 의해 발생할 수 있다.

예 1 Multiple sclerosis G35.9
다발성경화증

예 2 Neuromyelitis optica G36.0
시신경척수염

7. 우발적 및 발작적 장애, Episodic and praoxysmal disorders (G40–G47)

1) 뇌전증(epilepsy)은 뇌 신경세포가 일시적으로 이상을 일으켜 과도한 흥분 상태를 유발함으로써 나타나는 의식 소실, 발작, 행동 변화 등과 같은 뇌 기능의 일시적 마비 증상이 만성적, 반복적으로 발생하는 뇌 질환을 의미한다.

 뇌전증발작(epileptic seizure)은 뇌전증의 주된 증상으로 사용되는 표현이며, 전신발작(generalized seizure)과 부분발작(partial seizure)으로 나뉜다.

예 1 Epilepsy, focal G40.10
초점성 뇌전증

예 2 Complex partial seizure G40.20
복합성 부분발작

예 3 Generalized tonic–clonic seizure G40.30
전신성 긴장–간대성 발작

예 4 Lennox–Gastaut syndrome G40.40
레녹스 가스토 증후군

예 5 Seizure R56.8 R56.0
Febrile convulsions
발작
열성 경련
: 뇌전증과 독립적인 경련 등 발작에서도 seizure로 기재될 수 있으며, 이런 경우 증상 용어로서 R56.0으로 분류된다. 열성 경련도 같은 분류에 포함된다.

예 6 Neonatal seizure P90
신생아 경련
: 신생아에서의 경련은 'XVI. 출생전후기에 기원한 특정 병태'로 분류한다.

2) 편두통은 중등도 이상의 박동성 통증이 반복적으로 나타나는 두통으로, 구역 · 구토, 빛 공포증, 소리 공포증 등이 동반되는 특징이 있다.

예 Migrane G43.9
편두통

3) 일과성 허혈성 발작(TIA)은 뇌로 가는 혈류가 일시적으로 감소하여 편마비, 운동마비, 감각장애, 실어증 등의 국소 신경학적 증상이 나타나지만, 대부분 수분 이내에, 늦어도 24시간 이내에 증상이 완전히 소실되는 상태를 말한다.

예 Transient ischemic attack G45.9
일과성 허혈성 발작

4) 수면장애는 불면증, 수면무호흡증, 과다수면증, 일주기 리듬 수면장애, 수면 관련 운동장애 등 수면과 관련된 여러 질환을 통칭하는 말이다.

예 1 Insomnia G47.0
불면증

예 2 Obstructive sleep apnea syndrome G47.30
폐쇄성 수면 무호흡증

8. 신경, 신경근 및 신경총 장애, Nerve, nerve root and plexus disorders (G50 – G59)

1) 현존 외상으로 인한 신경, 신경근 및 신경총 장애는 제XIX장(S00–T98 손상, 중독 및 외인에 의한 특정 기타 결과)에 속하며, 신체 부위별 신경 손상 코드로 분류한다.

한편, 기능적 뇌질환으로서 삼차신경통은 제VI장(G00–G99 신경계통의 질환)에 속하며, 간헐적으로 안면에 감전되는 듯한 극도의 통증을 느끼는 만성 통증을 의미한다. 식사, 세수, 양치, 말하기 등과 같이 무해한 자극에 의해 유발되는 통증을 특징으로 한다.

예 1 Injury, trigeminal nerve S04.3
삼차신경 손상
: 유해한 손상을 입은 삼차 신경일 경우, Injury, –nerve, ––trigeminal로 찾는다.

예 2 Neuralgia M79.29
신경통
: 더 상세한 언급이 없는 신경통이나 신경염(neuritis)과는 달리 분류되지 않는 연조직 장애로 분류된다.

예 3 Trigeminal neuralgia G50.0
삼차신경통

예 4 Postzoster neuralgia B02.2† G53.0*
대상포진후신경통
: Herpes zoster를 앓고 난 후 발생된 삼차신경통의 경우, 원인으로서 신경계를 침범한 대상포진 코드와 통증 발현 부위로서 삼차신경통을 이원분류한다.

2) 팔의 단일신경병증에는 다음과 같은 사례가 있다.

예 Carpal tunnel syndrome G56.0
손목터널증후군

9. 단일 신경병증 및 말초신경계통의 기타 장애, Polyneuropathies and other disorders of the peripheral nervous system (G60–G64)

1) 염증성 다발신경병증으로 대표적인 것이 길랑–바레 증후군이다. 이 질환은 원인이 명확히 밝혀지지 않은 염증성 질환으로, 말초신경과 뇌신경에 광범위하게 침범하여 근력 약화와 마비를 일으킨다.

예 Guillain–Barre syndrome G61.0
길랑–바레 증후군

2) 다발성 신경병은 뇌와 척수에서 뻗어나오는 신경가지인 말초신경이 손상되어 발생하는 신경학적 장애를 말한다. 다발성 신경병증은 대부분 감각과 운동 신경의 장애를 초래하며, 자율신경계에 영향을 미칠 수 있다. 다발성 신경병증은 원인에 따라 약물 · 알코올 등 외부 요인에 의한 경우(G62)와, 당뇨병 · 종양 · 감염 등 기저 질환에 이차적으로 발생하는 경우(G63)로 분류된다.

예 1 Polyneuropathy G62.9
다발성 신경병증

예 2 Peripheral neuropathy G62.9
말초신경병증

예 3 Polyneuropathy in DM type II E11.41† G63.2*
2형당뇨에서의 다발성 신경병증
: 원인으로서의 2형 당뇨는 E11.41†, 이의 결과로서 발현된 다발성 신경병증은 G63.2*로 분류한다.

10. 신경근 접합부 및 근육의 질환, Diseases of myoneural junction and muscle (G70–G73)

1) 신경근 접합부(neuromuscular junction, NMJ; myoneural junction)는 운동 신경 세포와 근섬유 사이의 화학적 시냅스이다. 중증 근무력증은 이 접합부에서 신경의 자극이 근육으로 제대로 전달되지 못하면서 근육이 쉽게 피로해지는 질환이다.

예 Myasthenia gravis G70.0
중증근무력증

2) 근이영양증(muscular dystrophy)은 신체 근육의 퇴행성 변화와 약화를 특징으로 하는 유전성 질환이다. 근육이 약화됨에 따라 아이의 성장 시 운동 발달 과정이 지연된다.

예 1 Progressive muscular dystrophy G71.0
진행성 근이영양증

예 2 Myotonic muscular dystrophy G71.1
근긴장성 근이영양증

예 3 Mitochondrial myopathy G71.3
미토콘드리아근병증

11. 뇌성마비 및 기타 마비증후군, Cerebral palsy and other paralytic syndrome (G80–G83)

1) 뇌성마비는 뇌가 성숙하기 전에 손상을 받아 발생하며, 출생 전, 출생 시, 출생 후 여러 원인에 의해 유발된다. 주된 증상은 운동 협응 능력, 자세 및 동작의 이상이나 지연과 같은 운동 장애이지만, 언어 장애, 정신 지체, 학습 장애, 경련, 감각 장애와 같은 증상이 동반하는 경우도 있다. 3단위 분류는 뇌성마비의 임상적 유형을, 4단위 세분류는 침

범부위나 세부 양상을 나타낸다.

예 1 Cerebral palsy, spastic diplegia G80.00
강직성 양마비성 뇌성마비

예 2 Cerebral palsy, spastic quadriplegia G80.02
강직성 사지마비성 뇌성마비

2) 마비(paralysis)란 신경이나 근육이 형태의 변화 없이 기능을 잃어버리는 상태로서, 감각이 없어지거나 움직일 수 없는 상태를 말하며, 감각마비와 운동마비로 나눌 수 있다. 마비의 부위나 범위에 따라 편마비, 하반신마비, 사지마비 등으로 구분할 수 있다. 이러한 마비는 보통 먼저 발생했던 뇌질환이나 척수손상 등의 후유증으로 발생하므로 이러한 원인 질환을 함께 분류한다.

예 1 Hemiplegia, right G81.9 I69.4
Stroke three years ago
우측 편마비
3년 전 뇌졸중
: 현재의 편마비는 3년 전 뇌졸중의 후유증으로 볼 수 있다. 그러므로 현재 뇌졸중인 I64로 분류하지 않고, Sequela(후유증), –stroke(–뇌졸중)의 I69.4로 분류한다.

예 2 Hemiparesis, right G81.9 I69.3
Cerebral infarction one year ago
우측 부전편마비
1년 전 뇌경색
: 1년 전 뇌경색으로 인한 우측 부전편마비 후유증이 있는 경우이다. Sequela(후유증), –infarction(–경색증), cerebral(뇌)의 I69.3을 부여하여 부전편마비가 과거 뇌경색의 후유증임을 표시한다. 이때 현재의 뇌경색 코드인 I63.9를 부여하지 않는다. I63.9는 1년 전의 상황에 부여되었을 코드이다.

예 3 Paraplegia G82.2 T91.3
Spinal cord injury two years ago
하반신마비
2년 전 척수 손상
: 현재의 하반신마비는 2년 전 손상으로 인한 것이므로, Sequela(후유증), -injury(손상), --spine(척추), ---cord(삭)로 찾아 T91.3을 표시한다. 이때 '상세불명 부위의 척수 손상 T09.3'을 주지 않는다. T09.3은 2년 전 사고 당시 부여되었을 손상 코드이므로 현재에 다시 부여하지 않는다.

예 4 Quadriplegia G82.5 T91.3
Cervical spinal cord injury 5 years ago
사지마비
5년 전 경추손상
: 현재의 사지마비는 5년 전 목 부위 척수 손상으로 인한 것이므로 Sequela(후유증), -injury(손상), --spine(척추), ---cord(삭)의 T91.3을 부여한다. 이때 목 부위 척수 손상 S14.1을 부여하지 않는다. S14.1은 5년 전 척수 손상 당시 부여되었을 코드이다.

12. 신경계통의 기타 장애, Other disorders of the nervous system (G90-G99)

1) 자율신경계는 혈압, 심장박동, 땀 분비, 홍채 반응, 배변과 배뇨 등 다양한 생리 현상을 무의식적으로 조절하는 기능을 담당한다. 이 범주에는 이러한 자율신경계의 기능장애가 포함된다.

예 1 Complex regional pain syndrome(CRPS) G90.7
복합부위통증 증후군

예 2 Autonomic nervous system disorder G90.9
자율신경계통의 장애

2) 수두증(hydrocephalus)은 뇌실과 지주막하 공간에 뇌척수액이 비정상적으로 축적된 형태나 원인에 따라 3단위로 분류된다.

예 1 Communication hydrocephalus G91.0
교통성 수두증

예 2 Normal pressure hydrocephalus G91.2
정상뇌압 수두증

예 3 Congenial hydrocephalus Q03.9
선천성 수두증
: 선천성 수두증은 'XVII장 선천기형, 변형 및 염색체 이상'으로 분류된다.

연습문제

1. Encephalitis
   뇌염

2. Cerebellar ataxia
   소뇌 운동 실조

3. Vascular Parkinsonism
   혈관성 파킨슨증

4. Torticollis, spasmodic
   연축성 기운목

5. Restless leg syndrome
   하지불안증후군

6. Neurodegenerative disorder
   신경퇴행성 장애

7. Partial seizure
   부분발작

8. Tension headache
   긴장성 두통

9. Transient ischemic attack
   일과성 허혈성 발작

10. Bell's palsy
    벨마비

연습문제

11. Duchenne muscular dystrophy
듀시엔느 근이영양증

12. Dyskinetic cerebral palsy
운동장애성 뇌성마비

13. Cerebral palsy
뇌성마비
Late effect of tuberculous meningitis
결핵성 수막염의 후유증

14. Paraplegia
하반신마비
Spinal cord injury 3 years ago
3년 전 척수 손상

15. Hypoxic brain damage
저산소성 뇌손상

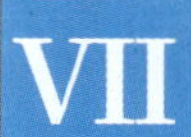

VII 눈 및 눈 부속기의 질환(Diseases of the eye and adnexa, H00-H59)

1. 이 장은 다음의 항목군을 포함한다.

H00-H06	눈꺼풀, 눈물계통 및 안와의 장애	Disorders of eyelid, lacrimal system and orbit
H10-H13	결막의 장애	Disorders of conjunctiva
H15-H22	공막, 각막, 홍채 및 섬모체의 장애	Disorders of sclera, cornea, iris and ciliary body
H25-H28	수정체의 장애	Disorders of lens
H30-H36	맥락막 및 망막의 장애	Disorders of choroid and retina
H40-H42	녹내장	Glaucoma
H43-H45	유리체 및 안구의 장애	Disorders of vitreous body and globe
H46-H48	시신경 및 시각경로의 장애	Disorders of optic nerve and visual pathways
H49-H52	안근, 양안운동, 조절 및 굴절의 장애	Disorders of ocular muscles, binocular movement, accommodation and refraction
H53-H54	시각장애 및 실명	Visual disturbances and blindness
H55-H59	눈 및 눈 부속기의 기타 장애	Other disorders of eye and adnexa

2. 눈꺼풀, 눈물계통 및 안와의 장애, Disorders of eyelid, lacrimal system and orbit (H00–H08)

1) 눈꺼풀의 장애에는 염증, 눈꺼풀 말림증(안검내반 · 외반), 안검하수 등이 포함된다.

예 1 Blepharitis H01.0
안검염

예 2 Entropion H02.08
안검내반
: ◒ 태극마크에 따라 상세분류하며, 기타이거나 상세한 구분이 없다면 H02.08로 분류한다.

예 3 Blepharoptosis H02.48
안검하수
: 보통의 경우 Leavator resection(눈꺼풀올림근 절제술)로 교정한다.

2) 눈물계통의 장애로는 건성안증후군, 누낭염, 비루관 폐쇄 등이 있다.

예 1 Dry eye syndrome H04.11
건성안증후군

예 2 Nasolacrimal duct obstruction H04.54
비루관폐쇄
: Dacryocystorhinostomy(눈물주머니비강문합술)로 해결한다.

3. 결막의 장애, Disorders of Conjunctiva (H10–H13)

1) 결막의 장애에는 염증, 군날개 등이 포함된다. 군날개는 결막이 증식하여 각막쪽으로 자라 들어가는 질환으로 위치, 발생형태 등에 따라 5단위로 세분된다.

예 1 Allergic conjunctivitis H10.1
알레르기성 결막염

예 2 Pterygium H11.08
군날개

4. 공막, 각막, 홍채 및 섬모체의 장애, Disorders of sclera, cornea, iris and ciliary body (H15–H22)

1) 안구에서 각막, 홍채, 섬모체가 공막으로 이어지는 층(layer)에 생기는 질환을 포함한다.

예 1 Corneal erosion H16.0
각막 궤양(미란)

예 2 Superficial keratitis H16.18
표재성 각막염

예 3 Herpetic keratitis B00.51† H19.1*
포진성 각막염

예 4 Uveitis H20.9
포도막염
: 포도막(Uvea)이란 앞쪽의 홍채, 가운데의 섬모체, 뒤쪽의 맥락막으로 구성되는 안구의 중간층의 구형 구조로서, 혈관이 풍부하여 갈색을 띤다.

5. 수정체의 장애, Disorders of lens (H25–H28)

1) 이 항목군에서 가장 대표적인 질환은 수정체의 혼탁, 즉 백내장(cataract)이다. H25는 노화와 관련된 백내장을 초기, 핵, 과숙 등 형태별로 분류하고, H26은 노년성 이외의 백내장을 발생 시기나 원인에 따라 구분하며, 두 범주 모두 5단위 세분류로 병변의 위치를 표시한다.

예 1 Senile cataract, bilateral H25.92
노년성 백내장, 양쪽

예 2 Diabetic cataract, bilateral E11.34† H28.0*
DM type II.
당뇨병성 백내장, 양쪽
2형 당뇨
: 당뇨병 질환에서 동반되어 오는 백내장은 H28.0*으로 분류하며 원인 질환인 당뇨병을 E11.34†로 우선 코드로 부여한다.

6. 맥락막 및 망막의 장애, Disorders of choroid and retina (H30-H36)

1) 망막은 안쪽의 신경망막측과 바깥쪽의 망막색소상피층, 두 층으로 이루어져 있는데, 이 두 층이 분리되는 것을 망막박리(retinal detachment)라 한다. 열공성, 견인성, 장액성 망막박리로 구분한다.

예 1 Rhegmatogenous retinal detachment H33.09
열공성 망막박리
: 선도어는 detachment(박리)로 찾는다. Retinal detachment with retinal break(망막열공이 있는 망막박리)도 함께 쓰이는 진단 표현이다.

예 2 Exudative retinal detachment H33.2
삼출성 망막박리

2) 망막의 혈관 폐쇄와 기타 망막 장애 질환은 다음과 같다.

예1 Central retinal artery occlusion H34.1
중심망막동맥 폐쇄

예 2 Retinopathy of prematurity H35.19
미숙아의 망막병증

예 3 Age-related macular degenration, dry type H35.30
나이관련 황반변성, 건성형

예 4 Retinal hemorrhage H35.6
망막 출혈

예 5 Macular edema H35.80
황반 부종

예 6 Diabetic proliferative retinopathy E11.32† H36.0*
DM type II
당뇨병성 증식성 망막병증
2형 당뇨
: 당뇨성 망막병증은 망막 내 미세혈관 증식 여부에 따라 E11.31†–E11.33†으로 분류된다. 원인 질환인 E11.32†가 우선 코드로 부여된다.

7. 녹내장, Glaucoma (H40–H42)

1) 녹내장(H40)은 눈의 방수 순환 장애로 인해 안압이 상승하면서 시신경 기능 이상과 시야 결손을 유발하는 질환이다. 개방각 녹내장과 폐쇄각 녹내장으로 나뉜다.

예 1 Primary open-angle glaucoma, bilateral H40.19
원발성 개방우각녹내장, 양쪽

예 2 Angle closure glaucoma H40.29
폐쇄우각녹내장

8. 유리체 및 안구의 장애, Disorders of vitreous body and globe (H43–H45)

1) 유리체는 투명한 젤 형태로서 안구 중심부의 공간을 채워 안구의 구조와 형태를 유지한다. 망막이나 맥락막의 혈관이 터져서 유리체 내로 출혈될 수 있다. 비정상적 신생혈관이 터지는데, 비정상 신생혈관은 당뇨망막병증, 망막혈관염, 망막정맥폐쇄증, 맥락막 신생혈관 등이 원인이다.

> 예 Vitreous hemorrhage H43.1
> 유리체 출혈

9. 시신경 및 시각경로의 장애, Disorders of optic nerve and visual pathways (H46-H48)

1) 시신경 관련 장애가 포함된다.

> 예 1 Optic neuritis H46
> 시신경염

> 예 2 Papilledema H47.1
> 시각신경유두부종
> : 시각신경 유두는 눈으로부터 들어온 시각 정보를 전달하는 시각신경이 눈알로 들어오는 입구이다.

> 예 3 Optic atrophy H47.2
> 시신경 위축

10. 안근, 양안운동, 조절 및 굴절의 장애, Disorders of ocular muscles, binocular movement, accommodation and refraction (H49-H52)

1) 안구 근육, 안구의 움직임, 굴절이나 조절의 장애를 포함한다.

> 예1 3rd nerve palsy, right H49.0
> 우측의 제 3뇌신경 마비
> : 제 3뇌신경(oculomotor nerve, 눈돌림신경)의 마비로 초래 또는 유발되는 눈꺼풀 움직임 장애, 복시 증상, 동공 수축 이완의 장애 등을 포함한다.

예2 Esotropia H50.0
내사시

예 3 Intermittent exotropia H50.32
간헐성 외사시

예 4 Strabismus H50.9
사시

예 5 Myopia H52.1
근시

예 6 Astigmatism H52.28
난시

예 7 Presbyopia H52.4
노년시

11. 시각장애 및 실명, Visual disturbance and blindness (H53-H54)

1) 시야, 광각, 색각 기능장애와 실명을 포함한다.

예 1 Visual field defects H53.4
시야결손

예 2 Blindness, both eyes H54.0
양안실명

12. 눈 및 눈부속기의 기타 장애, Other disorders of eye and adnexa (H55–H59)

1) 눈과 부속기의 기타 질환을 포함한다. 안구진탕(nystagmus)은 눈이 의지와 상관없이 불수의적으로 흔들리거나 진동하듯 움직이는 상태를 말하며, 시력 저하나 어지럼증을 동반할 수 있다.

예 Nystagmus H55
안구진탕

연습문제

1. Abscess of eyelid
   눈꺼풀의 농양

2. Trichiasis
   속눈썹증

3. Acute dacryocystitis
   급성 누낭염

4. Corneal edema
   각막 부종

5. Tractional retinal detachment
   견인성 망막박리

6. Branch retinal vein occlusion
   분지망막정맥 폐쇄

7. Age-related macular degeneration, wet type
   나이관련 황반변성, 습성형(삼출성)

8. Secondary glaucoma
   이차성 녹내장

9. Phthisis bulbi
   안구황폐

10. Exotropia
    외사시

연습문제

11. Visual disturbance

    시각장애

12. Ocular pain

    안구 통증

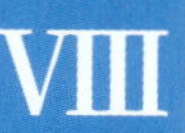 귀 및 유돌의 질환(Diseases of the ear and mastoid process, H60-H95)

1. 이 장은 다음의 항목군을 포함한다.

H60-H62	외이의 질환	Diseases of external ear
H65-H75	중이 및 유돌의 질환	Diseases of middle ear and mastoid
H80-H83	내이의 질환	Diseases of inner ear
H90-H95	귀의 기타 장애	Other disorders of ear

2. 외이의 질환, Diseases of external ear (H60-H62)

1) 외이도 또는 귓바퀴의 질환을 포함한다.

> 예 Otitis externa H60.9
> 외이도염

3. 중이 및 유돌의 질환, Diseases of middle ear and mastoid (H65-H75)

1) 중이(middle ear)는 고막에서 달팽이관에 이르는 이소골이 위치한 공기 공간으로, 귀인두관(Eustachian tube)을 통해 인두(pharynx)와 연결되어 외부와의 공기압을 같게 유지한다. 감기나 알레르기 등으로 귀인두관 점막이 부어 막히면 중이강 내부가 음압이 되어 삼출액이 고이고, 여기에 세균이 증식하면 중이염(otitis media)이 발생한다. 중이염은 중이강 내에 생기는 염증성 질환의 총칭으로, 분비물의 성격에 따라 고름이 고이는 화농성 중이염(suppurative otitis media), 맑고 묽은 장액이 고이는 장액성 중이염(serous otitis media), 염증 반응으로 인한 삼출액이 고이는 삼출성 중이염(exudative otitis media)으로 구분된다. 삼출성 중이염은 급성 중이염의 특징(통증, 발열, 고막의 심한 염증 등)없이, 삼출액만 보이는 특징이 있다.

2) 장액성 중이염과 삼출성 중이염은 비화농성 중이염 즉, H65._범주로 분류된다. 4단위에서 임상 경과(급성 · 만성)와 분비물의 성상(장액성, 점액성, 알레르기성, 혈액성, 삼

출성 등)에 따라, 5단위에서 병변의 위치(한쪽, 양쪽, 상세불명)에 따라, 6단위에서 보다 세부적인 형태를 표시하는 방식으로 분류된다.

예 1 Serous otitis media, acute H65.00
장액성 중이염, 급성
: 선도어는 otitis(이염), –media(중막), ––acute(급성), –––serous(장액성)로 찾는다.

예 2 Acute exudative otitis media H65.100
급성 삼출성 중이염
: 선도어는 otitis(이염), –media(중막), ––acute(급성), –––exudative(삼출성)로 찾는다.

예 3 Chronic serous otitis media H65.20
만성 장액성 중이염
: 선도어는 otitis(이염), –media(중막), ––chronic(만성), –––serous(장액성)로 찾는다.

예 4 Chronic exudative otitis media H65.400
만성 삼출성 중이염
: 선도어는 otitis(이염), –media(중막), ––chronic(만성), –––exudative(삼출성)로 찾는다.

3) 농이 생기는 화농성 중이염은 H66._범주로 분류한다. 또한 비화농성인지 화농성인지 상세하게 언급이 없는 중이염도 화농성 중이염 범주인 H66._으로 분류한다.

예 1 Acute otitis media, suppurative H66.000
급성 화농성 중이염
: 선도어는 otitis(이염), –media(중막), ––acute(급성), –––suppurative(화농성)로 찾는다.
Purulent otitis media, acute도 동일한 의미의 진단 표현이다.

예 2 COM(chronic otitis media), purulent H66.30
만성 화농성 중이염

예 3 COM(chronic otitis media) H66.90
만성 중이염
: 화농성인지 비화농성인지 언급이 없는(상세불명) 만성 중이염은 화농성 중이염으로 분류하게 되어 있다. 상세불명의 급성 중이염도 마찬가지로 화농성 중이염으로 분류한다.

4) 유돌염(mastoiditis)은 중이염이 주변 뼈인 측두골의 유양돌기 내부 공동에 퍼지면서 생긴다.

진주종(cholesteatoma)은 피부 조직이 고막 안쪽으로 침입하여 각질(keratin)을 형성하면서 주위의 뼈나 조직을 파괴하며 진행하는 질환이다. 진주종은 대부분 귀인두관 구조의 기능 장애로 인해 발생한다.

예 1 Mastoiditis H70.9
유돌염

예 2 Middle ear cholesteatoma H71.1
중이의 진주종

4. 내이의 질환, Diseases of inner ear (H80–H83)

내이(inner ear)는 귀의 가장 안쪽 부분으로, 몸의 기울기와 움직임을 감지하는 평형기관과 소리를 받아들이는 청각기관으로 이루어져 있다.

1) 메니에르병은 난청, 어지럼증, 이명, 이충만감의 4대 증상을 특징으로 하는 내이의 질환이다. 원인은 잘 밝혀져 있지 않지만, 내림프 수종(endolymphatic hydrops)이 주된 원인으로 다루어진다.

예 Meniere's disease H81.0
메니에르병

2) 어지럼증(dizziness)은 자신이나 주위 사물이 정지해 있음에도 불구하고 움직이는 듯한 느낌을 받는 모든 증상을 통칭하는 용어이다. 이 가운데 빙글빙글 도는 듯한 회전감에 자세 불안과 안진(nystagmus)이 동반되는 경우를 현훈(vertigo)이라고 하며, 이는 주로 내이의 전정기관 이상(양성 발작성 체위현훈, 메니에르병, 전정신경염 등)이나 중추신경계 질환에 의해 발생한다.

예	Benign paroxysmal positional vertigo 양성 발작성 체위성 현기증	H81.1

5. 귀의 기타 장애, Other disorders of ear (H90–H95)

이 항목군에서는 청력의 소실, 난청 등을 다룬다.

1) 청력 소실(hearing loss, deafness)은 한쪽 또는 양쪽 귀에서 청력이 갑자기 혹은 서서히 감소하거나 소실되는 상태를 말한다. 원인에 따라 외이 · 고막 · 중이 등 전음기관의 장애로 음파 전달이 원활하지 않은 전음성 난청(conductive hearing loss)과, 내이의 달팽이관에서부터 청신경 및 대뇌 청각중추에 이르는 청각 경로에 이상이 생긴 감각신경성 난청(sensorineural hearing loss)으로 구분한다

예 1	Conductive hearing loss 전음성 난청	H90.2

예 2	Sensorineural hearing loss 감각신경성 난청	H90.5

예 3	Sudden sensorineural hearing loss, unilateral 돌발성 감각신경성 청력소실, 한쪽	H91.20

예 4	Hearing impairment 난청	H91.99

연습문제

1. Wax in ear
   귀지

2. Exudative otitis media
   삼출성 중이염

3. Perforation of tympanic embrane
   고막의 천공

4. Central vertigo
   중추성 현기증

5. Tinnitus
   이명

IX 순환계통의 질환(Diseases of the circulatory system, I00-I99)

1. 이 장은 다음의 항목군을 포함한다.

I00-I02	급성 류마티스열	Acute rheumatic fever
I05-I09	만성 류마티스심장질환	Chronic rheumatic heart diseases
I10-I15	고혈압성 질환	Hypertensive diseases
I20-I25	허혈심장질환	Ischaemic heart diseases
I26-I28	폐성 심장병 및 폐순환의 질환	Pulmonary heart disease and diseases of pulmonary circulation
I30-I52	기타 형태의 심장병	Other forms of heart disease
I60-I69	뇌혈관질환	Cerebrovascular diseases
I70-I79	동맥, 소동맥 및 모세혈관의 질환	Diseases of arteries, arterioles and capillaries
I80-I89	달리 분류되지 않은 정맥, 림프관 및 림프절의 질환	Diseases of veins, lymphatic vessels and lymph nodes, NEC
I95-I99	순환계통의 기타 및 상세불명의 장애	Other and unspecified disorders of the circulatory system

1) 이 장에서는 순환계통의 질환을 10개의 항목군으로 분류한다. 첫 자리 알파벳은 I를 사용한다. 순환계통 질환에는 심장, 혈관, 림프 질환이 포함된다.

2) 각 질환의 정확한 분류를 위해 포함, 제외에 유의하여 분류하여야 한다.

2. 만성 류마티스심장질환, Chronic rheumatoid heart disease (I05–I09)

류마티스 열(Rheumatic fever)은 A형 연쇄구균에 감염을 앓은 환자의 일부에서 발생하는 전신의 염증성 질환이다. 이 류마티스 열에 이환된 환자에서 염증 반응에 의해 심장의 판막이 손상받아 협착이나 역류가 나타나는 상태를 류마티스심장질환이라 한다. 주로 승모판이 제일 흔하게 침범된다.

1) 승모판막의 질환에서 I05.1을 제외한 I05.0–I05.9는 류마티스성으로 명시되거나 명시

되지 않더라도 류마티스성 판막질환으로 분류한다. 만약 류마티스 이외의 명시된 원인에 의한 경우에는 I34로 분류한다.

예 1 Mitral stenosis I05.0
승모판 협착
: Rheumatic mitral stenosis인 경우 I05.0으로 분류하지만, Rheumiatic– 표현이 없더라도, Rheumiatic mitral stenosis와 동일하게 분류한다. 선도어는 stenosis(협착), –mitral(승모판)로 찾는다.

예 2 Mitral regurgitation I34.0
승모판 역류
: Insufficiency 또는 regurgitation의 경우 Rheumatic– 으로 명시된 경우에만 I05.2로 분류하고, Rheumatic– 표현이 없다면, I34.0으로 분류한다. 선도어는 Insufficiency(기능부전), –mitral(승모판)로 찾는다.

예 3 Mitral regurgitation with stenosis I05.2
승모판 역류 및 협착
: 선도어는 Insufficiency(기능부전), –mitral(승모판의), ––with(을 동반한), –––obstruction or stenosis (폐색 또는 협착)로 찾는다.

2) 대동맥판막의 경우, 류마티스성으로 명시된 경우는 I06.–으로, 명시되지 않은 경우는 I35.–으로 분류한다.

예 1 Aortic stenosis, rheumatic I06.0
류마티스성 대동맥협착

예 2 Aortic stenosis I35.0
대동맥판협착

3) 판막질환이 둘 이상의 판막을 침범한 다발성 판막질환은 I08.– 에서 적절한 코드를 부여하여야 한다.

예 Mitral stenosis with aortic insufficiency I08.0
대동막판막 기능부전을 동반한 승모판 협착
선도어는 stenosis(협착), –mitral(승모판), ––with(을 동반한), –––aortic valve disease(대동맥판)로 찾는다.

3. 고혈압성 질환, Hypertensive disease (I10–I15)

고혈압성 질환은 I10–I15로 분류된다.

I10.-	본태성(원발성) 고혈압	Essential(primary) hypertension
I11.-	고혈압성 심장병	Hypertensive heart disease
I12.-	고혈압성 신장병	Hypertensive renal disease
I13.-	고혈압성 심장 및 신장병	Hypertensive heart and renal disease
I15.-	이차성 고혈압	Secondary hypertension

1) 고혈압은 18세 이상의 성인에서 수축기 혈압이 140mmHg 이상이거나 확장기 혈압이 90mmHg 이상인 경우를 말하는데, 그 원인 질환이 발견되지 않은 경우를 본태성 고혈압이라고 한다. 우리나라에서 ◒I10.1, ◒I10.9로 세분한다.

예 1 Hypertension I10.9
고혈압

예 2 Malignant hypertension I10.1
악성 고혈압

2) I11–I13의 고혈압성 심장/신장병은 고혈압으로 인한 병태인지 인과관계가 명확할 때만 분류하는데, "hypertensive–", "due to hypertension"이라고 명시된 경우이다(예 3). 인과관계가 명확하지 않을 때에는 심장/신장 질환과 고혈압을 각각 분류하여야 한다(예 4).

예 1 Hypertensive heart disease I11.9
고혈압성 심장병

예 2 Congestive heart failure, systolic Benign hypertension — I50.04 I10.9
울혈성 심부전, 수축성, 양성 고혈압

예 3 Hypertensive renal failure — I12.0
고혈압성 신부전

예 4 End stage renal disease — N18.5 I10.9
Hypertension
말기신장병, 고혈압

예 5 Hypertensive heart and renal disease with (congestive) heart failure — I13.0
(울혈성) 심부전을 동반한 고혈압성 심장 및 신장병

3) 고혈압이 어떤 원인에 의해 이차적으로 생긴 경우 그 원인을 주진단으로 분류하고, 'I15.- 이차성 고혈압(Secondary hypertension)'을 부가코드로 부여할 수 있다.

예 Benign neoplasm of adrenal gland — D35.0 E26.1 I15.20
Secondary hyperaldosteronism due to neoplasm of adrenal gland
Hypertension secondary due to hyperaldosteronism from adrenal adenoma
부신의 양성 신생물, 부신종양에 의한 고알도스테론증, 이차성 고혈압

4) 고혈압 진단 없이 혈압이 상승했다면 'R03.0 고혈압의 진단 없이 혈압수치 상승(Elevated blood-pressure reading, without diagnosis of hypertension)'을 분류한다.

4. 허혈심장질환, Ischemic heart disease (I20–I25)

허혈심장질환(ischaemic heart disease, IHD)은 심장혈관의 기능부전(심장에 혈액공급을 감소시킴)으로 심근에 영향을 미치는 다양한 질환을 가리키는 일반적인 용어이다. 이는 흔히 죽종성 물질(atheromatous material)이 쌓여 관상동맥 및 그 가지들을 점진적으로

폐색시킴으로써 유발된다.

허혈심장질환은 I20–I25로 분류되며 세분류는 다음과 같다.

I20.-	협심증	Angina pectoris
I21.-	급성 심근경색증	Acute myocardial infarction
I22.-	후속 심근경색증	Subsequent myocardial infarction
I23.-	급성심근경색증 후 특정 현존 합병증	Certain current complication following acute myocardial infarction
I24.-	기타 급성 허혈심장질환	Other acute ischemic heart disease
I25.-	만성 허혈심장병	Chronic ischemic heart disease

1) 협심증은 심장혈관이 동맥경화증, 혈전, 경련수축(연축) 등의 원인에 의해 협착되어, 심근에 허혈이 생기면서 나타나는 질환이다. 심근경색증은 관상동맥이 완전히 막혀서 발생하는 데 비해, 협심증은 어느 정도의 혈류는 유지되는데, 심장 근육의 산소 요구량이 상대적으로 증가하는 상황에서 급성의 가슴 통증 등의 형태로 나타난다.

예 Unstable angina I20.0
불안정협심증

2) 심근경색증이 심장근육벽의 전층(transmural)을 침범한 경우는 I21.0–I21.3 범위에서 벽의 부위에 맞게 분류한다. 심내막하(subendocardial) 범위에만 침범한 경우에는 I21.4로 분류한다.

예 1 Acute transmural myocardial infarction, inferior wall I21.1
하벽의 급성 심근경색증

예 2 Myocardial infarction, non–ST elevation I21.4
ST분절 비상승 급성 심근경색증
: 선도어는 Infarction(경색), –non–ST(비–ST) 비–ST 상승(NSTEMI)로 찾는다.

예 3 Acute myocardial infarction I21.9
급성 심근경색증

3) 만성 허혈심장병으로 Coronary artery disease(관상동맥병), Old MI(오래된 심근경색증) 등이 있다.

예 1 Coronary artery disease(2 vessel disease) I25.1
관상동맥병(두 혈관)
: 선도어는 disease(질환), –coronary artery(관상의(동맥))로 찾는다.

예 2 Coronary artery obstructive disease(1 vessel disease) I25.1
관상동맥 폐쇄성 질환(단일 혈관)

예 3 Old myocardial infarction I25.2
오래된 심근경색증

4) 허혈성 심장질환에 고혈압을 동반한 경우에는 I10–I15를 부가코드로 사용할 수 있다.

5. 폐성 심장병 및 폐순환의 질환, Pulmonary heart disease and diseases of pulmonary circulation (I26–I28)

1) 폐 장기에 분포하는 혈관에 발생하는 질환을 포함한다.

예 Pulmonary embolism I26.9
폐 색전증

6. 기타 형태의 심장병, Other forms of heart disease (I30–I52)

1) 심장의 전도장애(conduction disorder)를 포함한다. 부정맥(arrhythmia)이라고도 하며, 심장의 전기 자극이 잘 만들어지지 않거나 자극의 전달이 잘 이루어지지 않아 규칙적인 수축이 계속되지 않고, 심장 박동이 비정상적으로 빨라지거나, 늦어지거나, 혹은 불규칙하게 되는 것을 말한다.

예 1 Complete atrioventricular block I44.2
완전 방실차단

예 2 Left bundle branch block I44.7
좌각차단

예 3 Paroxysmal supraventricular tachycardia I47.1
발작성 상심실성 빈맥

2) 심부전을 포함한다. 심부전이란 심장의 구조적 또는 기능적 이상으로 인해 심장이 혈액을 받아들이는 충만 기능(이완 기능)이나 짜내는 펌프 기능(수축 기능)이 감소하여 신체 조직에 필요한 혈액을 제대로 공급하지 못해 발생하는 질환군을 말한다.

예 1 Left ventricular heart failure I50.19
좌심실 심부전
: 선도어는 failure(부전), –heart(심장), ––left(좌)로 찾는다.

예 2 Congestive heart failure I50.08
울혈성 심부전

7. 뇌혈관질환, Cerebrovascular disease (I60–I69)

뇌혈관 질환은 뇌혈관이 파열되어 생기는 출혈성 뇌혈관질환과 뇌혈관이 막혀서 생기는 허혈성 뇌혈관질환으로 크게 구분된다. 출혈성 뇌혈관질환은 I60–I62 코드로 분류하고, 허혈성 뇌혈관질환은 I63으로 분류하며 출혈 또는 경색증으로 명시되지 않은 뇌졸중은 I64 코드로 분류한다.

1) 출혈성 뇌질환 중 거미막하출혈(subarachnoid hemorrhage)은 뇌졸중의 한 형태로, 뇌 표면의 동맥이 손상되면서 발생하며, 대부분은 대뇌동맥류가 확장되었다가 파열되어 생

긴 출혈로 나타난다.

예 1 Subarachnoid hemorrhage from anterior communication artery I60.2
전교통동맥에서 기원한 거미막하 출혈

예 2 Ruptured cerebral aneurysm, anterior communicating artery I60.2
파열된 대뇌 동맥류, 전교통동맥

2) 출혈성 뇌질환 중 뇌내출혈(intracerebral hemorrhage)은 뇌의 안쪽에 있는 모세혈관이 터져 출혈이 일어나는 것으로, 고혈압, 외상 등에 의해 유발된다. 외상에 의한 뇌내출혈은 'XIX. 손상, 중독 및 외인에 의한 특정 기타 결과', 즉 S06.-로 분류해야 한다.

예 1 Intracerebral hemorrhage I61.9
뇌내출혈

예 2 Intracerebral hemorrhage, traumatic S06.20
외상성 뇌내출혈

3) 뇌경색(Cerebral infarction)은 뇌혈관이 막혀서 영양분과 산소를 포함한 혈액이 뇌에 공급되지 않아 뇌세포가 파괴되는 질환이다.

뇌혈관질환 이후 경과한 기간에 관계없이 환자가 관련 병태로 지속적인 치료를 받고 있다면 뇌혈관질환 코드와 뇌혈관질환으로 발생한 증상 코드를 함께 부여한다(예 2).

뇌경색의 치료가 종료되었으나 잔여 증상이 남아있는 뇌혈관질환의 후유증의 경우, 증상에 대한 치료를 위해 내원했을 때, 기타진단으로 뇌혈관질환의 후유증(I69) 코드를 부여한다(예 3).

예 1 Cerebral infarction due to thrombosis of middle cerebral artery I63.9
중대뇌동맥의 혈전으로 인한 뇌경색

예 2 Cerebral infarction I63.9 G81.9
Hemiplegia, right
뇌경색증
우측 편마비

예 3 Hemiplegia, left G81.9 I69.3
Sequela of cerebral infarction
좌측 편마비
뇌경색증의 후유증

4) 뇌졸중(Stroke)은 혈관의 막힘(뇌경색)이나 터짐(뇌출혈)을 구분하지 않은 뇌혈관질환의 표현으로 볼 수 있다.

예 Cerebrovascular accident I64
뇌혈관사고

8. 동맥, 세동맥 및 모세혈관의 질환, Diseases of arteries, arterioles and capillaries (I70–I79)

대뇌와 관상동맥 이외의 혈관에 나타나는 죽상경화증, 동맥류, 색전증 및 혈전증 등을 포함한다.

1) 말초동맥으로의 혈액 순환의 이상을 포함한다.

예 1 Atherosclerosis of extremity artery with ulceration I70.24
궤양을 동반한 사지동맥의 죽상경화증

예 2 Peripheral artery occlusive disease involving artery of leg, left I77.82
좌측 다리를 침범한 말초동맥폐쇄질환
: 선도어는 disease(질환), –peripheral artery occlusive(말초동맥폐쇄), ––involving arteries of lower extremities(하지를 침범한)로 찾는다.

예 3 Intermittent claudication I73.9
간헐성 파행

2) 대동맥의 동맥류를 포함한다. 동맥류(aneurysm)는 동맥혈관벽이 약해져 바깥으로 부풀어 오른 상태를 말하며, 박리성 동맥류(dissecting aneurysm)는 혈관 내막이 찢어져 혈액이 혈관벽 층 사이로 파고들어 벽이 벌어진 상태를 의미한다.

예 1 Aneurysm of abdominal aorta I71.4
복부 대동맥 동맥류

예 2 Dissecting aneurysm of abdominal aorta I71.01
복부 대동맥의 박리성 동맥류

9. 달리 분류되지 않은 정맥, 림프관 및 림프절의 질환, Diseases of veins, lymphatic vessels and lymph nodes, NEC (I80–I89)

정맥, 림프관 및 림프절의 질환을 포함한다.

1) 정맥염 및 색전, 혈전증을 포함한다.

예 1 Deep vein thrombosis I80.2
심부정맥 혈전증

예 2 Portal vein thrombosis I81
문맥 혈전증

2) 정맥류를 포함한다.

예 1 Varicose vein I83.9
하지정맥류

예 2 Esophageal varix I85.9
식도정맥류
: 간경화 등의 간질환이 없는 경우의 식도정맥류에 해당한다. 간질환이 동반된 경우에는, 간질환 분류 코드와 함께 I98.2* 또는 I98.3*으로 분류하여야 한다.

연습문제

1. **Rheumatic mitral stenosis with regurgitation**
   역류가 있는 류마티스성 승모판 협착증
   대표적 수술: Mitral valve replacement(MVR) 승모판 치환술

2. **End stage renal disese due to hypertension**
   고혈압에 의한 말기신부전증
   대표적 시술 또는 수술: Hemodialysis
   혈액투석
   Kidney transplantation
   신장이식

3. **Coronary artery obstructive disease (2vessels disease)**
   관상동맥 폐쇄성 질환(2개 혈관)
   대표적 시술 또는 수술: Percutaneous transluminal coronary angioplasty(PTCA) with non-drug-eluting stent
   경피경관적관상동맥성형술과 비약제 용출성 스텐트 삽입
   : Coronary artery bypass graft(CABG)
   관상동맥우회로이식술

4. **Pulmonary hypertension**
   폐동맥고혈압

5. **Pericardial effusion**
   심낭삼출
   대표적 시술: Pericardiocentesis
   심장막천자

6. **Pulmonary valve insufficiency**
   폐동맥판 기능부전

연습문제

7. Dilated cardiomyopathy
   확장성 심근병증

8. Hypertrophic cardiomyopathy
   비대성 심근병증

9. Wolff–Parkinson–White syndrome
   월프–파킨슨–화이트증후군

10. Atrial fibrillation
    심방세동

11. Sick sinus syndrome
    동 기능부전증후군
    대표적 시술: Pacemaker insertion
    인공심박동기 삽입

12. Heart failure
    심부전

13. Congestive heart disease
    울혈성 심장병

14. Post resuscitation status
    심폐소생술 후 상태

15. Cardiac arrest
    심장정지

16. Left ventricular hypertrophy
    좌심실 비대증

연습문제

17. Ruptured cerebral arteriovenous malformation
    대뇌동정맥기형의 파열
    Hypertension
    고혈압

18. Intraventricular hemorrhage
    뇌실내 출혈

19. Subdural hemorrhage, nontraumatic
    비외상성 경막하 출혈

20. Carotid artery atherosclerosis
    경동맥의 죽상경화증

21. Unruptured cerebral aneurysm
    파열되지 않은 대뇌동맥류
    대표적 수술: Clipping of cerebral aneurysm
    뇌동맥류 결찰술

22. Moyamoya disease
    모야모야병

23. Old CVA(cerebrovascular accident)
    오랜된 뇌혈관사고

24. Dilatation of ascending aorta
    상행대동맥의 확장

25. Buerger's disease
    버거병

연습문제

26. Arteriovenous fistula, acquired
    후천성 동정맥루

27. Varicocele, left
    좌측 덩굴정맥류
    대표적 수술: Varicocelectomy, spermatic cord
    덩굴정맥류절제술

28. Orthostatic hypotension
    기립성 저혈압

29. Lymphedema, postmastectomy
    유방절제술 후 림프부종

30. esophageal varices with bleeding in liver cirrhosis
    간경변증에서 출혈을 동반한 식도정맥류
    대표적 시술: Endoscopic esophageal varices ligation
    내시경적 식도정맥류 결찰술

X 호흡계통의 질환(Diseases of the respiratory system, J00-J99)

1. 이 장은 다음의 항목군을 포함한다.

J00-J06	급성 상기도감염	Acute upper respiratory infections
J09-J18	인플루엔자 및 폐렴	Influenza and pneumonia
J20-J22	기타 급성 하기도감염	Other acute lower respiratory infections
J30-J39	상기도의 기타 질환	Other diseases of upper respiratory tract
J40-J47	만성 하부호흡기질환	Chronic lower respiratory diseases
J60-J70	외부요인에 의한 폐질환	Lung diseases due to external agents
J80-J84	주로 간질에 영향을 주는 기타 호흡기질환	Other respiratory diseases principally affecting the interstitium
J85-J86	하기도의 화농성 및 괴사성 병태	Suppurative and necrotic conditions of lower respiratory tract
J90-J94	흉막의 기타 질환	Other diseases of pleura
J95-J99	호흡계통의 기타 질환	Other diseases of the respiratory system

1) 이 장에서는 호흡계통의 질환을 10개의 항목군으로 분류한다. 첫 자리 알파벳은 J를 사용한다. 호흡계통 질환에는 상 · 하 기도, 폐 및 흉막 질환이 포함된다.

2) 호흡기병변이 한 부위 이상에서 발생한 것으로 기술되어 있으면서 특별히 표시되어 있지 않을 때는 하부의 해부학적 부위로 분류한다. 예를 들면, 기관기관지염(tracheo-bronchitis)은 J40의 기관지염(bronchitis)으로 분류한다.

2. 급성 상기도감염, Acute upper respiratory infections (J00–J06)

1) 급성 상기도감염은 코, 인두, 후두, 기관 등 상기도의 감염성 염증 질환을 말하는데, 주로 바이러스에 의해 발생하며 흔히 감기라고 한다.

예 1 Sore throat — J02.9
인후통

예 2 Croup J05.0
크룹
: 급성 폐쇄성 후두염으로 1~3세의 유아에서 흔히 나타나는 질환으로, 바이러스나 세균이 후두 점막에 침투하면서 염증을 일으켜 발생한다.

예 3 Upper respiratory infection J06.9
상기도 감염

3. 인플루엔자 및 폐렴, Influenza and pneumonia (J09–J18)

1) 인플루엔자는 감기 증세를 일으키는 바이러스 중 인플루엔자(influenza) 바이러스에 의해 발생하는 급성 호흡기 질환이다. 흔히 독감이라고도 한다. 국제인플루엔자 프로그램 자료에 따르면, 인플루엔자는 겨울철에 유행하는 계절성 인플루엔자(seasonal influenza)와 순환하지 않고, 계절에 관계없이 범위한 지역(국가 간)에 대유행을 일으키는 범유행 인플루엔자(pandemic influenza), 그리고 감염된 동물에게서 사람으로 감염된 동물매개 인플루엔자(zoonotic or variant influenza)로 분류한다.

J09	확인된 동물매개 또는 범유행 인플루엔자바이러스에 의한 인플루엔자	Influenza due to identified zoonotic or pandemic influenza virus
J10.-	확인된 계절성 인플루엔자바이러스에 의한 인플루엔자	Influenza due to identified seasonal influenza virus
J11.-	바이러스가 확인되지 않은 인플루엔자	Influenza, virus not identified

예 1 **Influenza, seasonal influenza virus identified** J10.1
계절성 인플루엔자바이러스가 확인된 인플루엔자
: 선도어로 influenza(인플루엔자), –seasonal virus identified(계절성 바이러스가 확인된)로 찾는다.

예 2 **Influenza** J11.1
인플루엔자
: 다른 언급이 없으므로, 구체적 바이러스가 확인되지 않은(specific virus not identified) 것으로 분류한다.

2) 인플루엔자바이러스 이외의 바이러스에 의한 기관지폐렴은 J12-로 분류한다.

예 1 Pneumonia, rhinovirus J12.88
라이노바이러스에 의한 폐렴

예 2 Viral pneumonia J12.9
바이러스 폐렴
: 다른 언급이 없으므로, 상세불명의 바이러스폐렴으로 분류한다.

3) 세균에 의한 폐렴으로 그 원인균이 확인된 경우, J13-J15로 분류한다. 원인균은 가래 또는 혈액 검체의 세균배양검사 등을 통해 확인된다.

예 1 Pneumococcal pneumonia J13
폐렴알균성 폐렴

예 2 Klepsiella pneumonia J15.0
폐렴간균에 의한 폐렴

예 3 Pneumonia, Methicillin-resistant staphylococcus aureus(MRSA) J15.2 U82.1
메티실린 내성 황색포도알균에 의한 폐렴
: MRSA는 선도어로 resistant(내성), -antibiotics(항생제), --methicillin(메티실린)으로 찾는다.

4) 바이러스, 세균, 기타 병원체가 확인되지 않거나, 언급되지 않은 폐렴의 경우 J18-로 분류한다. 보통의 경우 흉부 X선 검사를 통해 확인되는데, 공기가 들어가는 길(기관지)을 따라 염증이 분포하는 기관지폐렴, 염증이 폐의 엽(lobe)에 국한되어 있는 대엽성 폐렴 등으로 구분된다.

예 1 Bronchopneumonia J18.0
기관지폐렴

예 2 Lobar pneumonia J18.1
대엽성폐렴

예 3 Lobar pneumonia, pneumococcal J13
대엽성폐렴, 폐렴알균
: 염증의 분포에 의한 구분보다 원인균에 의한 폐렴의 구분이 우선한다. 선도어는 pneumonia(폐렴), –lobar(대엽성), – –pneumococcal(폐렴알균성)로 찾는다.

4. 기타 급성 하기도감염, Other acute lower respiratory infections (J20–J22)

1) 급성 기관지염, 급성 세기관지염 등을 포함한다.

예 1 Acute bronchitis J20.9
급성 기관지염

예 2 Acute bronchiolitis J21.9
급성 세기관지염

5. 상기도의 기타 질환, Other diseases of upper respiratory tract (J30–J39)

1) 알레르기성 또는 만성 비염, 만성 부비동염, 코, 편도 및 아데노이드의 만성질환을 포함한다.

예 1 Vasomotor rhinitis J30.0
혈관운동성 비염

예 2 Chronic maxillary sinusitis J32.0
만성 상악동염

예 3 Nasal polyp J33.9
코폴립

예 4 Chronic follicular tonsillitis(CFT) & adenoid vegetation(AV) J35.0 J35.8
만성 여포성 편도염과 아데노이드 증식
: 대표적 수술로 Tonsillectomy & Adenoidectomy (T & A)를 시술한다.

6. 만성 하부호흡기질환, Chronic lower respiratory diseases (J40–J47)

1) 기관지염(Bronchitis)은 나이에 따라 다르게 분류되므로 분류 시 환자 나이를 고려하여야 한다. 급성인지 만성인지 명시되지 않은 기관지염은 15세 미만의 경우 'J20.- 급성 기관지염(Acute bronchitis)'으로 분류한다.

예 1 Bronchitis(나이 42세) J40
기관지염

예 2 Bronchitis(나이 12세) J20.9
기관지염
: 15세 이하이면서 급성인지 만성인지 언급되지 않은 기관지염이므로, J20-으로 분류한다.

2) 급성 기관지염은 원인균에 따라 코드가 세분되어 있으나, 만성 기관지염은 원인균에 따라 분류되어 있지 않으므로, 원인균이 확진된 경우 원인균 코드를 추가로 분류할 수 있다.

예 1 Acute bronchitis due to Mycoplasma pneumoniae(13-year-old patient) J20.0
폐렴마이코플라즈마에 의한 급성기관지염(13세 환자)

예 2 Chronic bronchitis due to Klebsiella pneumoniae(42-year old patient) J42 B96.1
폐렴막대균에 의한 만성기관지염(42세 환자)

3) 만성 폐쇄성 폐질환(Chronic Obstructive Pulmonary Disease, 이하 COPD)은 유해한 입자나 가스의 흡입으로 기도와 폐 실질에 비정상적인 염증 반응이 발생하고, 숨을 내쉴 때 완전히 회복되지 않는 기류 제한을 특징으로 하는 호흡기 질환이다. 만성 기관지염(Chronic bronchitis)이나 폐기종(emphysema)은 COPD의 특징 중 일부분을 대표하는 조직학적인, 그리고 임상적인 표현이므로 '포함', '제외'를 잘 참고하여야 한다.

예 1 Chronic Obstructive Pulmonary Disease(COPD), moderate — J44.91
만성 폐쇄성 폐질환

예 2 Chronic Obstructive Pulmonary Disease(COPD) — J44.89
만성 폐쇄성 폐질환
Chronic bronchitis with emphysema
폐기종을 동반한 만성 기관지염
: Chronic bronchitis with emphysema는 J44.-로 포함되므로 J42와 J43.-을 부여하지 않는다. Disease(질환), -pulmonary(폐의), --obstructive(폐쇄성), ---with(~을 동반한),----bronchitis(기관지염),------emphysematous(폐기종성)으로 찾는다.

4) 천식(asthma)이란 점막부종, 기관지 근육조직의 수축, 과도한 점성 부종을 특징으로 하여, 숨이 차거나 기침을 하고, 목에서 거친 숨소리(천명)의 증상이 반복적이면서 발작적으로 나타나는 질환이다. 'J45.- 천식, Asthma'로 분류한다. 천식은 '제외' 주석에 유의하여 분류해야 하는데, 예를 들어 천식이 '만성 폐색성' 또는 만성 폐색성 폐질환(COPD)을 동반한 천식으로 기록되어 있는 경우 'J45.-'는 분류하지 않고, 'J44.- 기타 만성 폐색성 폐질환(Other chronic obstructive pulmonary disease)'만 분류한다.

예 1 Allergic asthma, moderate persistent — J45.02
중등도 지속성 알레르기천식

예 2 Chronic obstructive pulmonary disease with asthma — J44.89
천식을 동반한 만성 폐쇄성 폐질환
: 선도어로 disease(질환), -lung(폐의), --obstructive(폐쇄성), ---with(을 동반한), ----asthma(천식)로 찾는다.

7. 외부요인에 의한 폐질환, Lung diseases due to external agents (J60-J70)

1) 흡인성 폐렴(aspiration pneumonia)은 음식, 액체, 오일류, 구토물 등이 식도가 아닌 기관지를 통해 폐로 들어가서 발생하는 감염으로, 흡인된 내용물에 따라 세분류된다.

> 예 Aspiration pneumonia J69.0
> 흡인성 폐렴

8. 주로 간질에 영향을 주는 기타 호흡기질환, Other respiratory diseases principally affecting the interstitium (J80-J84)

1) 폐의 간질이란 폐포(허파꽈리)와 폐포 사이의 조직을 말한다. 간질성 폐질환은 폐의 간질을 침범하는 비종양성 · 비감염성 질환을 통칭한다. 간질 부위의 염증과 다양한 염증세포의 침윤, 그리고 섬유화가 진행되어 폐가 점차 딱딱하게 굳어가는 질환이다

> 예 1 Idiopathic pulmonary fibrosis J84.11
> 특발성 폐섬유증

> 예 2 Interstitial pneumonia J84.9
> 간질성 폐렴

9. 흉막의 기타 질환, Other diseases of pleura (J90-J94)

1) 흉막의 질환을 포함한다.

> 예 1 Pleural effusion J90
> 흉막 삼출액

예 2 Spontaneous pneumothorax, right J93.1
우측의 자발성 기흉

연습문제

1. Common cold
   감기

2. Influenza pneumonia, virus not identified
   바이러스가 확인되지 않은, 폐렴을 동반한 인플루엔자

3. Human bocavirus pneumonia
   사람보카바이러스폐렴

4. Pneumonia, Mycoplasma pneumoniae
   폐렴마이코플라즈마에 의한 폐렴

5. Aspiration pneumonia
   흡인성폐렴

6. Allergic rhinitis
   알레르기비염

7. Chronic sinusitis
   만성 부비동염

8. Septal deviation
   비중격편위증

9. Vocal polyp
   성대폴립

10. Emphysema
    폐기종

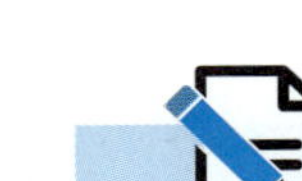

연습문제

11. Cough variant astma
    기침형 천식

12. Bronchectasis
    기관지확장증

13. Anthracosis
    탄분증

14. Adult respiratory distress syndrome
    성인호흡곤란증후군

15. Empyema
    농흉

16. Hemopheumothorax
    혈기흉

17. Tracheostomy malfunction
    기관절개공 폐쇄부전

18. Atelectasis
    무기폐

19. Solitary pulmonary nodule, left
    고립성 좌폐결절

20. Mediastinitis
    종격염

XI 소화계통의 질환(Diseases of the digestive system, K00-K93)

1. 이 장은 다음의 항목군을 포함한다.

K00-K14	구강, 침샘 및 턱의 질환	Diseases of oral cavity, salivary glands and jaws
K20-K31	식도, 위 및 십이지장의 질환	Diseases of oesophagus, stomach and duodenum
K35-K38	충수의 질환	Diseases of appendix
K40-K46	탈장	Hernia
K50-K52	비감염성 장염 및 결장염	Noninfective enteritis and colitis
K55-K64	장의 기타 질환	Other diseases of intestines
K65-K67	복막질환	Diseases of peritoneum
K70-K77	간의 질환	Diseases of liver
K80-K87	담낭, 담도 및 췌장의 장애	Disorders of gallbladder, biliary tract and pancreas
K90-K93	소화계통의 기타 질환	Other diseases of the digestive system

1) 이 장에서는 소화계통의 질환을 10개의 항목군으로 분류한다. 첫 자리 알파벳은 K를 사용한다.

2. 구강, 침샘 및 턱의 질환, Diseases of oral cavity, salivary glands and jaws(K00–K14)

1) 치아, 잇몸, 침샘, 혀, 턱과 관련한 질병을 포함한다.

예 1 Dental caries K02.9
치아우식증

예 2 Pulpitis K04.09
치수염

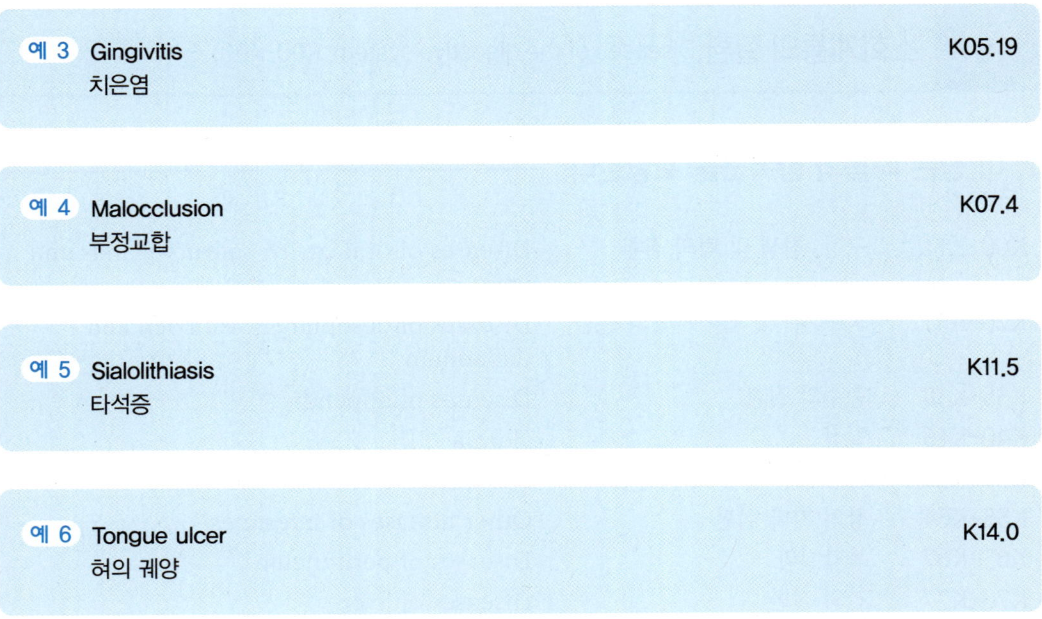

예 3 Gingivitis K05.19
치은염

예 4 Malocclusion K07.4
부정교합

예 5 Sialolithiasis K11.5
타석증

예 6 Tongue ulcer K14.0
혀의 궤양

3. 식도, 위 및 십이지장의 질환, Diseases of esophagus, stomach and duodenum (K20-K31)

1) 식도의 질환을 포함한다.

예 1 Gastro-esophageal reflux disease(GERD) K21.9
위-식도역류병

예 2 Mallory-Weiss syndrome K22.6
말로리-바이스 증후군

2) 위, 십이지장, 공장의 궤양은 K25-K28로 분류하는데, 아래의 4단위 세분류를 사용한다.

.0	출혈이 있는 급성	Acute with haemorrhage
.1	천공이 있는 급성	Acute with perforation
.2	출혈 및 천공이 모두 있는 급성	Acute with both haemorrhage and perforation
.3	출혈 또는 천공이 없는 급성	Acute without haemorrhage or perforation
.4	출혈이 있는 만성 또는 상세불명	Chronic or unspecified with haemorrhage
.5	천공이 있는 만성 또는 상세불명	Chronic or unspecified with perforation
.6	출혈 및 천공이 모두 있는 만성 또는 상세불명	Chronic or unspecified with both haemorrhage and perforation
.7	출혈 또는 천공이 없는 만성	Chronic without haemorrhage or perforation
.9	출혈 또는 천공이 없는 급성인지 만성인지 상세불명인	Unspecified as acute or chronic, without haemorrhage or perforation

예 1 Gastric ulcer with bleeding K25.41
출혈이 있는 위궤양

예 2 Gastric ulcer with both hemorrhage and perforation K25.61
출혈 및 천공이 모두 있는 위궤양

예 3 Duodenal ulcer K26.9
십이지장 궤양

예 4 Peptic ulcer, bleeding K27.4
출혈이 있는 소화성 궤양

3) 헬리코박터 파일로리(helicobacter pylori, H.pylori)가 동반된 질환은 해당 질환을 우선 분류하고 'B98.0 다른 장에서 분류된 질환의 원인으로서의 헬리코박터 파일로리균(Helicobacter pylori[H.pylori] as the cause of diseases classified to other chapters)'을 추가 분류한다.

예 Chronic gastritis, Helicobacter pylori infection K29.5 B98.0
헬리코박터 파일로리균을 동반한 만성 위염

4. 충수의 질환, Diseases of appendix (K35–K38)

1) 급성 충수염을 포함한다.

예 Acute appendicitis with perforation K35.3
천공을 동반한 급성 충수염

5. 탈장, Hernia (K40–K46)

1) 탈장(Hernia)이란 신체의 장기가 제자리에 있지 않고 다른 조직들을 통해 돌출되거나 빠져나오는 것으로 주로 복벽에 발생한다. 코드는 K40–K46으로 분류되며, 재발 여부에 따라 5단위 세분류가 달라진다.

예 1 Inguinal hernia, bilateral K40.20
서혜부 탈장, 양측

예 2 Hiatal hernia K44.9
열공 탈장

6. 비감염성 장염 및 결장염, Noninfective enteritis and colitis (K50–K52)

1) 감염성 장질환인 경우 A00–A09로 분류되며, 감염성 병원체에 의하지 아니하는 염증성 장질환(Inflammatory bowel disease)은 K50–K52 범위로 분류된다.

예 1 Acute gastroenteritis A09.9
급성 위장염

예 2 Chronic enteritis K52.9
만성 장염

2) 크론병(Crohn's disease)은 구강에서 항문까지 위장관 전체를 침범할 수 있는 만성 염증성 장질환이다. 중증도에 따라 ◒5단위 세분류 번호를 사용한다.

예 Crohn's disease, small bowel, mild K50.00
크론병, 소장, 경도

3) 궤양성, 기타 비감염성 위장, 결장, 대장염을 포함한다.

예 1 Ulcerative colitis K51.9
궤양성 대장염

예 2 Chronic diarrhea K52.9
만성 설사

7. 장의 기타 질환, Other diseases of intestine (K55–K64)

1) 장폐색, 과민대장증후군, 기타 기능성 장장애를 포함한다.

예 1 Paralytic ileus K56.0
마비성 장폐색증

예 2 Postoperative intestinal obstruction K91.3
수술 후 장폐색증
: 수술 후에 생긴 장폐색증은 소화계통 처치 후 장애 K91.-로 분류한다. 선도어로 obstruction(폐쇄), – intestine(장), – –postoperative(수술후)로 찾는다.

예 3 Irritable bowel syndrome K58.8
과민성 대장증후군

예 4 Constipation K59.09
변비

2) 항문 및 직장부의 질환을 포함한다.

예 1 Perianal fistula K60.3
항문주위루

예 2 Hemorrhoids K64.9
치핵
: 치핵의 정도에 따라 1도-4도의 등급을 4단위 세분류, K64.0-K64.3으로 구분한다. 등급에 대한 언급이 없는 경우 상세불명의 치핵으로 분류한다.

8. 간의 질환, Diseases of liver (K70-K77)

1) 간의 주요 질환인 간염(hepatitis)은 원인에 따라 서로 다른 항목군으로 분류된다. 바이러스 간염은 B15-B19 항목군에, 알코올이나 독성 물질 등에 의한 기타 간염은 K70-K77 항목군에 속한다.

예 1 Chronic viral hepatitis, type B B18.19
만성 B형 바이러스 간염

예 2 Alcoholic hepatitis, chronic K70.10
만성 알코올성 간염

예 3 Drug induced hepatitis K71.6
약물 유발성 간염
: 선도어로 disease(질환), -liver(간), --toxic(독성), ---with(을 동반한), ----hepatitis(간염)로 찾는다.

2) 간의 섬유증 및 경변증은 K74.- 항목군으로 분류하며, 대상성 여부를 표기하기 위해 K74.1-K74.6에서 5단위 세분류(◒ 태극마크 코드)를 사용한다. 대상성 간경변증은 간 기능이 일정 수준 유지되는 상태를 의미하고, 비대상성 간경변증은 복수(ascites), 식도 정맥류 출혈(bleeding of esophageal varices) 등의 합병증이 동반되는 단계이다. 간경변증의 원인이 알코올인 경우에는 K70.3으로 분류하며, '간경화'라는 용어는 학술적 병명인 '간경변증'의 일반화된 표현이다.

예 1 Liver cirrhosis K74.69
간경변증

예 2 Alcoholic liver cirrhosis with ascites K70.31
복수를 동반한 알코올성 간경변증

3) 간 질환(K70-K71†, K74.-†)에서 식도 정맥류(Esophageal varices)는 출혈 동반 여부에 따라 I98.2* 또는 I98.3*으로 분류한다. 다른 질환과 관련없는 식도정맥류는 I85.-로 분류한다.

예 Liver cirrhosis, uncompensated K74.64† I98.3*
Esophageal varices with bleeding
간경화증, 비대상성
출혈을 동반한 식도정맥류
: 선도어로 varix(정맥류), esophagus(식도), --in(에), ---cirrhosis of liver(간경변증), ----with bleeding(출혈을 동반한)으로 찾는다. I85.9로 부여하지 않도록 유의한다.

9. 담낭, 담도 및 췌장의 장애, Disorders of gallbladder, biliary tract and pancreas (K80–K87)

1) 담석증 및 담낭염, 기타 담낭의 질환을 포함한다.

예 1 Gallbladder stone with chronic cholecystitis K80.10
만성 담낭염을 동반한 담낭 결석
: 폐색 여부를 표기하기 위해 ◒5단위 세분류를 사용한다.

예 2 Acute cholecystitis K81.0
급성 담낭염

예 3 Obstructive jaundice K83.1
폐쇄성 황달

2) 췌장의 질환을 포함한다. 급성 췌장염의 중증도를 표기하기 위해 K85.0-K85.9에 ◒5단위 세분류를 사용한다.

예 1 Acute pancreatitis, alcohol induced K85.29
알코올 유발성 급성 췌장염

예 2 Pancreatic cyst K86.2
췌장의 낭종

10. 소화계통의 기타 질환, Other diseases of the digestive system (K90–K93)

1) 수술 후 합병증으로서의 소화기계 증상은 K91.- 코드로 분류한다.

예 1 Dumping syndrome K91.1
덤핑증후군

예 2 Colostomy malfunction K91.4
결장조루 기능부전
: 선도어는 colostomy(결장조루), –malfunctioning(기능부전)으로 찾는다.

2) 소화기계 주요 증상을 포함한다.

예 1 Hematemesis K92.0
토혈

예 2 Melena K92.1
흑색변

연습문제

1. Periodontitis
   치주염

2. Mandibular prognathism
   하악돌출증

3. Aphthous ulcer
   아프타성 궤양

4. Ludwig's angina
   루드비히 안자이나

5. Oral leukoplakia
   구강 백반증

6. Reflux esophagitis
   역류성 식도염

7. Esophageal stricture
   식도협착

8. Barrett's disease
   바렛병

9. Gastric erosion
   위미란

10. Chronic superficial gastritis associated H.pylroi
    헬리코박터 파일로리균을 동반한 만성 표재성 위염

연습문제

11. Peptic ulcer with perforation
    천공이 있는 소화성궤양

12. Ventral hernia
    복벽 탈장

13. Crohn's disease of both small and large intestine, moderate
    소장 및 대장 모두의 크론병, 중등도

14. Ulcerative colitis
    궤양성 대장염

15. Intestinal obstruction
    장관 폐색

16. Intussusception
    중첩

17. Anal fissure
    항문열창

18. Colon polyp
    결장 폴립

19. Panperitonitis
    범발성 복막염

20. Alcoholic liver disease
    알코올성 간질환

연습문제

21. Hepatic encephalopathy
    간성 뇌병증

22. Liver abscess
    간농양

23. Alcoholic fatty liver
    알코올성 지방간

24. Common bile duct stone
    총담관 결석

25. Gallbladder polyp
    담낭 폴립

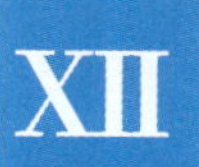 피부 및 피하조직의 질환(Diseases of the skin and subcutaneous tissue, L00-L99)

1. 이 장은 다음의 항목군을 포함한다.

L00-L08	피부 및 피하조직의 감염	Infections of the skin and subcutaneous tissue
L10-L14	수포성 장애	Bullous disorders
L20-L30	피부염 및 습진	Dermatitis and eczema
L40-L45	구진비늘 장애	Papulosquamous disorders
L50-L54	두드러기 및 홍반	Urticaria and erythema
L55-L59	피부 및 피하조직의 방사선-관련 장애	Radiation-related disorders of the skin and subcutaneous tissue
L60-L75	피부부속물의 장애	Disorders of skin appendages
L80-L99	피부 및 피하조직의 기타 장애	Other disorders of the skin and subcutaneous tissue

1) 이 장에서는 피부 및 피하조직의 질환을 8개의 항목군으로 분류한다. 첫 자리 알파벳은 L을 사용한다.

2. 피부 및 피하조직의 감염, Infections of the skin and subcutaneous tissue (L00-L08)

1) 피부 및 피하조직의 감염을 포함한다.

예 1 Abscess of buttock L02.30
둔부 농양

예 2 Cellulitis of foot, staphylococcal L03.11 B95.8
발의 연조직염, 포도알균 감염
: 연조직염은 봉와직염이라고도 하며, 세균이 피부의 진피와 피하조직을 침범하여 생기는 염증 반응이다. 염증의 원인균이 확인되면 B95–B97의 번호를 부가적으로 부여할 수 있다.

예 3 Periorbital cellulitis L03.2
안와주위 연조직염
: Orbital cellulitis(안와 연조직염)은 안와강 내의 연조직의 염증이므로 VII. 눈 및 눈 부속기의 질환으로 분류하여 H05.0을 부여한다.

예 4 Acute cervical lymphadenitis L04.0
경부의 급성 림프절염

3. 피부염 및 습진, Dermatitis and eczema (L20–L30)

1) 피부염 및 습진은 L20–L30 항목군으로 분류되지만, 피부의 국소적 감염에 해당하는 일부 질환은 I장의 감염성 및 기생충성 질환 항목군으로 분류되므로 유의해야 한다.

예 1 Herpesviral vesicular dermatitis B00.1
헤르페스바이러스 소수포 피부염

예 2 Atopic dermatitis, severe L20.85
중증의 아토피성 피부염

예 3 Allergic dermatitis L23.9
알레르기 피부염

예 4 Eczema L30.9
습진

4. 구진비늘장애, Papulosquamous disorders (L40–L45)

1) 비늘로 덮여있는 구진(볼록한 반점)성 장애를 포함한다.

예 1	Psoriasis vulgaris 보통건선	L40.08

예 2	Lichen planus 편평태선	L43.9

5. 두드러기 및 홍반, Urticaria and erythema (L50–L54)

1) 두드러기 및 홍반을 포함한다.

예 1	Chronic urticaria 만성 두드러기	L50.80

예 2	Erythema multiforme 다형홍반	L51.9

6. 피부부속물의 장애, Disorders of skin appendages (L60–L75)

1) 손발톱, 털, 모낭 등과 관련환 장애를 포함한다.

예 1	Alopecia areata 원형 탈모증	L63.9

예 2 Acne conglobata L70.1
응괴성 여드름

예 3 Epidermal cyst L72.0
표피낭

5. 피부 및 피하조직의 기타 장애, Other disorders of the skin and subcutaneous tissue (L80–L99)

1) 욕창궤양 및 압박부위(decubitus ulcer and pressure area)는 뼈가 돌출된 부위에 지속적이거나 반복적인 압력이 가해져 혈액순환이 차단됨으로써 발생하는 조직괴사성 궤양이다. 궤양의 심한 정도에 따라 단계를 구분하며, 4단위에서 그 단계를 표시하여 분류한다.

예 1 Decubitus ulcer and pressure area, stage I L89.0
욕창궤양 및 압박부위 제1단계

예 2 Bed sore L89.9
욕창

2) 피부의 흉터(Scar)를 치료하기 위한 내원 시 주진단은 'L90.5 피부의 흉터 병태 및 섬유증(Scar conditions and fibrosis of skin)'으로 분류하고 흉터를 후유증으로 남기게 된 원인이 확인된 경우 부가 분류한다.

예 Scar of face due to burns 5 years ago L90.5 T95.0
5년 전 화상에 의한 얼굴의 반흔
: 후유증을 남긴 원인은 sequela(후유증), –burn(화상), ––face(얼굴, 머리 및 목)로 찾는다.

연습문제

1. Carcuncle of leg
   다리의 큰종기

2. Cellulitis, arm
   팔의 연조직염

3. Seborrheic dermatitis
   지루피부염

4. Drug eruption
   약물성 피부발진

5. Pruritus
   가려움

6. Folliculitis, forehead
   전두모낭염

7. Osmidrosis
   취한증

8. Vitiligo
   백반증

9. Pressure sore on sacrum
   천골의 압박궤양

10. Keloid scar
    켈로이드 흉터

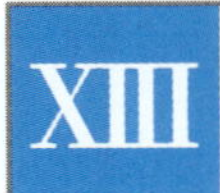

XIII 근육골격계통 및 결합조직의 질환(Diseases of the musculoskeletal system and connective tissue, M00-M99)

1. 이 장은 다음의 항목군을 포함한다.

M00-M25	관절병증	Arthropathies
M00-M03	감염성 관절병증	Infectious arthropathies
M05-M14	염증성 다발관절병증	Inflammatory polyarthropathies
M15-M19	관절증	Arthrosis
M20-M25	기타 관절장애	Other joint disorders
M30-M36	전신결합조직장애	Systemic connective tissue disorders
M40-M54	등병증	Dorsopathies
M40-M43	변형성등병증	Deforming dorsopathies
M45-M49	척추병증	Spondylopathies
M50-M54	기타 등병증	Other dorsopathies
M60-M79	연조직 장애	Soft tissue disorders
M60-M63	근육 장애	Disorders of muscles
M65-M68	윤활막 및 힘줄장애	Disorders of synovium and tendon
M70-M79	기타 연조직 장애증	Other soft tissue disorders
M80-M94	골병증 및 연골병증	Osteopathies and chondropathies
M80-M85	골밀도 및 구조 장애	Disorders of bone density and structure
M86-M90	기타 골병증	Other osteopathies
M91-M94	연골병증	Chondropathies
M95-M99	근골격계 및 결합조직의 기타 장애	Other disorders of the musculoskeletal system and connective tissue

1) 이 장에는 근육과 뼈를 포함하여, 인대, 힘줄(건), 연골, 관절, 추간판 등에 발생되는 질환을 M00–M99의 기호 안에 포함한다. 주의할 점은 외부의 원인(힘)에 의해 발생한 동일 부위의 손상은 S00–T98로 제외한다.

2) 전신에 걸쳐있는 근골격계에서 질환이 침범한 부분을 표시하기 위하여 세분류(다섯째 자리 또는 여섯째 바리)를 적절한 항목에 선택적으로 사용한다. 이 장에서는 4가지 종류의 세분류가 제시되어 있다. 첫 번째 세분류는 아래와 같다(제1권 581–582쪽). 두 번째

는 M23에서 사용하는 무릎의 내부구조 세분류(제1권 594-595쪽), 세 번째는 M40-M54에서 사용하는 등(척주)의 세분류(제1권 601-602쪽), 네 번째는 M99에서 사용하는 세분류이다(제1권 629-630쪽). 나머지 세 분류는 해당 범주에서 소개한다.

(1) 근골격침범부분 Site of musculoskeletal involvement

0 여러 부위	Multiple sites
1 어깨부분	Shoulder region
2 위팔	Upper arm
3 아래팔	Forearm
4 손	Hand
5 골반 부분 및 대퇴	Pelvic region and thigh
6 아래다리	Lower leg
7 발목 및 발	Ankle and foot
8 기타 부분	Other
9 상세불명 부분	Site unspecified

예 Ankylosis of joint, finger M24.64
손가락 관절의 강직
: 해당 코드 M24 분류 아래에 "[581~582쪽 부위분류 중, 코드 하단에 표기된 번호를 참조하여 분류할 것]"라는 안내가 있다. 그러므로 해당 쪽에서 제시하는 세분류 중 손가락에 해당하는 "4"를 선택하여 다섯 번째 자리 코드로 분류한다.

2. 감염성 관절병증, Infectious arthropathies (M00–M03)

1) 이 항목은 미생물체에 의한 관절병증이다. M00, M01은 미생물이 윤활막 조직을 침범하고 미생물항원이 관절내에 있는 관절의 직접감염이다.

예 1 Septic arthritis, knee M00.96
무릎의 화농성 관절염
: 관절 내 직접감염이다. 무릎에 해당하는 세분류 6을 다섯 번째 자리에 표시한다.

예 2 Tuberculous arthritis, shoulder region A18.01† M01.11*
어깨부위의 결핵성 관절염
: 관절 내 직접감염이다. 관절염의 원인이 다른 장, 즉 감염성 및 기생충성 질환에서 분류되는 것이면 그 병원체를 원인으로 검표를, 발현 부위의 관절을 별표로 표시한다. 어깨 부위를 표시하는 세분류는 다섯째 자리에 표시한다.

3. 염증성 다발관절병증, Inflammatory polyarthropathies (M05–M14)

1) 류마티스 관절염은 체내 면역체계의 오류로 자신의 몸(주로 관절 연골)을 공격하여 관절 내에 염증이 발생하는 만성 염증성 관절질환이다. 주로 관절에 염증과 통증을 일으키는데 피부, 눈, 폐, 혈관 등에도 다양한 손상을 줄 수 있다. 진단방법으로 혈청검사에서 류마티스 인자(rheumatoid factor)의 양성 또는 음성 여부에 따라 분류 범주가 M05 또는 M06으로 달라진다.

M05와 M06에서는 류마티스관절염의 중증도를 표시하기 위하여 6단위 세분류를 사용한다.

0 경도	Mild
1 중등도	Moderate
2 중증	Severe
9 상세불명	Unspecified

예 1 Seropositive rheumatoid arthritis, multiple sites, moderate M05.901
중등도의 혈청검사 양성인 다발부위 류마티스관절염
: 류마티스 인자 양성으로 M05로 분류된다. 다발부위를 다섯 번째 자리에 '0'으로, 중등도(moderate)를 여섯 번째 자리에 '1'로 표시한다.

예 2 Rheumatoid arthritis, hand M06.949
손의 류마티스 관절염
: 류마티스 인자 음성이거나, 결과에 대한 언급이 없을 때는 M06으로 분류한다. 다섯 번째 자리에 '4'로 손 부위를, 중등도에 대한 언급이 없으므로 여섯 번째 자리에 '9 상세불명'을 표시한다.

2) 16세 이전에 발병하여 3개월 이상 지속되는 소아의 관절염은 M08의 Juvenile arthritis(연소성 관절염)으로 분류한다. 이때 류마티스관절염이 어린 시기에 발병된 경우는 M08로 가도록 제외(excludes)되어 있으므로, M05 또는 M06으로 분류하지 않도록 주의한다.

> 예 Systemic juvenile rheumatoid arthritis M08.00
> 전신성 연소성 류마티스관절염
> : 어린 시기 류마티스관절염이므로 M08.0–을, 전신성이므로 세분류 '0 여러부위'를 표시한다.

3) 통풍성 관절염은 혈액 내에 단백질 대사 노폐물인 요산이 소변으로 버려지지 못하고 축적되어 생기는 대사질환이다. 바늘처럼 날카로운 요산결정체가 관절 주변 조직에 쌓여 염증을 일으키는 것을 말한다. 주로 하체, 특히 엄지발가락, 발목, 무릎 등에서 나타난다.

> 예 Gouty arthritis, foot M10.07
> 발의 통풍성 관절염
> : 통풍성관절염의 부위가 발인 것을 다섯 번째 자리 '7'로 표시한다.

4. 관절증, Arthrosis (M15–M19)

1) 이 항목군에서 Osteoarthritis(골관절염)는 Arthrosis(관절증) 또는 Osteoarthrosis(골관절증)와 동의어로 사용된다. Osteroarthitis라고도 불리는 Degenertive arthritis(퇴행성 관절염)는 주로 중년, 노년에 발생하며 척추 및 하지의 관절(고관절, 무릎관절, 발관절)을 침범하는 관절염이다. 관절을 보호하고 있는 연골의 점진적인 손상이나 퇴행성 변화로 인해 관절을 이루는 뼈와 인대 등에 손상이 일어나서 염증과 통증이 생기는 질환이다.

> 예 1 Osteoarthritis, hip M16.9
> 고관절의 골관절염

> 예 2 Degenerative osteoarthritis, both knee　M17.0
> 양측 무릎의 퇴행성 관절염

> 예 3 Osteoarthritis, spine　M47.99
> 척추의 골관절염
> : 골관절염이 척추에 있는 경우는 M47.-로 제외한다. 즉, 몸통의 골관절염인 M19.98로 주지 않는다.

5. 기타 관절장애, Other joint disorders (M20–M25)

1) 앞서 감염성, 염증성 그리고 관절증 이외의 기타 관절장애를 분류한다.

> 예 Hallux valgus, both　M20.1
> 외반무지증, 양측

2) 무릎의 내부장애(M23)에서는 침범 부위를 설명하기 위해 아래의 세분류를 사용한다.

0 복합손상	Combined injury
1 내측반달연골	Medial meniscus
2 외측반달연골	Lateral meniscus
3 전십자인대	Anterior cruciate ligament
4 후십자인대	Posterior cruciate ligament
5 내측곁인대	Medial collateral ligament
6 외측곁인대	Lateral collateral ligament
7 후외측 구조물	Posterolateral structure
8 기타 무릎 구조물	Other knee structure
9 상세불명의 연골 또는 인대	Unspecified meniscus or ligament

예 1 Old tear of medial meniscus M23.21
오래된 내측반달연골 찢김
: 선도어 derangement(장애)–joint(관절)–knee(무릎) 또는 tear(찢김)–meniscus(반달연골)–old(오래된) 또는 rupture(파열)–meniscus(반달연골)–old(오래된)를 찾는다.
무릎의 침범부위를 선택적으로 사용하기 위해 제공된 세분류를 이용하여 내측반달연골(medial meniscus)에 해당하는 '◒ 1'을 다섯째 자리에 표시한다.
이때, 현재 외인으로 손상된 의미인 S83.29를 주지 않도록 한다.

예 2 Cartilage defect, knee, old M23.39
무릎의 오래된 연골 손상

3) 재발성 탈구, 관절의 강직 등 특정한 관절의 장애는 M24로 분류한다. 또한 앞서 달리 분류되지 않은 관절통증 등은 M25에서 분류된다.

예 1 Recurrent subluxation of shoulder M24.41
재발성 어깨의 불완전 탈구

예 2 shoulder pain M25.51
어깨의 통증

6. 전신결합조직장애, Systemic connective tissue disorders (M30–M36)

1) 우리 몸에 침입한 세균, 바이러스 및 암세포를 공격해야 하는 면역체계가 자신의 정상 세포나 조직, 기관을 적으로 오인해 공격하는 것이 자가면역질환이다. 면역체계가 자신의 결합조직을 공격하면 결합조직장애가 나타난다. 결합조직은 세포, 조직, 기관 등을 하나로 묶는 조직이다. 모든 기관에 일부 결합조직이 있지만 특히 피부, 관절, 근육, 힘줄, 인대, 혈관에 존재한다. 이 범주에서 다루는 전신결합조직장애(결합조직의 자가면역질환)는 면역체계가 자신의 결합조직을 공격하는 질환이다.

예 1 Kawasaki disease M30.3
가와사키질환

예 2 SLE(Systemic lupus erythematosus) M32.9
전신홍반루푸스
: 선도어는 lupus(루푸스), -systemic(전신성)으로 찾는다.

예 3 Polymyositis M33.2
다발근염

예 4 Behçet's disease, gastrointestinal manifestation M35.21
위장증상을 동반한 베체트병

예 5 Autoimmune disease M35.9
자가면역질환

7. 등병증, Dorsopathies (M40–M54)

등병증은 등 또는 신체 뒷면의 질환으로 주로 척추에 관련한 질환을 말한다. 변형성 등병증(deforming dorsopathies), 척추병증(spondylopathies), 기타 등병증(other dorsopathies)으로 구분된다.

이 범주 M40–M54 중 M51, M52를 제외한 등병증의 침범부위를 표시하기 위해 아래의 보조세분류를 선택적으로 사용한다.

0	척추의 여러부위	Multiple sites in spine
1	환두환축부	Occipito–atlanto–axial region
2	경부	Cervical region
3	경흉추부	Cervicothoracic region

4	흉추부	Thoracic region
5	흉요추부	Thoracolumbar region
6	요추부	Lumbar region
7	요천부	Lumbosacral region
8	천추 및 천미추부	Sacral and sacrococcygeal region
9	상세불명의 부위	Site unspecified

7-1 변형성 등병증, Deforming dorsopathies (M40-M43)

예 1 Cervicothoracic kyphosis, acquired　M40.23
경흉추부 척추후만증, 후천적
: congenital kyphosis(선천성 척추후만증)은 Q76.4로 제외된다.

예 2 Scoliosis, thoraco-lumbar　M41.95
흉요추부 척추측만증

예 3 Degenerative spondylolisthesis L4-5　M43.16
퇴행성 척추전방전위증, 요추 4번-5번

7-2 척추병증, Spondylopathies (M45-M49)

1) 다양한 구조물들로 구성되어 있는 척추에 여러 가지 건강상의 문제가 발생하는 것이 척추병증이다. 움직임이 많고 큰 무게를 지탱하는 경추와 요추부위에서 척추 질환이 주로 발생한다.

예 1 Ankylosing spondylitis, sacral region　M45.8
강직척추염, 천추부위
: 강직성 척추염 M45에 천추부위에 해당하는 '8'을 넷째 자리에 표시한다.

예 2 Spinal stenosis, lumbar M48.06
척추협착증, 요추부위

7-3 기타 등병증, Other dorsopathies (M50-M54)

1) 척추뼈 사이의 추간판(intervertebral disc) 장애와 기타 등병증(다른 곳에 분류되지 않은) 그리고 등통증이 포함된다.

예 1 Herniated cervical disc M50.2
경추간판 탈출
: 선도어는 Displacement(전위), -intervertebral disk(추간판)로 찾는다.

예 2 Herniated nucleus pulposus, lumbar M51.2
요추 수핵탈출증
: 선도어는 Displacement(전위), -intervertebral disk(추간판), --lumbar(요추의)로 찾는다.

예 3 Cervical radiculopathy M54.12
경추 신경뿌리병증

예 4 Low back pain, lumbar region M54.56
요통, 요추골 부분

8. 연조직장애, Soft tissue disorders (M60-M79)

우리 인체에서 연조직이란 뼈나 연골을 제외한 근육, 근막, 인대, 힘줄(건), 관절낭, 피부, 지방 등과 같이 단단한 정도가 낮은 특성을 지닌 조직을 말하는데, 여기서는 피부를 제외한 범위를 다룬다.

8-1. 근육장애, Disorders of muscles (M60-M63)

예 1 Myositis M60.99
근염
: Polymyositis(다발근염) 또는 dermatomyosistis(피부근염)는 M33.-으로 제외된다.

예 2 Sarcopenia M62.59
근감소증

예 3 Muscle strain M62.69
근육긴장

8-2. 윤활막 및 힘줄장애, Disorders of synovium and tendon (M65-M68)

예 1 Tenosynovitis, wrist M65.93
손목의 힘줄윤활막염

예 2 Achilles tendon contracture M67.0
아킬레스건 구축

예 3 Ganglion cyst, left wrist M67.43
왼쪽 손목의 결절낭종

8-3. 기타 연조직장애, Other soft tissue disorders (M70-M79)

예 1 Synovial cyst of popliteal space[Baker's cyst] M71.2
오금부의 윤활막낭[베이커 낭종]

예 2 Bursitis M71.99
윤활낭염

예 3 Plantar fasciitis M72.2
발바닥 근막염

예 4 Rotator cuff tear M75.1
회전근개열상

예 5 Lateral epicondylitis, elbow M77.1
주관절 외측상과염

예 6 Myofascial pain syndrome, multiple sites M79.100
여러부위의 근근막통증증후군
: 다섯 번째 자리에 '0 여러부위'에 해당하는 코드를 표시한다.

9. 골병증 및 연골병증, Osteopathies and chondropathies (M80–M94)

뼈와 연골의 질환으로 골밀도 및 구조와 관련된 질환, 골수염, 골괴사 등의 기타 골병증, 다른 장에 분류된 질환에서의 뼈질환,그리고 연골질환 등을 포함한다.

9–1 골밀도 및 구조장애, Disorders of bone density and structure (M80–M85)

예 1 Fracture of vertebra with osteoporosis M80.98
척추의 병적골절을 동반한 골다공증
: 선도어는 Osteoporosis(골다공증), –with pathological Fracture(병적 골절을 동반한)으로 찾는다. 척추 부위를 나타내는 '8'을 표시한다.

예 2 Osteoporosis, multiple M81.90
다발성 골다공증

예 3 Malunion of fracture, upper arm M84.02 T92.1
위팔 골절의 부정유합
: 부정유합의 부위를 다섯째 자리에 정하여 분류한다. 부정유합은 그 전에 선행된 골절의 후유증이다. 그러므로 Sequela(후유증), -fracture(골절), --limb(사지), ---upper(상부의)로 T92.1을 찾는다.

예 4 Nonunion of fracture, scaphoid bone M84.14 T92.2
주상골 불유합
: 불유합은 그 전에 선행된 골절의 후유증이므로 Sequela(후유증)를 선도어로 찾아 T92.2를 함께 부여한다.

예 5 Osteopenia, mild M85.89
경도의 골감소증

9-2 기타 골병증, Other osteopathies (M86-M90)

예 1 Acute osteomyelitis, distal femur infected by staphylococcus aureus M86.15 B95.6
황색포도상구균에 감염된 급성골수염, 대퇴골 원위부
: 급성 골수염을 분류하고, 원인균을 설명하기 위해 'B95.6 다른 장에서 분류된 질환의 원인으로서의 황색포도알균'을 추가로 부여할 수 있다.

예 2 Avascular necrosis of femoral head, both M87.95
양측 대퇴골두 무혈성 괴사

예 3 Prostatic cancer, adenocarcinoma C61† M8140/3 C79.5 M90.75*
Bone metastasis, femur
Fracture of femur
전립샘의 선암종, 대퇴골 전이, 대퇴골 골절
: 선도어는 fracture(골절), –pathological(병적), –due to neoplastic disease NEC(신생물 질환으로 인한 NEC)로 찾는다.
암이 전이된 뼈의 골절은 Injury(외상)에 의한 골절이 아니므로 S72.9–로 분류하지 않는다. '달리 분류된 질환에서의 골병증' 즉, 암의 전이에 의한 골절로 간주하여 M90.7–*로 분류한다. 이때 암의 원발부위는 원인으로서 '†'를 표시한다.

9–3 연골병증, Chondropathies (M91–M94)

예 Chondromalacia, knee M94.26
연골연화증, 무릎관절

9–4 근골격계통 및 결합조직의 기타 장애, Other disorders of the musculoskeletal system and connective tissue (M95–M99)

예 1 Postlaminectomy syndrome M96.1
척추후궁절제후증후군

예 2 Intervertebral foraminal stenosis, cervical disc M99.71
추간공협착증, 경부

M99.–의 적절한 세항목에 선택적으로 사용되는 보조세분류는 아래와 같다.

0	머리부위	Head region
1	경추부위	Cervical region
2	흉추부위	Thoracic region
3	요추부위	Lumbar region

4	천추부위	Sacral region
5	골반부위	Pelvic region
6	하지	Lower extremity
7	상지	Upper extremity
8	흉곽	Rib cage
9	복부 및 기타	Abdomen and other

연습문제

1. Pyogenic arthritis, lumbar spine
   화농성 관절염, 요추부

2. Arthritis, wrist joint
   손목관절의 관절염

3. Osteoarthritis, both knee
   양쪽 무릎관절 골관절염

4. Internal derangement knee, medial meniscus
   무릎 내부장애, 내측반달연골

5. Systemic lupus erythematosus with glomerular disease
   사구체질환을 동반한 전신홍반루푸스

6. Spondylolisthesis
   척추골 전방전위증

7. Herniated lumbar disc
   요추간판 전위

8. Adhesive capsulitis, shoulder
   어깨의 유착성 피막염

9. Myofascial pain syndrome, shoulder
   근근막통증후군

10. Compression fracture L5 with osteoporosis
    골다공증을 동반한 요추5번의 압박골절

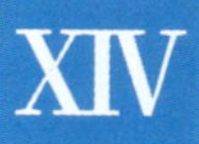 비뇨생식계통의 질환(Diseases of the genitourinary system, N00-N99)

1. 이 장은 다음의 항목군을 포함한다.

N00-N08	사구체질환	Glomerular diseases
N10-N16	신세뇨관-간질질환	Renal tubulo-interstitial diseases
N17-N19	신부전	Renal failure
N20-N23	요로결석증	Urolithiasis
N25-N29	신장 및 요관의 기타 장애	Other disorders of kidney and ureter
N30-N39	비뇨계통의 기타 질환	Other diseases of the urinary system
N40-N51	남성생식기관의 질환	Diseases of male genital organs
N60-N64	유방의 장애	Disorders of breast
N70-N77	여성골반기관의 염증성 질환	Inflammatory diseases of female pelvic organs
N80-N98	여성생식관의 비염증성 장애	Noninflammatory disorders of female genital tract
N99	비뇨생식계통의 기타 장애	Other disorders of the genitourinary system

1) 이 장에서는 혈액에서 소변을 거르는 신장의 질환과 소변을 배출하는 경로의 질환, 그리고 남성과 여성의 생식기계 질환을 N00–N99의 기호를 사용하여 분류한다.

2) 여성생식기계의 질환이 임신, 출산 및 산후기와 합병된 경우라면 XIV 비뇨생색계통의 질환이 아니라, XV 임신, 출산 및 산후기의 질환 O00–O99의 범주로 분류한다.

예 1 Acute cystitis (female patient) N30.0
급성 방광염(여성 환자)

예 2 IUP 22wks O23.1
Acute cystitis
: 임신 중에 급성 방광염이 있다면 N30.–이 아니라 O23.1로 제외된다. 이 내용은 XV 장에서 자세히 다룬다.

2. 사구체질환, Glomerular diseases (N00–N08)

1) 사구체 질환(Glomerular disease)은 신장의 사구체에서 혈액을 걸러 소변을 만드는 필터 역할을 하는 기저막 구조의 염증인 사구체신염(glomerulonephritis)과 다양한 원인에 의해 사구체의 구조가 무너지고 단단해져서 기능을 못하게 되는 사구체 경화증(Glomerulosclerosis), 그리고 기타 사구체에 발생하는 질환을 더 넓게 범주화하여 포함한다.

2) 사구체질환은 당뇨, 고혈압과 함께 신부전(renal failure)의 원인으로 알려져 있다. 사구체질환 환자에서 신부전과 관련된 분류를 원한다면 부가분류코드 N18._을 사용할 수 있다. 또한 외인분류(XX장)이나 급성신부전 N17._, 상세불명의 신부전 N19.-의 분류를 원한다면 부가분류코드로 사용할 수 있다.

예 Glomerulonephritis N05.9 N17.9
Acute renal failure
사구체신염
급성신부전
: 원인질환으로서 사구체신염을 분류하고, 결과된 급성신부전을 부가분류로 사용할 수 있다.

3) 신장질환 N00–N07이 고혈압(hypertension)과 동반되면 고혈압성 신장병 I12._로 분류한다.

예 Glomerular disease I12.9
Hypertension
사구체질환
고혈압
: 각각 N05.9와 I10을 각각 부여하지 않고 'I12.9 신부전을 동반하지 않은 고혈압성 신장병'으로 분류한다. 선도어 hyeprtension(고혈압) –with(을 동반한) –kidney involvement(신장 침범)에서 확인할 수 있다. 또는 선도어 hypertension(고혈압) –kidney(신장)에서 확인할 수 있다.
: 고혈압성 신장병 I12는 고혈압에 의한 N00–N07, N18._, N19 및 N26의 병태를 포함한다.

4) 사구체질환 N00–N07의 3단위 항목은 임상증후와 관련되어 정해진다. 그리고 4단위 세분류는 신장생검 또는 부검에 의해 확인된 형태변화(morphology)를 분류하도록 .0–.8 세분류를 제시하고 있으므로 조직병리검사 결과를 참고하여야 한다. 형태학적으로

확인되지 않은 경우라면 '.9 unspecified'로 분류한다.

.0	소사구체 이상	Minor glomerular abnormality
.1	초점성 및 분절성 사구체 병변	Focal and segmental glomerular lesions
.2	미만성 막성 사구체신염	Diffuse membranous glomerulonephritis
.3	미만성 메산지음 증식성 사구체신염	Diffuse mesangial proliferative glomerulonephritis
.4	미만성 모세혈관내 증식성 사구체신염	Diffuse endocapillary proliferative glomerulonephritis
.5	미만성 메산지음 모세혈관성 사구체신염	Duffuse mesangiocapillary glomerulonephritis
.6	고밀도침착병	Dense deposit disease
.7	미만성 반월형 사구체신염	Diffuse crescentic glomerulonephritis
.8	기타	Other
.9	상세불명	Unspecified

예 1 Acute nephritic syndrome with diffuse crescentic glomerulonephritis N00.7
미만성 반월형 사구체신염을 동반한 급성 신염증후군

예 2 IgA nephropathy with membranoproliferative N02.5
막증식성 IgA 신장병증

예 3 Glomerulonephritis N05.9
사구체신염
: 3단위로 정해지는 사구체신염 이외에 조직병리적 소견의 언급이 없으면 .9로 분류한다.

3. 신세뇨관-간질질환, Renal tubulo-interstitial disease (N10-N16)

예 1 Acute pyelonephritis N10
급성 신우신염
: 급성 신우신염은 요로감염의 일종으로 신장에 세균 감염이 발생하는 질환이다.

예 2 Interstitial nephritis N12
간질성 신염(요관사이질 콩팥염)

예 3 Hydronephrosis N13.38
수신증

예 4 Vesicoureteral junction obstruction N13.5
신우요관접합부 폐쇄

4. 신부전, Renal failure (N17–N19)

신부전은 신장 기능이 저하된 상태를 의미하며, 임상 경과에 따라 급성과 만성으로 구분할 수 있다. 급성 신부전은 갑작스러운 신기능 저하로 인해 질소성노폐물과 잉여의 수분이 신장을 통해 배출되지 못하고 체내에 저류되는 상태이다. 만성 신부전은 지속적으로 신장의 기능이 비가역적으로 저하된 상태를 의미하며, 잔여 신기능이 지속적으로 낮아져 결국에는 신대체요법(혈액투석, 복막투석, 신장이식)이 필요한 말기 신부전으로 진행한다.

예 1 Acute renal failure N17.9
급성 신부전

예 2 Chronic renal failure N18.9
만성 신부전

예 3 End stage renal disease due to hypertension I12.0
고혈압으로 인한 말기 신부전
: 고혈압에 의한 신장질환이나, 신부전은 비뇨계통의 N17–N19로 분류하지 않고, 순환계통의 I12.0으로 분류한다.

5. 요로결석증, Urolithiasis (N20–N23)

요로계에 요석이 생성되어 소변의 흐름에 장애가 초래되고, 그 결과 격심한 통증이 발생하거나 요로감염, 수신증, 신부전 등이 나타나는 질환이다.

예 1 Renal stone N20.0
신장의 결석

예 2 Ureter stone, left N20.1
좌측 요관결석

6. 신장 및 요관의 기타 장애, Other disorders of kidney and ureter (N25–N29)

예 1 Renal tubular acidosis N25.8
세뇨관성 산증

예 2 Atrophy of kidney, right N26
우측 신장위축

예 3 Renal cyst, left N28.1
좌측 신장의 낭
: Renal cyst는 후천성 질환으로 N28.1로 분류되며, Polycystic kidney(다낭성 신장)는 유전성 질환으로 Q61.3로 분류된다.

7. 비뇨계통의 기타 질환, Other diseases of the urinary system (N30–N39)

예 1 Chronic interstitial cystitis N30.1
만성 간질성 방광염

예 2 Neurogenic bladder N31.9 T91.3
Sequela of spinal cord injury
신경성 방광
척수손상의 후유증
: 과거 척수의 손상으로 인한 후유증인 신경성 방광이라면, N31.9와 함께 척수손상의 후유증 코드인 T91.3을 함께 분류한다.

예 3 Urethral stricture N35.9
요도협착
: 수술 후 또는 카테터 삽입 후 요도협착은 비뇨생식계통 처치 후 장애 중 N99.1로 분류한다.

예 4 Stress urinary incontinence N39.3
요실금

8. 남성생식기관의 질환, Diseases of male genital organs (N40–N51)

남성 생식기계에는 생식선인 Testis(고환–정소, 정자를 생산하는 곳)와 부속기관인 epidydimis(부고환), vas deference(정관), seminal vesicles(정낭), prostate(전립선), penis(음경) 등이 있다. 이와 관련한 질환을 다룬다.

예 1 Benign prostatic hypertrophy N40.0
양성 전립선 비대증

예 2 Epididymitis N45.90
부고환염

예 3 Scrotal pain N50.88
음낭의 통증

9. 유방의 장애, Disorders of breast (N60–N64)

예 1 Fibrocystic disease, breast N60.1
유방의 섬유낭성 질환

예 2 breast abscess N61
유방 농양
: 임신과 관련없는 유방의 농양은 N61로 분류한다.

예 3 Gynecomastia N62
여성형 유방

10. 여성 골반 내 기관의 염증성 질환, Inflammatory diseases of female pelvic organs (N70–N77)

자궁내경관에 번식하고 있던 세균이 자궁내막과 나팔관, 복강까지 퍼지면서 염증을 일으키는 질환을 포함한다.

예 1 Hydrosalpinx, left N70.1
좌측 수난관

예 2 Chronic endometritis N71.1
만성 자궁내막염

예 3 Chronic cervicitis N72
만성 자궁경부염

예 4 Acute pelvic inflammatory disease N73.0
급성 골반염증성 질환

11. 여성생식기관의 비염증성 장애, Non-inflammatory disorders of female genital tract (N80–N98)

여성 생식기관은 임신, 분만 등 생식 기능에 관계된 여성의 모든 신체기관으로서, 난자를 생성하고 성호르몬을 분비하는 난소, 난소와 자궁을 잇는 난관(정자, 난자 및 수정된 난자의 이동통로), 배아가 착상하고 태아가 성장하는 자궁, 성교 시 음경을 받아들이고 분만 시 산도가 되는 질의 내부생식기와 치구, 음순, 음핵, 처녀막 등의 외음부와 분만 후 수유기관인 유방을 모두 포함한다. 여기서는 유방을 제외한 모든 구조물의 비염증성 질환을 포함한다.

주의할 점은 여성생식기관이 임신, 분만, 산후기와 관련된 경우는 XV. 임신, 출산 및 산후기로 분류한다.

예 1 Adenomyosis N80.0
선근증

예 2 Endomtriosis of ovary N80.1
난소의 자궁내막증

예 3 Cystocele N81.1
방광류

예 4 Ovarian cyst, left N83.2
좌측 난소낭

예 5 Endometrial hyperplasia N85.0
자궁내막 증식

예 6 Cervical intraepithelial neoplasia(CIN) II N87.1
자궁경부상피내신생물 II 등급
: 자궁경부 상피에 국한하여 암세포로 변화되고 있는 중간 단계의 이형세포들이 존재하는 경우의 등급 I, II 는 N87._로 분류되고, 등급 III은 Chapter II. 신생물 분류에서 D06._ 자궁경부의 제자리암종으로 분류된다.

예 7 Amenorrhea N91.2
무월경

예 8 Dysfunctional uterine bleeding N93.8
기능장애성 자궁출혈

예 9 Primary infertility, female N97.8
여성의 원발성 불임증

예 10 Hyperstimulation, ovaries associated with induced ovulation N98.1
유도배란과 관련된 난소의 과다자극

12. 비뇨생식계통의 기타 장애, Other disorders of the genitourinary system, NEC (N99)

예 1 Postcatheterization urethral stricture N99.1
카테터 삽입 후 요도협착

예 2 Postoperative pelvic adhesions, female N99.4
여성의 수술 후 골반유착

연습문제

1. Nephrotic syndrome with focal segmental sclerosis
   초점성 및 분절성 경화를 동반한 신증후군

2. End stage renal disease
   말기신장질환

3. Irradiation cystitis
   방사선 방광염

4. Urinary tract infection due to E. coli
   대장균에 의한 요로감염

5. Benign prostatic hypertrophy
   양성 전립선 비대증

6. Hydrocele, communicating, left
   좌측 교통성 음낭수종

7. Phimosis
   포경

8. Pelvic peritoneal adhesion, female
   골반복막유착, 여성

9. Endometriosis of pelvic peritoneum
   골반복막의 자궁내막증

10. Rectovaginal fistula
    직장질루

연습문제

11. Menorrhagia
    월경과다

12. Irregular menstruation
    불규칙 월경

13. Dysmenorrhea
    월경통

14. Post menopausal syndrome
    폐경기후성 증후군

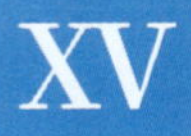

임신, 출산 및 산후기(Pregnancy, childbirth and the puerperium, O00-O99)

1. 이 장은 다음의 항목군을 포함한다.

O00-O08	유산된 임신	Pregnancy with abortive outcome
O10-O16	임신, 출산 및 산후기에서의 부종, 단백뇨 및 고혈압성 장애	Oedema, proteinuria and hypertensive disorders in pregnancy, childbirth and the puerperium
O20-O29	주로 임신에 관련된 기타 산모장애	Other maternal disorders predominantly related to pregnancy
O30-O48	태아와 양막강 그리고 가능한 분만문제에 관련된 산모관리	Maternal care related to the fetus and amniotic cavity and possible delivery problems
O60-O75	진통 및 분만의 합병증	Complications of labour and delivery
O80-O84	분만	Delivery
O85-O92	주로 산후기에 관련된 합병증	Complications predominantly related to the puerperium
O94-O99	달리 분류되지 않은 기타 산과적 병태	Other obstetric conditions, NEC

1) 이 장에 포함된 코드 O00-O99는 임신, 출산 또는 산후기(산모의 원인 또는 산과적 원인)에 관련된 또는 악화된 병태에 사용한다.

2) 다른 장에 분류된 병태들이 임신, 유산, 분만 및 산후기와 관련되는 경우 이 장, XV.장으로 분류된다.

2. 유산된 임신, Pregnancy with abortive outcome (O00-O08)

유산이란 태아가 생존이 가능한 시기 이전에 임신이 종결되는 것을 말한다. 크게 자연유산과 인공유산의 두 가지로 분류할 수 있다.

1) Ectopic pregnancy(자궁외임신)란 수정란이 정상적인 위치인 자궁 몸통의 내강에 착상되지 않고 다른 곳에 착상되는 임신이다.

예 Right tubal pregnancy O00.1
우측 난관 임신
: 자궁 외 임신은 점점 자라는 태아로 인해서 자궁 외 임신이 된 부위(특히 난관)가 태아의 크기를 견디지 못해서 파열되므로 임신이 유지될 수 없다. 그러므로 유산된 임신 범주에 포함된다.

2) 포상기태란 수정 후 태반을 형성하게 될 때, 비정상적으로 융모가 과다 증식하면서 수포성 변성을 일으켜 작은 낭포들을 형성하는 일종의 자궁종양이다. 자궁 내에 태아조직은 없거나 있더라도 기형의 형태이며 생존이 불가능한 상태이다.

예 1 Hydatidiform mole O01.9 M9100/0
포상기태

예 2 Malignant hydatidiform mole D39.2 M9100/1
악성 포상기태
: 악성 포상기태의 경우 II. 장 신생물에서 'D39.2 태반의 행동양식 불명 또는 미상의 신생물'로 분류한다.

3) 'O03 Spontaneous abortion, 자연유산'은 의학적 시술을 하지 않은 상태에서 임신 20주 이전에 임신이 저절로 종결된 상태인 자연유산을 분류하는 범주이다. 'O04 Medical abortion, 의학적 유산'은 의학적, 법의학적 적응증에 의한 인공유산(임신중절)의 범주이다. Abortion(유산)이라는 용어를 쓰지만 달리 분류되는 Threatened abortion(O20._), Missed abortion(O02.1)도 여기서 설명한다.

O03–O06에서는 아래의 4단위 세분류를 사용한다. 이 세분류에서 Complete abortion(완전유산)이란 태반이 완전히 떨어지고 임신 산물이 모두 자궁 밖으로 배출된 경우이고, Incomplete abortion(불완전유산)이란 태아나 태반 일부가 자궁 내에 남아 있는 경우를 말한다.

.0 생식관 및 골반감염이 합병된 불완전유산 Incomplete, complicated by genital tract and pelvic infection

.1 지연 또는 심한 출혈이 합병된 불완전유산 Incomplete, complicated by delayed or excessive haemorrhage

.2 색전증이 합병된 불완전유산 Incomplete, complicated by embolism

.3 기타 및 상세불명의 합병증이 동반된 불완전유산 Incomplete, with other and unspecified complications

.4 합병증이 없는 불완전유산 Incomplete, without complication

.5 생식관 및 골반감염이 합병된 완전 또는 상세불명의 유산 Complete or unspecified, complicated by genital tract and pelvic infection

.6 지연 또는 심한 출혈이 합병된 완전 또는 상세불명의 유산 Complete or unspecified, complicated by delayed or excessive haemorrhage

.7 색전증이 합병된 완전 또는 상세불명의 유산 Complete or unspecified, complicated by embolism

.8 기타 및 상세불명의 합병증이 동반된 완전 또는 상세불명의 유산 Complete or unspecified, with other and unspecified complications

.9 합병증이 없는 완전 또는 상세불명의 유산 Complete or unspecified, without complication

예 1 Spontaneous abortion, incomplete O03.4

불완전 자연유산

: 자연유산이면서 합병증 언급이 없는 불완전유산이므로 '.4 합병증이 없는 불완전유산'으로 4단위 번호를 부여한다. 보통 남아 있는 태아나 태반을 제거하기 위해 소파술(Dilatation and curettage, D & C)이 시행된다.

예 2 Therapeutic abortion O04.6

Delayed hemorrhage after dilatation and curettage

치료적 유산

소파술 후 지연출혈

: 임산부에게 치료적 유산(임신중절)이 시행되고 그에 따른 출혈이 지속되었다면 치료적 유산의 O04.-, 완전, 불완전유산에 대한 언급이 없으므로 '.6 지연 또는 심한 출혈이 합병된 완전 또는 상세불명의 유산'을 4단위로 분류한다.

예 3 Threatened abortion O20.0

절박유산

: Threatened abortion은 임신 20주 이전에 질출혈이 동반되는 것으로서 임신 유지가 가능하므로 다른 current abortion(현존의 유산) 등과는 구별되어야 한다. 이 중 임신이 유지되지 않고 종결하게 되는 경우도 있는데, 이때는 Spontaneous abortion(자연유산)으로 진단명이 바뀌게 될 것이므로 그에 따라 분류한다.

예 4 Missed abortion O02.1
계류유산
: 계류유산이란 임신이 되었으나 발달과정 이상으로 아기집만 있고 태아가 보이지 않거나 임신 초기(일반적으로 20주까지)에 사망한 태아가 유산을 일으키지 않고 자궁 내에 잔류해 있는 경우를 말한다.

4) O00-O07 범위로 분류될 수 있는 병태 후의 합병증에는 O08을 사용한다. 보통은 기타 병태 코드로 사용되며, 과거에 시행된 유산으로 인한 현 합병증 치료만을 위하여 진료가 시행된 경우에만 주된병태로 사용할 수 있다.

예 1 Ruptured tubal pregnancy O00.1 O08.0
Pelvic peritonitis
파열된 난관 임신
골반복막염
: 난관임신으로 인한 합병증인 골반복막염을 O08.0으로 기타병태로 분류한다.
골반복막염의 선도어는 Complication(합병증), -following(후의), --ectopic or molar pregnancy(자궁외 또는 기태 임신)으로 찾는다.

예 2 Incomplete abortion with perforation of uterus O06.3 O08.6
자궁천공을 동반한 불완전유산
: 코드를 찾기 위해서는 제3권의 "abortion"과 4단위 자리수를 위한 표를 참고한다. 유산과 합병증이 함께 있는 "current episode(현재 에피소드)"이므로 O03-O06 범위에서 코드를 정하는데, 여기서의 유산은 자연유산인지 의학적 유산인지 상세 언급되지 않았으므로 "O06 상세불명의 유산"으로 분류한다. 4단위는 불완전유산이면서 자궁천공 합병증이 동반되었으므로 .3을 선택한다.
"O08.6 유산, 자궁외 임신 및 기태임신에 따른 골반기관 및 조직의 손상"을 선택적 부가코드로 부여한다.

예 3 Disseminated intravascular coagulation following abortion performed two days ago at another hospital O08.1
2일 전 다른 병원에서 시행한 유산에 따른 파종성혈관내 응고
: 유산은 과거(1일 전) 타병원에서 시행된 것이므로 "current episode, 현재 에피소드"O03-O06 범위의 코드는 줄 필요가 없다. 과거 유산에 동반된 합병증은 표에서 "-complicated (by)"의 더 하위 세부항목인 "--intravascular coagulation(혈관내 응고)"로 찾아, "subsequent episode, 후발 에피소드"에 해당하는 O08을 선택하고 .1을 4단위로 부여한다.

3. 임신, 출산 및 산후기와 관련된 장애, 질환, 합병증 등의 분류코드를 확인하는 방법

KCD 1권의 제I장~XIV장, XVI장~XVIII장 사이에 포함되는 진단이 임신, 분만 및 산후기와 관련될 때는 XV장에 재분류되어 있으므로 반드시 XV.장으로 전환하여 코드를 부여해야 한다. 재분류된 번호는 KCD 3권을 이용하여 찾고 1권에서 확인하는데, 3가지 방법을 소개한다.

1) 첫번째 방법은 제시된 진단명을 선도어로 바로 찾아 세부 항목에서 "–complicating pregnancy, childbirth or puerperium(합병성 임신, 출산 및 산후기)" 또는 "–pregnancy(임신)", "–puerperium(산후기)" 등을 찾는 것이다.

예 1 Proteinuria O12.1
IUP(Intrauterine pregnancy) at 14 wks(weeks)
단백뇨
임신 14주
: 일반적인 환자라면 단백뇨는 R80.8로 분류되지만, 임신, 출산 및 산후기와 관련된 단백뇨는 O12.1로 분류된다. "Proteinuria(단백뇨)"를 그대로 선도어로 찾은 후 세부 항목"–complicating pregnancy, childbirth or puerperium(합병성 임신, 출산 및 산후기)"로 가서 확인하면 O12.1을 얻을 수 있다. 이후 제1권에서 확인하여 결정한다.

예 2 Varicose vein O22.0
IUP at 12 wks
하지정맥류
임신 12주
: 일반적인 환자라면 하지정맥류는 I83.9를 부여하겠지만, 임신 출산 및 산후기와 관련된 하지정맥류는 임신 기간이라면 O22.0을, 산후기라면 O87.8을 부여한다. Varicose vein을 그대로 선도어로 찾은 후 세부 항목 중 "–pregnancy(임신)", 또는 "–puerperium(산후기)"으로 가서 각각 O22.0과 O87.8을 얻을 수 있다. 이후 제1권에서 확인하여 결정한다. 이와 같이 임신, 분만 및 산후기의 시기에 따라 동일한 진단이라도 분류코드가 달라지는 경우가 있으므로 주의를 필요로 한다.

2) 두번째 방법은 KCD 제3권의 "Pregnancy(임신)"에서 세부 항목 중 "-complicated by(~에 합병된)" 아래의 세부항목에서 찾는 것이다.

> 예 Convulsions O15.0
> IUP at 25 wks
> 경련
> 임신 25 주
> : 일반적인 경련은 R56.8로 분류한다. 임신, 출산 및 산후기와 관련된 경우 "Pregnancy(임신)"에서 "-complicated by(에 합병된)" 아래에 있는 항목 중 "--convulsions(경련)"를 찾아 O15.0을 얻을 수 있다. 제1권에서 확인하여 "O15.0 Eclampsia"로 분류됨을 확인한다.

3) 위의 두 방법으로 임신, 출산 및 산후기 코드로 전환되는 코드를 찾을 수 없는 병태가 있다. 이때는 세번째 방법으로, 그 병태의 일반적 코드를 찾은 후, "Pregnancy(임신)"의 세부항목 중 "-complicated by(에 합병된)"에서 더 하위의 "--conditions in(의 병태)"에 있는 다음과 같은 코드 전환 표를 이용한다.

Pregnancy
- complicated by(에 합병된)
--conditions in(의 병태)
---A00-A07 O98.8
---A08 O98.5
---A09 O98.8
---A15-A19 O98.0
·
·
·
---K00-K66 O99.6
---K70-K77 O26.6
---K80-K93 O99.6

예 Acute appendicitis O99.6 K35.8
IUP at 28 wks
급성 충수염
임신 28주
: 급성 충수염은 "Appendicitis"에서 세부항목 "–complicating pregnancy, childbirth or puerperium(합병성 임신, 출산 및 산후기)"으로 코드가 제시되지 않는다. 또한 "Pregnancy)"에서 세부항목 "–complicated by(에 합병된)"로 가서도 코드가 제시되지 않는다. 이런 경우 "Pregnancy"에서 세부항목 "–complicated by"에서 더 하위항목 "––conditions in(의 병태)" 아래에 있는 전환표를 이용한다. 급성 충수염의 일반적 코드가 "K35.8"이므로 "K35.8"이 포함되는 범주 "K00–K66"은 "O99.6 임신, 출산 및 산후기에 합병된 소화계통질환"으로 전환하도록 안내한다. O99.6이 포함하는 범주가 넓으므로 K35.8을 부가적으로 부여하여 어떤 소화계통 질환인지 설명해 줄 수 있다. 이때 O99.6이 K35.8보다 우선되는 주된병태 분류번호이다.

4. 임신, 출산 및 산후기의 부종, 단백뇨 및 고혈압성 장애 Oedema, proteinuria, and hypertensive disorders in pregnancy, childbirth and the puerperium (O10–O16)

예 1 Gestational hypertension O13
IUP at 35 wks
임신성 고혈압
임신 35주
: 일반적인 환자의 Hypertension은 I10으로 분류한다. 임신 출산 및 산후기와 관련된 고혈압은 "Hypertension"으로 가서 세부항목 "complicating pregnancy, childbirth or puerperium(합병성 임신, 출산 및 산후기)"로 가면 O16 코드를 찾을 수 있다. 더 하위의 세부항목 "––pre–existing hypertension(전에 있던 고혈압)"즉, 임신 전부터 있던 고혈압은 O10.0이 부여된다. 이때 세부항목 "–gestational(임신성)"로 가면 O13을 얻을 수 있다. 이와 같이 임신 전부터 있던 병태인지, 임신과 더불어 생긴 병태인지에 따라 코드가 달라지는 경우도 있다.

예 2 Preeclampsia, severe O14.1
IUP at 32 wks
전자간, 중증
임신 32주

5. 주로 임신에 관련된 기타 장애 Other maternal disorders predominantly related to pregnancy (O20–O29)

예 1 Hyperemesis gravidarum O21.0
IUP at 6 wks
임신과다구토
임신 6주

예 2 Gestational diabetes mellitus O24.4
IUP at 28 wks
임신성 당뇨
임신 28주
: 임신 중 생긴 당뇨는 O24.4로, 임신 전부터 있던 당뇨는 1형인 경우 O24.0으로, 2형인 경우 O24.1로 분류한다.

예 3 Pruritic urticarial papules and plaques O26.8
IUP at 24 wks
소양성 두드러기성 구진 및 판
임신 24주
: 선도어는 "Papule(구진)"에서 세부항목 "–urticaria(두드러기성)" 중 더 하위 세부항목 "––in pregnancy(임신중)"에서 확인한다.

6. 태아와 양막강 그리고 가능한 분만문제에 관련된 산모관리 Maternal care related to the fetus and amniotic cavity and possible delivery problems (O30–O48)

산전관리 기간에 임신부와 태아의 건강상태를 확인하고, 태아의 임신 주수를 확인하고, 지속적인 산과적 관리의 계획을 세우면서 확인되는 문제들을 다룬다.

1) 산모관리 시 다태임신, 이상태위, 불균형 등의 병태가 다루어진다.

예 1 IUP at 16 wks O30.0
Twin pregnancy
임신 16주
쌍둥이 임신
: 산전관리 외래 진료시 확인된 쌍둥이 임신에 대해 O30.0으로 분류한다.

예 2 IUP at 25 wks O32.1
Breech presentation
임신 25주
둔위태위

예 3 IUP at 27 wks O33.9
Cephalopelvic disproportion
임신 27주
아두골반불균형

2) 산모관리 시 골반기관의 이상에 대해 다룬다.

예 1 Previous cesarean section status O34.22
IUP at 25 wks
이전의 제왕절개 상태
임신 25주
: 선도어는 "Abnormal(이상, 비정상)"의 하위항목 "–organs or tissues of pelvis(골반 기관 또는 조직)", "––in pregnancy or childbirth(임신 또는 출산)"로 찾는다. 또는 선도어 "Scar(흉터)"의 하위항목 "–uterus(자궁)", "––in pregnancy or childbirth(임신 또는 출산)"으로 찾는다.

예 2 Incompetence internal os of cervix O34.3
IUP at 33 wks
자궁경부부전
임신 33주
: 5단위는 "◒ 1 임신 22주 이상 ~ 34주 미만"에 해당하므로 ".1"을 선택한다.

3) 산모관리 시 태아 이상 및 손상 또는 태아문제에 대해 다룬다.

예 1 Intrauterine fetal death(IUFD) O36.4
IUP at 32 wks
자궁내 태아사망
임신 32주
: 자궁내 태아사망은 태아가 만출되기 전에 자궁 안에서 사망하는 것으로, 선도어는 "Death(사망)"으로 찾는다. 사망한 태아가 만출되는 것을 Stillbirth(사산)이라고 하며, Stillborn(사망한 태아) 측의 기호로서 XVI장의 P95로 분류된다.

예 2 Intrauterine growth retardation(IUGR) O36.5
IUP at 32 wks
자궁내 성장지연
임신 32주
: 선도어는 "Retardation(지연, 지체)"을 찾는다. 분만 후 진단된 small-for-dates, light-for-dates도 O36.5로 분류된다. 일반적으로 2500g 미만인 경우 low birth weight(저체중아), 1500g 미만인 경우 very low birth weight(극소저체중아)라고 한다.

예 3 Maternal care on large-for-dates O36.6
IUP at 34 wks
거대태아에 대한 산모관리
임신 34주
: 일반적으로 과체중아란, Large for gestational age, LGA(부당 중량아)라고도 하며 아기의 재태기간에 대한 출생 체중이 90 백분위수 이상인 경우를 말하며, 거대아란 4Kg 이상인 신생아를 말한다. 선도어는 "Oversize fetus(거대태아)" 또는 "Large-for-dates(임신 기간에 비한 거대)"로 찾는다.

4) 산모관리 시 양수, 양막, 태반장애 그리고 분만 전의 출혈, 가진통, 지연임신 등을 다룬다(이러한 병태들은 곧이어 분만, 유도분만이나 제왕절개 등으로 이어지지만, 여기서는 이들 병태의 분류를 이해하기 위하여 분만, 제왕절개 등의 상황은 제외하고 설명한다).

예 1 Premature rupture of membrane(PROM) O42.91
IUP at 36 wks
양막의 조기파열
임신 36주
: 선도어는 Rupture로 찾으며, 5단위 숫자는 "태극 1 후기 조산(34주 이상~ 37주 미만)에 해당하므로 "1"을 부여한다.

예 2 Placenta previa O44.1
IUP at 32 wks
전치태반
임신 32주

예 3 Abruptio placenta O45.9
IUP at 36 wks
태반조기박리
임신 36주

예 4 False labor O47.0
IUP at 34 wks
가진통
임신 34주

예 5 Post-term pregnancy O48
IUP at 42 wks +4
만기 후 임신
임신 42주 4일
: 지연임신이란 임신 후 42주가 지나서 분만하거나, 임신 후 42주가 지나서도 임신 상태가 유지되는 것을 말한다.

7. 진통 및 분만의 합병증 Complications of labour and delivery (O60-O75)

(자연)분만이란 자궁 수축, 즉 진통에 의해 자궁경부가 점차 얇아지고 열리면서 결국에

태아가 질을 통해 바깥으로 만출되는 과정이다. 이 과정의 합병증을 다룬다.

1) 진통 또는 분만의 시기와 관련된 분류이다.

예 1 Preterm labor with preterm delivery O60.12
IUP at 34 wks
조기 분만을 동반한 조기 진통
임신 34주
: preterm delivery(조기분만)은 만 37주 이전에 분만하는 경우이다. 정상 임신기간은 37~42주 사이이다. 선도어는 "Labor(진통, 분만)", "–preterm(조기)"으로 찾는다.

예 2 Failed induction of labor O61.9
IUP at 37 wks
유도분만의 실패
임신 37주
: 유도분만이란 자발적 분만 진통처럼 자궁 수축을 일으킬 수 있는 물질(프로스타글란딘, 옥시토신 등)을 투여하여 인위적으로 분만 진통을 유발하는 것이다. 선도어는 "Failure(실패)"에서 하위항목 "–induction(유도)"로 찾는다.

2) 태아스트레스 또는 탯줄과 관련된 분류이다.

예 1 Fetal distress O68.9
태아곤란증

예 2 Meconium stained amniotic fluid O68.1
양수내 태변 착색

예 3 Nuchal cord O69.1
목둘레 탯줄
: 선도어는 "Cord(탯줄)"의 하위항목에서 "–around neck(목둘레)"를 찾는다.

3) 분만 중 열상이나 손상, 분만 후 출혈 등을 분류한다.

예 1 Laceration of perineum, 2nd degree during delivery O70.1
분만중 2도 회음열상

예 2 Retained placenta O72.0
잔류태반
: 선도어는 "Retention(잔류)"에서 "-placenta(태반)"를 찾는다.

예 3 Postpartum bleeding O72.1
분만 후 출혈

8. 분만 Delivery (O80-O84)

O80-O84 코드는 아래와 같이 분만 유형이나 분만 방법에 대한 범주를 제공하고 있다.

- O80 단일자연분만
- O81 집게 및 진공흡착기에 의한 단일분만
- O82 제왕절개에 의한 단일분만
- O83 기타 보조단일분만
- O84 다태분만

1) 이 코드는 제시된 정보가 분만이나 분만방법에 대해서만 국한되어 있을 때 제한적으로 주된병태로 사용할 수 있다(산모가 기존 질환이나 임신과 합병된 병태가 없다면 진단명 항목에 기재할 진단명이 없을 것이므로, 기록에 분만이나 분만방법에 대해서만 기재될 수 있다. 이때 부여할 진단코드가 없을 수 있으므로, 이런 상황에서 O80-O84를 주된 병태 코드로 부여할 수 있다).

예 IUP 39wks O81.0 Z37.02
NSVD(Normal spontaneous vaginal delivery), vertex presentation
A living female baby was delivered, 2,700g
임신 39주, 질식자연분만-두정위태위, 살아있는 2,700g 여아 분만

처치명: Low forcep delivery **하위 집게 분만** 72.0
: 위 경우는 분만과 분만방법에 대해서만 기재되어 있고, 산모와 태아에 문제되는 점이 없어 달리 부여할 진단코드가 없다. 이런 경우 O80-O84에서 알맞은 코드를 주된병태로 부여할 수 있다. 여기서는 두정태위의 단일 태아를 집게 분만했으므로 O81.0을 부여한다.
분만의 결과로 얻은 신생아에 대해 Z37.02를 부여한다. Z코드는 주된병태로 부여할 수 없고 부가코드로 분류한다. 선도어는 "Outcome of delivery(분만결과)"에서 찾는다.

2) 기록에 분만을 위한 수술, 처치 기재와 분류를 하지 않는 경우, O80-O84에서 선택적 부가코드로 부여할 수 있다.

예 IUP 35wks O60.12 O81.0 Z37.02
NSVD
A living male baby was delivered by low forcep, 2,530g
임신 35주, 질식자연분만, 살아있는 2,530g 남아 분만
(처치명 기재 항목 없어 기재되지는 않았으나, 실제로는 하위집게를 이용하였음을 확인할 수 있다고 가정한다.)
: Preterm delivery(조기분만)이란 진단이 표기되어 있지 않더라도 임신 37주 미만이므로 조기분만 코드를 부여한다.
조기분만 O60.12와 분만결과 Z37.02로 분류를 완성할 수 있지만, 하위집게 사용에 대해 처치코드로 분류할 수 없으므로, 진단명 분류에서 O81.0을 부가코드로 부여하여 하위집게분만 방법을 표시하여 줄 수 있다.

3) 분만의 방법 또는 유형을 나타내주기 위하여 선택적 부가코드로 부여할 수 있다.

예 IUP 34wks O44.1 O60.12 O82.0 Z37.02
Placenta previa
A living male baby was delivered 2,520g
임신 34주, 전치태반, 살아있는 2,520g 남아 분만

수술명: Low flap transverse cesarean section, elective 74.1
계획된 자궁하부횡절개 제왕절개
: 주진단도 있고 수술명이 기재되어 코드를 부여할 수 있지만, 진단 분류 부분에서도 분만 방법이나 유형을 나타내주기 위하여 진단코드로 선택적으로 코드를 부여할 수 있다.
대개의 경우 통계, 보험청구 상의 편의성 때문에 O80-O84 코드를 부가적 또는 우선적으로 부여한다.

4) 분만 사례를 분류할 때는 산모의 기존질환, 임신과 합병된 병태 등을 분류한 뒤 다음의 사항에 대해서도 반드시 점검하여 분류한다.

- 산모의 기존 질환 또는 임신과 합병된 병태를 분류한다.
- 임신 주수를 확인하여 정상임신 기간이 아닌 경우는 조기분만 또는 지연임신에 대한 코드를 부여한다.
- 신생아의 체중을 확인하여 저체중, 과체중아 등의 분류코드를 부여한다.
- O80-O84 중에서 선택하여 부가코드로 부여한다.
- 분만의 결과로서 Z37._ 코드를 부여한다.

예 1 IUP 35 wks   O24.4 O60.12 O36.5 O82.9 Z37.01
Gestational Diabetes mellitus
A living 2,200g weighted infant was delivered by Cesarean section
임신 35주, 임신성 당뇨, 제왕절개를 통해 2,200g 살아있는 아기 분만
: 임신 기간이 37주 미만이므로 조기분만 O60.1을, 신생아체중이 2,500g 미만이므로 small for dates (저체중아) 코드 O36.5를, 분만의 결과 Z37.01을, O80-O84 중 제왕절개에 의한 단일분만 O82.9를 부여한다.

예 2 IUFD   O36.4 O80.9 Z37.12
IUP 38 wks
2,650g weighted dead fetus was delivered
사산, 임신 38주, 2,650g 사산아의 만기 분만

처치: Spontaneous delivery   73.59
자연분만
: 태아 사망의 특별한 원인을 결정하여 코드를 부여할 수 없으면 "O36.4 자궁내 태아사망에 대한 산모 관리"를 부여한다. 선도어는 "Death"의 하위항목에서 "-fetus(태아)", "--late(후기), affecting management of pregnancy(임신 관리에 영향을 주는)"로 찾는다.
자연분만 방법이 시도되었음을 O80.9로 부가적으로 줄 수 있다. O80.- 자연분만은 회음절개술 실시 여부와 관계없이 부여할 수 있다. 분만 결과 사산아임을 Z37.12를 부여하여 표시한다.

5) 제왕절개는 산모의 복부와 자궁을 수술적으로 절개하여 태아를 분만하는 시술로서, 이 방법을 택해야 하는 적응증(indication)으로는 다음의 병태들이 있다.

아두골반불균형
선행 제왕절개술, 자궁근종 제거술 등 자궁 수술로 자궁파열 위험이 있는 경우
난산으로 인한 분만 진행 부전
태아의 위치 이상
전치태반
태아의 안녕이 위협받는 경우
제대 탈출
후천성면역결핍증(AIDS) 산모
활동성 생식기 헤르페스 감염 산모
산도의 기계적 폐쇄
복식자궁경부봉축술(자궁경관무력증에 대한 수술을 한 임산부)
자궁경부 근종 등 골반 내 종양
비정상적 분만 진행(담당의의 판단에 따름)
분만의 진행 실패
자궁수축 부전
고령 초임산부

9. 주로 산후기에 관련된 합병증 Complications predominantly related to the puerperium (O85–O92)

산후기는 임신, 분만으로 생긴 모체의 변화가 임신 전의 상태로 복귀하는 기간으로 분만 후부터 6주까지의 기간이다.

예 1	puerperal endometritis 산후기 자궁내막염	O85

예 2 Wound infection of cesarean section wound O86.0 O90.0 Y83.8
Wound dehiscence of cesarean section wound
제왕절개 상처의 감염
제왕절개 상처의 벌어짐
: 제왕절개 부위를 봉합한 상처가 감염되는 경우 선도어는 "Infection(감염)"의 하위항목 중에서 "–cesarean section wound(제왕절개 상처)"를 찾거나 "–obstetric surgical wound(산과 수술 상처)"로 찾는다.
제왕절개 부위를 봉합한 상처 부위가 벌어지는(dehiscence, disruption) 경우 선도어는 "Dehiscence(벌어짐)"로 찾거나 "Disruption(파열, 와해)"으로 찾는다.
일반 수술의 창상감염과 벌어짐에 대한 분류 코드인 T81.4, T81.3을 부여하지 않도록 주의한다.
수술창상의 감염 및 벌어짐이라는 합병증이 발생한 원인으로서 Y83.8을 분류하는데, 이 내용은 XX장에서 다시 설명한다.

10. 달리 분류되지 않은 기타 산과적 병태 Other obstetric conditions, NEC (O94–O99)

1) 임신, 진통 및 분만 또는 산후기 중 일어난 상세불명의 원인에 의한 모성사망인 경우, "O95 상세불명의 원인에 의한 산과적 사망"을 부여한다. 사망이 분만 후 42일 초과 1년 이내에 일어난 경우라면 "O96 분만 후 42일 초과 1년 이내에 일어난 모든 산과적 원인에 의한 사망"으로 분류한다.

2) 교재 207쪽의 "임신, 출산 및 산후기와 관련된 장애, 질환, 합병증 등의 분류코드를 확인하는 방법" 중 3)의 방법으로 찾아야 하는 병태는 임신, 출산 및 산후기 코드로 별도로 지정된 코드가 없는 경우에 사용하는 방법이다. 즉, 일반인 Proteinuria(단백뇨)가 R80.8이고 임신, 분만 및 산후기에 O12.1을 별도로 지정한 것과 달리, 임신, 분만 및 산후기의 Pulmonary tuberculosis(호흡기 결핵)은 별도 지정된 코드가 없으므로 일반인의 A16.9를 그대로 사용한다. 이런 경우 임신, 분만 및 산후기임을 표시하기 위하여 "O98.0 임신, 출산 및 산후기에 합병된 결핵"을 우선 부여하고, A16.9를 부가적으로 부여한다.

이와 같이 임신, 분만 및 산후기 코드로 전환 시켜주는 코드가 O98, O99 범주이다.

> 예 Acute Hepatitis type A O98.4 B15.9
> IUP 22wks
> 급성 A형 간염, 임신 22주
> : 임신기간 중 A형 간염에 이환된 경우, O98.4를 우선코드로 부여하고 B15.9를 부가코드로 부여할 수 있다.

11. 생식에 관련된 상황에서 보건서비스와 접하고 있는 사람 Persons encountering health services in circumstances related to reproduction (Z30–Z39)

1) 제 XXI 장의 Z30–Z39는 생식과 관련된 보건서비스를 진료받는 사람을 분류하기 위한 항목군이다.

2) 피임관리에 대한 진료를 받는 상황의 분류는 Z30을 사용한다.

> 예 1 Insertion of intrauterine contraceptive device(IUD) Z30.1
> 자궁내 피임장치의 삽입
> : 건강문제가 없는 사람이 자궁내 피임장치를 삽입하는 서비스를 받는 경우, 부여할 진단명은 없다. 이러한 진료서비스를 받는 사람이라는 의미의 Z30.1을 부여한다.
> 선도어는 "Insertion(삽입)"으로 찾는다.

> 예 2 Multiparity for sterilization Z30.2
> 불임을 요하는 다산
> : 이미 다산하여 피임을 목적으로 난관결찰술이나, 정관수술을 받는 경우, 진단으로서 사용되는 표현이다. "Z30.2 Sterilization, 불임법"으로 분류한다. 높은 출생률로 정부가 산아제한을 정책적으로 지원하던 시대의 다빈도 질환명이었다. 선도어는 "Multiparity(다분만)"로 찾는다.

3) 생식, 출산과 관련한 관리는 Z31로 분류한다.

> 예 1 In vitro fertilization Z31.2
> 시험관 수정(인공 수정)
> : 선도어는 "Fertilization(수정)"으로 찾는다.

예 2 Encounter for fertility preservation counseling Z31.6
가임력 보존 상담 및 진료

4) Z33은 우연히 확인된 임신이거나, 부수적으로 임신 상태의 표시가 필요한 경우 사용하는 분류기호이다.

예 Fracture of tibia, Lt. due to car accident S82.280 V49.9 Z33
pregnant state
자동차 사고로 인한 경골의 골절
임신상태
: 사고와 임신은 독립적인 사건이며 임신한 상태라는 것을 부수적으로 표시하는 경우이다. 경골의 골절은 S82.29로, 골절이 일어난 외부적 원인인 자동차 사고는 V49.9로 부여하며 이러한 분류는 XX장에서 다루게 된다.
선도어 "pregnancy(임신)"하위항목 중 "–complicated by(에 합병된)", "– –condition in(의 병태)"에서 S82.–를 전환할 수 있는 코드를 제시하고 있지 않음을 확인할 수 있다. 그러므로 임신, 분만 및 산후기 코드로 전환할 수 없으며, 임신 상태를 Z33으로 부여한다.
선도어는 "State(상태)"의 하위항목에서 "–pregnant(임신)"를 찾는다.

5) Z34._는 달리 분류할 질병이나 합병증이 없는 정상임신의 산전관리를 표시하기 위하여 사용한다. 임신 주수를 표시하기 위하여 ◒ 0 – ◒ 9까지 5단위 기호를 사용한다.

예 Supervision IUP 34wks Z34.92
임신 34주차 산전관리

6) 고위험 임신 즉, 임신 전 혹은 임신 중 발생한 상황으로 인하여 산모나 태아에 나쁜 영향을 미치는 경우에는 Z35._로 분류한다. 고위험 임신은 다음과 같다.

(1) 임신 전 모체 측 위험

- 고령산모(35세 이상)
- 19세 이하의 산모
- 과거에 잦은 유산, 기형아, 조산아, 사산아, 거대아의 출산력이 있는 산모
- 유전 질환의 가족력이 있는 경우

- 임신에 영향을 줄 수 있는 병을 가진 산모 : 당뇨, 고혈압, 갑상선질환, 심장병, 신장병, 자가면역질환, 천식 등
- 저체중, 혹은 비만의 산모
- 자궁 및 자궁경부 기형이 있는 경우
- 감작된 Rh 음성 산모

(2) 임신 중 발생한 질환 또는 징후

- 임신성 당뇨병
- 모체 혈액을 통한 기형아 검사에서 이상 소견이 있는 경우
- 초음파 검사에서 이상소견을 보인 경우
- 자궁 내 태아발육부전이 있는 경우
- 양수과다증 또는 양수과소증을 보인 경우
- 조기 양막 파수
- 조기 진통
- 예정일을 1-2주 지난 산모
- 임신중독증
- 전치태반
- 다태임신(쌍태아, 삼태아,..)

(3) 기타

- 임신 중 흡연, 음주, 약물복용을 한 경우
- 산전진찰이 늦었거나 받지 않은 경우

> 예 **Supervision of pregnancy elderly primigravida** **Z35.5**
> **고령 초임녀 임신의 관리**
> : 선도어는 "Primigravida(초임녀)"에서 찾는다. Highrisk pregnancy는 "Pregnancy(임신)"의 하위항목에서 "-supervision(관리)", "--highrisk(고위험)"로 찾는다.

7) 분만의 결과 단일아, 다태아 여부와 생존아 사산아 여부를 분류하기 위해 Z37을 이용한다. 임신 주수에 따라 5단위 분류로 ◒ 0 - ◒ 9를 사용한다.

8) 생존출생아를 출산 장소(병원 내, 외부)와 단생아, 다태아 여부를 분류하기 위하여 Z38을 사용한다. 그러므로 이 분류기호는 신생아에게 부여되는 번호이다.

예 **Newborn in hospital** **Z38.3**
1st baby of twin
: 선도어는 "Newborn(신생아)"로 찾는다.

연습문제

1. Ruptured tubal pregnancy
   Severe delayed hemorrhage and shock
   파열된 난관임신
   심한 지연출혈과 쇼크

2. Missed abortion with endometritis
   계류유산, 자궁내막염

   Dilatation and curettage(D&C)
   확장 및 긁어냄

3. Excessive hemorrhage following D & C
   at local clinic for spontaneous abortion
   자연유산으로 인한 동네의원에서의 소파술 후 과도한 출혈

4. IUP 14 wks
   Pre existing hypertension
   임신 14주 상태
   선재성 고혈압

5. IUP 6wks
   Hyperemesis gravidarum
   임신 6주 상태, 임신오조

6. Previous myomectomy status
   IUP 24 wks
   이전 자궁근종절제술 상태
   임신 24주 상태

7. Incompetence internal os of cervix
   IUP 20wks

연습문제

자궁경관무력증
임신 20주 상태

McDonald operation
맥도날드수술

8. IUP 34wks, delivered a living infant by C/S
Breech presentation
Bad obstetric history
임신 34주, 제왕절개로 단생아 분만
둔위(볼기태위)
불량 산과적 기왕력

Low flap transverse cesarean section
자궁하부횡절개 제왕절개

9. IUP 36wks, delivered a living female baby
Previous myomectomy status
Premature rupture of membrane
Small for dates
임신 34주, 단생 여아 분만
이전 자궁근종절제술 후 상태
양막조기파열, 저체중아

Low flap transverse cesarean section
자궁하부횡절개 제왕절개

10. IUP 38wks
Normal spontaneous vaginal delivery
Meconium stained amniotic fluid
Nuchal cord
Elderly primigravida

연습문제

임신 38주, 정상질식자연분만
태변착색양수, 경부제대압박
고령 초임산부

Episiotomy
Perineorrhaphy
회음절개술
회음봉합술

11. IUP 43wks
Cephalopelvic disproportion
Large for dates
Dehiscence of cesarean section wound
Infection of cesarean section wound
임신 43주, 아두골반불균형
임신기간에 비한 거대
제왕절개 상처 벌어짐
제왕절개 상처 감염

Low flap transverse cesarean section
자궁하부횡절개 제왕절개

12. IUP 40wks
Normal spontaneous vaginal delivery
Vertex presentation
Gestational diabetes mellitus
임신 40주, 두정태위, 정상질식 자연분만
임신성 당뇨

Vacuum extractor delivery
Episiotomy
Perineorrhaphy

연습문제

인공흡착기 분만
회음절개술
회음봉합술

13. IUFD

Delivery of stillborn, 2,550g
자궁내 태아 사망
2.550g 사산아 분만

14. IUP 35wks twin pregnancy

Low birth weights, both
Previous cesarean section status
Abruptio placenta
쌍태임신 35주, 저체중아
이전 제왕절개수술 상태
태반조기박리

Low flap transverse cesarean section
자궁하부횡절개 제왕절개

15. IUP 37wks, NSVD

Delivered a living male baby, 2,450g
Episiotomy site infection
임신 37주 자연분만
2,450g 살아있는 남아 분만
회음절개술 부위감염

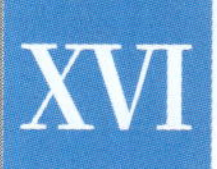

XVI 출생전후기에 기원한 특정 병태(Certain conditions originating in the perinatal period, P00-P96)

1. 이 장은 사망하거나 병이 나중에 발생하더라도 그것이 출생전후기에 기원한 병태인 경우를 포함한다.

출생전후기는 임신의 만 22주(154일)에 시작하고(출생체중이 정상적으로 500g인 때), 출산 후 만 7일에 끝난다(168시간). 신생아기는 출산에서 시작하고 출산 후 만 28일에 끝난다.

이 장의 분류번호는 아기의 상태를 분류할 때 사용하는 번호이므로 산모(엄마)의 상태 분류에는 사용하지 않는다.

이 장은 다음 항목군을 포함한다.

P00-P04	산모의 요인과 임신, 진통 및 분만의 합병증에 의해 영향을 받은 태아 및 신생아	Fetus or newborn affected by maternal factors and by complications of pregnancy, labour and delivery
P05-P08	임신 기간 및 태아 성장에 관련된 장애	Disorders related to length of gestation and fetal growth
P10-P15	출산외상	Birth trauma
P20-P29	출생전후기에 특이한 호흡 및 심혈관 장애	Respiratory and cardiovascular disorders specific to the perinatal period
P35-P39	출생전후기에 특이한 감염	Infections specific to the perinatal period
P50-P61	태아 및 신생아의 출혈성 및 혈액학적 장애	Haemorrhagic and haematological disorders of fetus and newborn
P70-P74	태아 및 신생아에 특이한 일과성 내분비 및 대사 장애	Transitory endocrine and metabolic disorders specific to fetus and newborn
P75-P78	태아 및 신생아의 소화계통 장애	Digestive system disorders of fetus and newborn
P80-P83	태아 및 신생아의 외피 및 체온 조절에 관련된 병태	Conditions involving the integument and temperature regulation of fetus and newborn
P90-P96	출생전후기에 기원한 기타 장애	Other disorders originating in the perinatal period

2. 산모요인과 임신, 진통 및 분만의 합병증에 의해 영향을 받은 태아 및 신생아, Fetus and newborn affected by maternal factors and by complications of pregnancy, labour and delivery (P00-P04)

1) 열거된 산모병태가 태어난 신생아의 사망 또는 질환의 원인이라고 명시된 경우에만 해당된다.

예 1 First baby of monozygotic triplets, born in hospital P01.5 Z38.6
일란성 세쌍둥이 중 첫째 아기
: 선도어는 triplet(세쌍둥이)으로 찾는다. Z38.6의 선도어는 Newborn(신생아) –born in hospital(병원 출생)으로 찾는다.

예 2 Monozygotic twin born in hospital P02.3 P01.5 Z38.3
Twin to twin transfusion syndrome
일란성 쌍둥이
쌍둥이간수혈증후군
: 선도어는 transfusion(수혈), – placental(태반의), ––in fetus or newborn(태아 또는 신생아에)로 찾는다.

2) 출생 장소에 따른 생존 출생을 설명하는 Z38._ 코드를 먼저 설명한다. 분만된 신생아는 단생 또는 다태아임과 출생 장소를 설명하기 위하여 XXI장의 Z38._로 분류한다. 단생아인 경우 출생 장소가 병원, 병원 외부, 장소 불명에 따라 각각 .0, .1, .2로 분류한다. 쌍둥이인 경우는 각각 .3, .4, .5로 분류한다.

예 1 Newborn infant born in hospital Z38.0
3,200g weighted term birth
병원 출생 신생아
3,200g의 임신 만기 출생
: 선도어는 Newborn(신생아) –born in hospital(병원 출생)으로 찾는다.

예 2 Twin birth, living male born on the way to the hospital P01.5 Z38.4
mate liveborn
병원에 오는 도중에 출생한 신생아, 쌍태아 중 신생 남아
쌍태아 중 다른 한명도 생존

3. 임신기간 및 태아성장과 관련된 장애, Disorders related length of gestation and fetal growth (P05-P08)

1) 이 범위는 임신기간과 체중에 관련된 상태를 분류한다. 출생 체중(Birth weight)은 태아 또는 신생아가 출생 후 갖는 최초의 체중이다. 저 출생체중(Low birth weight)은 2,500g 미만(2,499g 까지), 최저 출생체중(Very low birth weight)은 1,500g 미만(1,499g 까지), 극저 출생체중(Extremely low birth weight)은 1,000g 미만(999g 까지)이다.

예 1 Newborn infant born at 38wks gestation　　P05.1 Z38.0
Small for dates
임신 38주에 출생한 신생아
임신기간에 비해 과소 크기
: Small for dates는 임신기간에 비해 일반적으로 체중 및 신장이 10백분위수 미만인 경우이다. 선도어는 small for dates(저체중아)로 찾는다. 출산 장소에 따른 생존 출생을 의미하는 Z38._을 분류한다. 선도어는 newborn으로 찾아 병원 출산이면 Z38.0을 부여한다.

예 2 Prematurity(less than 28wks)　　P07.29
28주 미만의 조숙아
: 선도어는 Prematurity(미숙)으로 찾는다.

예 3 Large for gestation age　　P08.1
임신 기간에 비해 과다 체중아
: 선도어는 Large-for-dates(임신 기간에 비한 거대)로 찾는다.

예 4 Post-term infant　　P08.2
만기 후 영아
: 임신기간이 42주 이상이면서 임신기간에 비해 체중과다이거나 크기가 크지 않은 태아 또는 유아를 포함한다. 선도어는 post-term(만기 후), -infant(영아)로 찾는다.

4. 출산외상, Birth trauma (P10–P15)

1) 출산외상이란 분만의 과정에서 받은 또는 그것에 의해 신생아에게 끼친 상해이다.

예 1 Caput succedaneum P12.80
산류, 출산머리부종
: 산류는 분만중에 태아 두피내 및 피하에 발생하는 부종으로, 선도어는 Caput(머리)로 찾는다.

예 2 Skull molding during birth P13.1
출생 중 두개골 함몰

5. 출생전후기에 특이한 호흡기 및 심혈관장애, Respiratory and cardiovascular disorders specific to the perinatal period (P20–P29)

1) 출생전후기의 호흡기 및 심혈관장애를 포함한다.

예 1 Fetal distress P20.9
태아절박가사
: 태아절박가사란 분만 중에 태아–태반계의 호흡순환부전으로 태아에게 전달되는 산소가 부족하여 태아의 심박동수가 급격히 감소하는 것을 말한다. 선도어는 distress(곤란, 절박), –fetal(태아의)로 찾는다.

예 2 Neonatal aspiration of meconium P24.0
신생아 태변 흡입
: 선도어는 aspiration(흡입), –amniotic fluid(양수)로 찾는다.

6. 출생전후기에 특이한 감염, Infections specific to the perinatal period (P35–P39)

1) 신생아에서의 패혈증은 P36._로 분류한다.

예 Sepsis of newborn due to Staphylococcus aures P36.2
황색포도상구균으로 인한 신생아 패혈증

7. 태아 및 신생아의 출혈성 및 혈액학적 장애, Haemorrhagic and haematological disorders of fetus and newborn (P50–P61)

1) 무산소증 또는 저산소증으로 인한 두개내 출혈을 포함한다.

예 1 Germinal matrix hemorrhage P52.3
배아기 기질 출혈
: 미숙아의 뇌실막하 배아기 기질에서의 출혈을 말한다. 선도어는 hemorrhage(출혈), –intraventricular (뇌실 내의), ––fetus or newborn(태아 또는 신생아)으로 찾는다.

예 2 Neonatal hyperbilirubinemia P59.9
신생아의 고빌리루빈혈증
: 조산과 관련된 신생아 황달은 P59.0으로 분류한다.

8. 태아 및 신생아에 특이한 일과성 내분비 및 대사 장애, Transitory endocrine and metabolic disorders specific to fetus and newborn (P70–P74)

1) 임신당뇨병을 가진 산모 또는 전부터 당뇨병을 가진 산모의 신생아는 각각 P70.0과 P70.1로 분류한다.

예 1 Infant of gestational diabetes mellitus mother P70.0
임신당뇨병을 가진 산모의 영아
: 선도어는 diabetes(당뇨병), –complicating pregnancy, childbirth or puerperium(합병성 임신, 출산 및 산후기), ––arising in pregnancy(임신 중 생긴), –––affecting fetus or newborn(태아 또는 신생아에 영향을 주는)으로 찾는다.

예 2 Neonatal hypoglycemia P70.4
신생아 저혈당

예 3 Early onset neonatal hypocalcemia P71.1
조기 발병한 신생아 저칼슘혈증

9. 태아 및 신생아의 소화계통장애, Digestive system disorders of fetus and newborn (P75–P78)

1) 태아 또는 신생아의 소화계통장애를 포함한다.

예 1 Meconium plug syndrome P76.0
태변마개증후군

예 2 Necrotizing enterocolitis of fetus and newborn P77
태아 및 신생아의 괴사성 소장결장염

10. 출생 전후기에 기원한 기타 장애, Other disorders origination in the perinatal period (P90–P96)

1) 출생 전후기에 발생하는 기타 장애를 포함한다.

예 1 Neonatal seizure P90
신생아 경련

예 2 **Hypoxic ischemic encephalopathy of newborn** **P91.6**
신생아의 저산소성 허혈뇌병증
: 선도어는 encephalopathy(뇌병증), –hypoxic(저산소증)으로 찾는다. 만약 출산 손상으로 인한 경우라면 예3.과 같이 분류한다.

예 3 **Hypoxic ischemic encephalopathy of newborn due to birth injury** **P11.1**
출산 손상으로 인한 신생아의 저산소성 허혈뇌병증
: 선도어는 damage(손상), –brain(뇌), ––anoxic, hypoxic(무산소성, 저산소성), –––due to birth injury (출산 손상으로 인한)로 찾는다.

예 4 **Floppy infantile syndrome** **P94.2**
근긴장 저하아 증후군

연습문제

1. Term birth, living male baby
   Intrauterine growth retardation
   만기 병원신생아, 남아
   자궁내 성장지연

2. Newborn baby born in hostpital at 38wks of gestation
   Baby's weight, 3.6kg
   임신 38주에 출생한 신생아
   체중 3.6kg

3. Newborn baby born at 32wks gestational age
   Very low birth weight
   hyaline membrane disease
   임신 32주에 출산된 신생아
   저체중 출산아
   유리질막 질환

4. Term birth, living male baby
   congenital viral hepatitis
   Meconium stained amniotic fluid
   만기 신생아
   선천성 바이러스 간염
   양수내 태변 착색

5. Twin birth at 34wks of gestation, living female, mate liveborn
   Baby's weight, 2.3kg
   Fetal distress
   Nuchal cord
   임신 34주에 출생한 쌍태아 중 여아
   체중 2.3kg
   태아곤란증
   제대경부압박

연습문제

6. A living newborn 36wks of gestation
   small for dates
   hyperbilirubinemia
   임신 36주에 출생한 신생아
   저체중아
   과빌리루빈혈증

7. Newborn baby born at 39wks of gestation
   large for dates
   congenital syphilis
   임신 39주에 출생한 신생아
   임신기간에 비한 거대아
   선천성 매독

8. Newborn, male, term birth
   neonatal hepatitis
   meconium stained amniotic fluid
   만기 출생한 남아
   신생아 간염
   태변착색양수

9. Twin birth at 32wks of gestation, living female, mate stillbirth
   weight 1.8kg
   임신 32주 출생한 쌍태아 중 생존 출생 여아, 다른 한명은 사산
   체중 1.8kg

10. Living newborn at 38wks of gestation
    Neonatal aspiration of amniotic fluid
    임신 38주에 출생한 신생아
    신생아 양수 흡인

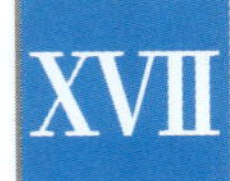

XVII 선천기형, 변형 및 염색체 이상(Congenital malformations, deformations and chromosomal abnormalities, Q00-Q99)

이 장은 선천성 기형, 변형 및 염색체 이상에 의한 병태를 포함하며 선천기형을 계통별로 분류하여 제시한다. 그러나 선천성 대사장애의 경우는 IV. 내분비, 영양 및 대사 질환의 E70-E90 범위로 분류한다.

이 장은 다음 항목군을 포함한다.

Q00-Q07	신경계통의 선천기형	Congenital malformations of the nervous system
Q10-Q18	눈, 귀, 얼굴 및 목의 선천기형	Congenital malformations of eye, ear, face and neck
Q20-Q28	순환계통의 선천기형	Congenital malformations of the circulatory system
Q30-Q34	호흡계통의 선천기형	Congenital malformations of the respiratory system
Q35-Q37	구순열 및 구개열	Cleft lip and cleft palate
Q38-Q45	소화계통의 기타 선천기형	Other congenital malformations of the digestive system
Q50-Q56	생식기관의 선천기형	Congenital malformations of genital organs
Q60-Q64	비뇨계통의 선천기형	Congenital malformations of the urinary system
Q65-Q79	근골격계통의 선천기형 및 변형	Congenital malformations and deformations the musculoskeletal system
Q80-Q89	기타 선천기형	Other congenital malformations
Q90-Q99	달리 분류되지 않은 염색체이상	Chromosomal abnormalities, NEC

1) 선천성 기형은 대부분 제 XVII장으로 분류된다. 그러나 어떤 경우는 해부학적 계통에 따른 각 장으로 분류된다.

> 예 1 Phenylketonuria　　E70.1
> 페닐케톤뇨증

예 2 bicornate uterus at 34wks of gestation O34.0
: 쌍각 자궁은 선천 기형으로 Q51.30이지만, 이와 같이 임신한 경우라면 O34.02로 분류한다. 선도어는 bicornate(쌍각 자궁)으로 찾는다.

2) Deformity(변형) 등과 같은 병태 표현의 경우 선천성이거나 후천적 병태일 수 있으므로, 환자의 상태에 따라 색인에서 결정한다.

Deformity	변형
–finger(acquired) M20.09	–손가락(후천성) M20.09
––congenital NEC Q68.1	––선천성 NEC Q68.1

예 Congenital deformity of finger Q68.1
손가락의 선천성 변형

1. 신경계통의 선천성 기형, congenital malformations of the nervous system (Q00–Q07)

예 1 Microcephaly Q02
소두증

예 2 Spina bifida Q05.9
이분척추

2. 눈, 귀, 얼굴 및 목의 선천성 기형, Congenital malformations of eye, ear, face and neck (Q10–Q18)

예 1 Congenital glaucoma Q15.0
선천성 녹내장

예 2 Congenital preauricular fistula Q18.1
선천선 귀바퀴앞 누공

3. 순환계통의 선천성 기형, Congenital malformations of the circulatory system (Q20–Q28)

예 1 Ventricular septal defect(VSD) Q21.09
심실중격결손증

예 2 Patent ductus arteriosus(PDA) Q25.0
동맥관개존

예 3 Arteriovenous malformation, cerebral Q28.2
대뇌동정맥기형

4. 호흡계통의 선천성 기형, Congenital malformations of the respiratory system (Q30–Q34)

예 1 Congenital laryngomalacia Q31.5
선천성 후두연화

예 2 Pulmonary sequestration Q33.2
폐의 격리

5. 구순열 및 구개열, Cleft lip and cleft palate (Q35–Q37)

예 1 Cleft palate Q35.9
구개열

예 2	Cleft lip and palate 구순구개열	Q37.9

6. 소화계통의 기타 선천기형, Other congenital malformations of the digestive system (Q38–Q45)

예 1	Ankyloglossia 혀유착	Q38.1

예 2	Imperforate anus 폐쇄항문	Q42.3

예 3	Hirschsprungs disease 히르쉬스프룽병	Q43.1

예 4	Biliary atresia 담도폐쇄	Q44.2

7. 생식기관의 선천기형, Congenital malformations of genital organs (Q50–Q56)

예 1	Uterine didelphys 중복자궁	Q51.2

예 2	Cryptorchidism, left 잠복고환, 좌측	Q53.1

예 3 Hypospadias, penile Q54.1
음경부 요도하열

8. 비뇨계통의 선천기형, Congenital malformations of the urinary system (Q60-Q64)

예 1 Polycystic kidney Q61.3
다낭성 신장

예 2 Congenital hydronephrosis Q62.0
선천성 수신증

예 3 Horseshoe kidney Q63.1
말굽형 신장

9. 근골격계통의 선천기형 및 변형, Congenital malformations and deformations of the musculoskeletal system (Q65-Q79)

예 1 Clubfoot, both Q66.8
만곡족

예 2 Syndactyly Q70.9
합지증

예 3 Craniosynostosis Q75.0
두개골유합

10. 기타 선천기형, Other congenital malformations (Q80–Q89)

예 1 Neurofibromatosis Q85.0
신경섬유종증

예 2 Marfans syndrome Q87.4
마르팡증후군

예 3 Down syndrome Q90.9
다운 증후군

예 4 Turner syndrome Q96.9
터너증후군

연습문제

1. Infantile hypertrophic pyloric stenosis
   영아성 비대성 유문협착

2. Congenital megacolon
   선천성 거대결장

3. Microtia
   소이증

4. Atrial septal defect(ASD)
   심방중격결손

5. Polydactyly, thumb
   엄지손가락의 다지증

6. Pectus excavatum
   오목가슴

7. Undescended testicle, unilateral
   한쪽 미하강 고환

8. Osteogenesis imperfecta
   불완전골형성증

9. Thyroglossal duct cyst
   갑상설낭

10. Klinefelter's syndrome
    클라인펠터 증후군

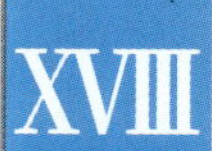

달리 분류되지 않은 증상, 징후와 임상 및 검사의 이상소견(Symptoms, signs and abnormal clinical and laboratory findings, NEC, R00-R99)

1. 이 장은 다음의 항목군을 포함한다.

R00-R09	순환계통 및 호흡계통의 증상 및 징후	Symptoms and signs involving the circulatory and respiratory systems
R10-R19	소화계통 및 복부의 증상 및 징후	Symptoms and signs involving the digestive system and abdomen
R20-R23	피부 및 피하조직의 증상 및 징후	Symptoms and signs involving the skin and subcutaneous tissue
R25-R29	신경계통 및 근골격계통의 증상 및 징후	Symptoms and signs involving the nervous and musculoskeletal systems
R30-R39	비뇨계통의 증상 및 징후	Symptoms and signs involving the urinary system
R40-R46	인지, 지각, 정서상태 및 행위에 관한 증상 및 징후	Symptoms and signs involving cognition, perception, emotional state and behaviour
R47-R49	말하기 및 음성에 관한 증상 및 징후	Symptoms and signs involving speech and voice
R50-R69	전신증상 및 징후	General symptoms and signs
R70-R79	진단명 없는 혈액 검사상의 이상소견	Abnormal findings on examination of blood, without diagnosis
R80-R82	진단명 없는 요검사상의 이상소견	Abnormal findings on examination of urine, without diagnosis
R83-R89	진단명 없는 기타 체액, 물질 및 조직 검사상의 이상소견	Abnormal findings on examination of other body fluids, substances and tissues, without diagnosis
R90-R94	진단명 없는 진단영상 및 기능 검사상 이상소견	Abnormal findings on diagnostic imaging and in function studies, without diagnosis
R95-R99	불명확하고 원인불명의 사인	Ill-defined and unknown causes of mortality

1) 증상(symptom)은 환자가 호소하는 주관적 상태이며, 징후(sign)는 검진을 한 의료진에 의해서 관찰되는 질환의 객관적 증거이다. 보다 확실한 진단이 있는 경우 증상 · 징후는 분류하지 않지만, 증상 · 징후를 분류해야 하는 경우도 있다.

이 장은 달리 분류할 수 없는 증상, 징후, 임상 및 다른 검사 과정에서 얻어지는 병적인 결과, 그리고 달리 분류할 수 없는 진단에 관한 불명확한 병태를 다루고 있으며, 첫 자리 알파벳은 R을 사용한다.

이 장에 포함된 병태와 증상 · 징후로 분류되는 경우는 구체적으로 다음과 같다:

(a) 모든 검사를 시행하였음에도 불구하고 더 이상 명확한 진단을 내릴 수 없는 경우
(b) 일시적인 것으로 증명되고 원인이 결정되지 않은 입원 당시의 증상 · 징후인 경우
(c) 더 이상의 검사나 진료를 받지 않은 환자의 잠정진단인 경우
(d) 진단이 내려지기 전에 다른 의료기관에 검사나 치료를 위탁한 경우
(e) 기타 다른 이유로 더 이상의 정확한 진단이 필요하지 않은 경우
(f) 의학적 치료에 있어서 매우 중요한 문제임을 알리는 특정 증상 · 징후라 판단하여 기저질환 분류코드와 함께 부가적인 정보를 제공하고자 하는 경우

2) 명확하게 진단을 내릴 수 있거나 원인이 밝혀진 증상 · 징후는 앞서 분류된 제 I 장~제 XVII장에 포함된다.

예 Renal colic 신장 급통증	N23
Joint pain 관절 통증	M25.59

: 어느 한 기관이나 신체 부위에 속하는 통증은 해당 신체계통에 관련된 장을 참조하여 분류한다.

3) 산모의 출산전 선별검사의 이상소견은 O28.-으로 분류한다.

4) 이 장에 포함되어 있는 분류코드는 증상, 징후, 검사의 이상소견이 진료기간 내에 치료 또는 검사 받은 주된병태임이 분명하고 기록된 다른 병태와 관계가 없는 경우를 제외하고는 주된병태로 이용할 수 없다.

5) 어떤 증상이 있고 그 증상의 원인이 명시되었을 때는 증상과 원인을 모두 분류하며, 이때 원인의 분류가 주진단이 된다.

예 Ascites due to liver cirrhosis K74.69 R18
간경변증으로 인한 복수

2. 순환계통 및 호흡계통의 증상 및 징후, Symptoms and signs involving the circulatory and respiratory systems (R00–R09)

1) 이 항목군은 원인이 밝혀지지 않은 순환계통 및 호흡계통의 증상 · 징후가 분류된다.

예 1 Palpitation R00.2
두근거림

예 2 Cardiac murmur R01.1
심잡음

예 3 Nose bleeding R04.0
코피

예 4 Dyspnea R06.0
호흡곤란

예 5 Chest discomfort R09.88
흉부 불쾌감

3. 소화계통 및 복부의 증상 및 징후, Symptoms and signs involving the digestive system and abdomen (R10-R19)

1) 복부 및 골반 통증(R10)은 증상의 상세 분류와 함께 증상이 나타나는 해부학적 부위로 분류가 세분화되어 있으므로 분류 시 정확한 증상과 해부학적 부위를 확인하여야 한다.

예 1	Abdominal pain 복통	R10.49

예 2	Epigastric pain 명치통증	R10.12

예 3	Abdominal pain, Rt. lower 우하복부통증	R10.30

2) 구역 및 구토(R11)는 구역(R11.1), 구토(R11.2), 구토를 동반한 구역(R11.3)으로 상세 분류하여야 한다.

예	Nausea with vomiting 구토를 동반한 구역	R11.3

3) 과빌리루빈혈증(R17)은 황달의 동반 여부에 따라, 황달을 동반한 달리 분류되지 않은 과빌리루빈혈증(R17.0)과 황달을 동반하지 않은 달리 분류되지 않은 과빌리루빈혈증(R17.9)으로 상세 분류된다 .

예	Jaundice 황달	R17.0

4. 피부 및 피하조직의 증상 및 징후, Symptoms and signs involving the skin and subcutaneous tissue (R20–R23)

1) 이 항목군은 원인이 밝혀지지 않은 피부감각의 장애(R20), 발진 및 기타 비특이성 피부발진(R21), 피부 및 피하조직의 국소적 부기, 종괴 및 덩이(R22), 기타 피부변화(R23)가 분류된다.

예 1 Skin rash R21
피부발진

예 2 Numbness R20.8
감각둔화, 무감각마비

2) 피부 및 피하조직의 국소적 부기, 종괴 및 덩이(R22)는 해부학적 부위에 따라 상세 분류된다.

예 1 Mass R22.9
종괴

예 2 Neck mass R22.1
경부 종괴

5. 신경계통 및 근골격계통의 증상 및 징후, Symptoms and signs involving the nervous and musculoskeletal systems (R25–R29)

1) 이 항목군은 원인이 밝혀지지 않은 이상불수의운동(R25), 보행과 이동의 이상(R26), 기타 협조결여(R27), 신경계통 및 근골격계통의 기타 증상 및 징후(R29)가 분류된다.

예 1 Spasticity R25.2
강직성

예 2 Gait disturbance R26.8
보행 장애

6. 비뇨계통의 증상 및 징후, Symptoms and signs involving the urinary system (R30-R39)

1) 상세불명의 혈뇨(R31)는 육안적 혈뇨(R31.0), 현미경적 혈뇨(R31.1), 기타 및 상세불명의 혈뇨(R31.8)로 상세 분류된다. 재발성 또는 지속성 혈뇨는 N02.-로 분류된다.

예 1 Hematuria R31.8
혈뇨

예 2 Nocturia R35.2
야뇨증

7. 인지, 지각, 정서상태 및 행위에 관한 증상 및 징후, Symptoms and signs involving cognition, perception, emotional state and behaviour (R40-R46)

1) 어지럼증(dizziness), 현기증(vertigo), 어지럼증 및 어지럼(dizziness and giddiness)은 R42로 분류된다.

2) 정서상태에 관련된 증상 및 징후(R45)는 신경질, 불행감, 자극과민성 및 분노, 적대감 등을 포함한다. 단, 정신 또는 행동 장애의 부분을 구성하는 증상 및 징후는 F00-F99로 분류된다.

예 Suicidal ideation(tendencies) R45.8
자살관념(경향)

8. 말하기 및 음성에 관한 증상 및 징후, Symptoms and signs involving speech and voice (R47–R49)

1) 이 항목군은 달리 분류되지 않은 언어장애(R47), 달리 분류되지 않은 난독증 및 기타 상징적 기능이상(R48), 음성장애(R49)를 포함한다.

예 Aphasia R47.0
실어증

2) 구음장애(dysarthria)는 조음곤란증이라고도 하며, 대뇌 피질의 언어중추나 신경섬유에는 이상이 없으나 말을 하는데 필요한 운동 경로나 기관의 장애로 생기는 언어장애이다.

예 Dysarthria R47.1
구음장애

9. 전신증상 및 징후, General symptoms and signs (R50–R69)

1) 기타 및 원인미상의 열(R50)은 약물유발 열(R50.2), 기타 명시된 열(R50.8), 상세불명의 열(R50.9)로 분류되며, 상세불명의 열은 다시 불명열[FUO, Fever of unknown origin](R50.90)과 상세불명의 열[Fever, unspecified](R50.99)로 상세 분류된다. 불명열이란 발열이 3주 이상 지속되며 여러 가지 노력에도 불구하고 그 원인이 확인되지 않는 상태를 말한다.

예 1 Fever with chills R50.8
오한을 동반한 열

예 2 Fever R50.99
열

2) 이 항목군은 달리 분류되지 않은 통증(R52), 달리 분류되지 않은 경련(R56), 달리 분류되지 않은 쇼크(R57), 달리 분류되지 않은 출혈(R58), 달리 분류되지 않은 부종(R60) 등 다른 장으로 분류되지 않은 전신증상 및 징후만을 포함하므로 분류 시 제1권의 제외 항목을 꼼꼼히 살펴보아야 한다.

예 1 Septic shock R57.2
패혈성 쇼크

예 2 Postoperative shock after total knee replacement T81.1 Y83.1
무릎인공관절 수술 후 쇼크
: 수술 후 발생한 쇼크는 달리 분류되지 않은 외과적 및 내과적 치료의 합병증(T80–T88)의 범위로 분류된다(외인 코드 부여와 관련 설명은 이 장에서는 생략한다). 선도어는 shock(쇼크), –postoperative (수술후)로 찾는다.

10. 진단명 없는 검사상의 이상소견, Abnormal findings on examination without diagnosis (R70–R94)

1) 이 장은 검사상 이상소견이 발견되었으나 질병으로 진단을 내리지는 않은 경우, 해당 이상소견을 분류하기 위한 코드를 포함하고 있다. 항목군 R70–R79는 진단명 없는 혈액검사상 이상소견(Abnormal findings on examination of blood, without diagnosis)을 분류한다.

예 Hyperglycemia R73.9
고혈당증

2) 항목군 R80-R82는 진단명 없는 요검사상의 이상소견(Abnormal findings on examination of urine, without diagnosis)을 분류한다.

예 Proteinuria R80.8
단백뇨

3) 항목군 R83-R89는 진단명 없는 기타 체액, 물질 및 조직 검사상의 이상소견 (Abnormal findings on examination of other body fluids, substances and tissues, without diagnosis)을 분류한다. 이 항목군은 다음과 같이 4단위 세분류한다.

4단위 코드	검사상 이상소견
.0	이상효소수치 Abnormal level of enzymes
.1	이상호르몬수치 Abnormal level of hormones
.2	기타 약물, 약제, 생물학적 물질의 이상수치 Abnormal level of other drugs, medicaments and biological substances
.3	출처가 주로 비의약품인 물질의 이상수치 Abnormal level of substances chiefly nonmedicinal as to source
.4	면역학적 이상소견 Abnormal immunological findings
.5	미생물학적 이상소견 Abnormal microbiological findings – 양성배양소견 Positive culture findings
.6	세포학적 이상소견 Abnormal cytological findings – 이상파파니콜로도말 Abnormal Papanicolaou smear
.7	조직학적 이상소견 Abnormal histological findings
.8	기타 이상소견 Other abnormal findings – 이상염색체소견 Abnormal chromosomal findings
.9	상세불명의 이상소견 Unspecified abnormal finding

예 Abnormal cytology of uterine cervix R87.6
자궁경부의 세포학적 이상
: 선도어는 abnormal(이상, 비정상), –Papanicolaou(파파니콜로), ––cervix(자궁경부)로 찾는다.

4) 항목군 R90–R94는 진단명 없는 진단영상 및 기능 검사상 이상소견(Abnormal findings on diagnostic imaging and in function studies, without diagnosis)을 분류한다. 중추신경계(R90), 폐(R91), 유방(R92), 기타 신체구조의 진단영상검사상 이상소견(R93) 및 기능검사의 이상결과(R94)를 포함하고 있다.

예 1 Increased periventricular echogenicity R90.8
뇌실주변 (에코)음영 증가
: 선도어는 abnormal(이상, 비정상), –echoencephalogram(뇌에코 사진)으로 찾는다.

예 2 Abnormal EKG R94.3
심전도의 이상

연습문제

1. Chest pain
   흉통

2. Chronic cough
   만성 기침

3. Dysphagia
   삼킴곤란

4. Poor oral intake
   경구 섭취량 결핍

5. Paresthesia
   감각이상

6. Tremor
   진전

7. Urinary incontinence
   요실금

8. Fever unknown origin
   원인 불명 열

9. Syncope
   실신

10. General weakness
    전신쇠약

연습문제

11. Delayed development
    발달 지연

12. Leg edema
    다리 부종

13. Serum creatinine elevation
    혈청 크레아티닌의 상승

14. Abnormal chest X-ray
    흉부 X-선 영상상 이상소견

15. Increased cortical echogenicity, kidney
    신피질 (에코)음영 증가

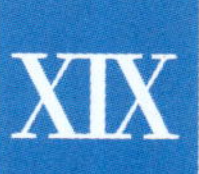

XIX 손상, 중독 및 외인에 의한 특정 기타 결과(Injury, poisoning and certain other consequences of external causes, S00-T98)

1. 이 장은 다음의 항목군을 포함한다.

S00-S09	머리의 손상	Injuries to the head
S10-S19	목의 손상	Injuries to the neck
S20-S29	흉부의 손상	Injuries to the thorax
S30-S39	복부, 아래등, 요추 및 골반의 손상	Injuries to the abdomen, lower back, lumbar spine and pelvis
S40-S49	어깨 및 위팔의 손상	Injuries to the shoulder and upper arm
S50-S59	팔꿈치 및 아래팔의 손상	Injuries to the elbow and forearm
S60-S69	손목 및 손의 손상	Injuries to the wrist and hand
S70-S79	고관절 및 대퇴의 손상	Injuries to the hip and thigh
S80-S89	무릎 및 아래다리의 손상	Injuries to the knee and lower leg
S90-S99	발목 및 발의 손상	Injuries to the ankle and foot
T00-T07	여러 신체부위를 침범한 손상	Injuries involving multiple body regions
T08-T14	몸통, 사지 또는 신체부위의 상세불명 부분의 손상	Injuries to unspecified parts of trunk, limb or body region
T15-T19	자연개구를 통해 들어온 이물의 영향	Effects of foreign body entering through natural orifice
T20-T32	화상 및 부식	Burns and corrosions
T33-T35	동상	Frostbite
T36-T50	약물, 약제 및 생물학적 물질에 의한 중독	Poisoning by drugs, medicaments and biological substances
T51-T65	출처가 주로 비의약품인 물질의 독성효과	Toxic effects of substances chiefly nonmedicinal as to source
T66-T78	외인의 기타 및 상세불명의 영향	Other and unspecified effects of external causes
T79	외상의 특정 조기합병증	Certain early complications of trauma
T80-T88	달리 분류되지 않은 외과적 및 내과적 치료의 합병증	Complications of surgical and medical care, NEC
T90-T98	손상, 중독 및 외인에 의한 기타 결과의 후유증	Sequelae of injuries, of poisoning and of other consequences of external causes

1) 이 장은 사고로 또는 인위적으로 발생한 손상, 중독, 외인에 의한 특정 기타 결과 및 그 후유증과 다른 곳에 분류되지 않은 외과적 및 내과적 치료의 합병증을 다루고 있다. 첫 자리 알파벳은 S와 T를 사용한다.

S는 단일 신체부위에 관련된 여러 형태의 손상을 분류하는데 사용되고, T는 여러 또는 상세불명 신체부위의 손상뿐 아니라 이물의 영향, 화상 및 부식, 중독 및 독성 효과, 특정 기타 외인의 결과, 후유증 및 달리 분류되지 않은 외과적 및 내과적 치료의 합병증을 분류하는데 사용된다.

2) 손상을 분류하는 S 코드는 2단위 수준에서 손상된 해부학적 부위가 분류되고, 3단위 수준에서 손상의 형태를 분류하도록 되어있다.

예를 들어 'S72. 라면 '고관절 및 대퇴'의 '골절'손상임을 알 수 있다.

2단위 코드	해부학적 부위
S0	머리의 손상 Injuries to the head
S1	목의 손상 Injuries to the neck
S2	흉부의 손상 Injuries to the thorax
S3	복부, 아래등, 요추 및 골반의 손상 Injuries to the abdomen, lower back, lumbar spine and pelvis
S4	어깨 및 위팔의 손상 Injuries to the shoulder and upper arm
S5	팔꿈치 및 아래팔의 손상 Injuries to the elbow and forearm
S6	손목 및 손의 손상 Injuries to the wrist and hand
S7	고관절 및 대퇴의 손상 Injuries to the hip and thigh
S8	무릎 및 아래다리의 손상 Injuries to the knee and lower leg
S9	발목 및 발의 손상 Injuries to ankle and foot

3단위 코드	손상 형태
Sx0.	표재성 손상 Superficial injury
Sx1.	열린 상처 Open wound
Sx2.	골절 Fracture
Sx3.	탈구, 염좌 및 긴장 Dislocation
Sx4.	신경의 손상 Injury of nerves
Sx5.	혈관의 손상 Injury of blood vessels
Sx6.	근육 및 힘줄의 손상 Injury of muscle and tendon
Sx7.	으깸 손상 Crushing injury
Sx8.	외상성 절단 Traumatic amputation
Sx9.	기타 상세불명의 손상 Other and unspecified injuries

3) 3단위 수준에서 분류된 각 손상의 형태는 다음의 손상들을 포함한다:

(1) **표재성 손상(Superficial injury)에 포함되는 손상 표현들:**
찰과상 Abrasion
수포(비열성) Blister (nonthermal)
타박상 및 혈종을 포함하는 타박상 Contusion, including bruise and haematoma
큰 열린상처가 없는 표재성 이물(파편)에 의한 손상 Injury from superficial foreign (splinter) without major open wound
곤충물림(비독액성) Insect bite (nonvenomous)

(2) **열린상처(Open wound)에 포함되는 손상 표현들 :**
동물물림 Animal bite
절단 Cut
열상 Laceration
찔린상처 NOS Puncture wound NOS
이물(투과성)을 동반한 찔린상처 Puncture wound with (penetrating) foreign body

(3) **골절(Fracture)에 포함되는 손상 표현들 :**
지연치유가 있거나 없는 : With or without delayed healing :
폐쇄성 분쇄골절 Closed comminuted fracture
폐쇄성 함몰골절 Closed depressed fracture
폐쇄성 융기골절 Closed elevated fracture
폐쇄성 균열골절 Closed fissured fracture
폐쇄성 생나무골절 Closed greenstick fracture
폐쇄성 매복골절 Closed impacted fracture
폐쇄성 선상골절 Closed linear fracture
폐쇄성 단순골절 Closed simple fracture
폐쇄성 활강골단골절 Closed slipped epiphysis fracture
폐쇄성 나선형골절 Closed spiral fracture
탈구골절 Dislocated fracture

전위골절 Displaced fracture
지연치유가 있거나 없는 : With or without delayed healing :
개방성 복잡골절 Open compound fracture
개방성 감염성 골절 Open infected fracture
개방성 총탄성 골절 Open missile fracture
개방성 천자골절 Open puncture fracture
이물을 동반한 개방성 골절 Openmissile fracture with foreign body

(4) **탈구, 염좌 및 긴장**(Dislocation, sprain and strain)**에 포함되는 손상 표현들 :**
연골의, 관절(낭)의, 인대의 : Of cartilage, joint (capsule), ligament :
찢김 Avulsion
열상 Laceration
염좌 Sprain
긴장 Strain
외상성 혈관절 Traumatic haemarthrosis
외상성 파열 Traumatic rupture
외상성 부분탈구 Traumatic subluxation
외상성 찢김 Traumatic tear

(5) 척수 및 신경의 손상(Injury to nerves and spinal cord)에 포함되는 손상 표현들 :
척수의 완전 또는 불완전 병변 Complete or incomplete lesion of spinal cord
척수 및 신경의 연속성의 병변 Lesion in continuity of nerves and spinal cord
신경의 외상성 분열 Traumatic division of nerve
외상성 혈척수 Traumatic haematomyelia
외상성 마비(일과성) Traumatic paralysis (transient)
외상성 하반신마비 Traumatic paraplegia
외상성 사지마비 Traumatic quadriplegia

(6) **혈관의 손상**(Injury to blood vessels)**에 표함되는 손상 표현들 :**
혈관의 : Of blood vessels :

찢김 Avulsion
절단 Cut
열상 Laceration
외상성 동맥류 또는 외상성 Traumatic aneurysm or traumatic fistula (arteriovenous)
외상성 동맥혈종 Traumatic arterial haematoma
외상성 파열 Traumatic rupture

(7) **근육, 근막 및 힘줄의 손상**(Injury to muscle, fascia and tendon)**에 포함되는 손상 표현들 :**
근육, 근막 및 힘줄의 : Of muscle, fascia and tendon :
찢김 Avulsion
절단 Cut
열상 Laceration
긴장 Strain
외상성 파열 Traumatic rupture

(8) **으깸손상**(Crushing injury)
(9) **외상성 절단**(Traumatic amputation)
(10) **내부기관의 손상**(Injury to internal organs)**에 포함되는 손상 표현들 :**
내부기관의 : Of internal organs :
폭풍손상 Blast injuries
타박상 Bruise
뇌진탕손상 Concussion injuries
으깸 Crushing
열상 Laceration
외상성 혈종 Traumatic haematoma
외상성 천자 Traumatic puncture
외상성 파열 Traumatic rupture
외상성 찢김 Traumatic tear

4) 손상, 중독 및 외인에 의한 특정 기타 결과가 외인(External causes)에 의하여 발생되었을 경우에는 손상의 특성을 분류하는 코드와 함께 그 손상을 일으킨 외부 원인의 상황을 나타내는 외인코드(제 XX 장 참조)를 함께 부여해야 한다. 이때 우선되는 분류 코드는 손상의 특성을 나타내는 코드이다. 그러나 해당 손상을 원인으로 사망한 경우, 원사인 코드는 외인코드를 선택하여 부여한다.

외인코드 부여 관련 설명은 XX. "질병이환 및 사망의 외인(External causes of morbidity and mortality)"에서 다루기로 한다. 이 장에서는 손상 코드와 외인코드가 항상 함께 분류됨을 명확히 해둔다.

예 **Epidural hemorrhage** **S06.40 W00.42**
The patient fell and hit his head on an icy road while commuting.
경막외출혈, 열린 두 개내 상처가 없는
환자가 출근길에 빙판길에서 넘어져 머리를 바닥에 세게 부딪힘
: 선도어는 Hemorrhage(출혈), -epidural(경막의)로 찾는다. 외인은 제3권 SECTION II, External Causes of Injury에서, 선도어 fall(추락), same level(동일면), --involving ice or snow(얼음 또는 눈과 관련된)로 찾아 "W00"코드에 발생장소 코드 "4"와 활동분류 코드 "2"를 부여한다.
손상인 경막외출혈을 분류하는 코드 S06.40를 주진단으로, 외인을 분류하는 코드 W00.42를 기타진단으로 분류한다. 그러나 환자가 사망한 경우, 원사인(Underlying cause of death) 코드는 외인코드인 W00.42를 부여한다.

5) 이 장은 여러 형태의 손상, 중독 및 외인에 의한 특정 기타 결과를 보다 상세하게 분류하기 위해 5단위 및 6단위 수준으로 상세 분류되어 있다. 따라서 제3권 색인만 이용하면 분류의 오류가 생기므로 반드시 제1권을 함께 살펴보아야 한다.

예 **Fracture of middle phalanx, Rt. hand.** **S62.630**
오른손 중지골의 골절
: 중지골의 골절의 경우 제3권에는 대쉬(_)없이 S62.63으로만 표기되어 있어 상세 분류해야 하는 코드인지 알 수 없으나, 제1권을 살펴보면 폐쇄성 또는 개방성 여부에 따라 6단위 수준으로 세분류해야 함을 알 수 있다. 개방성 또는 폐쇄성으로 명시되지 않은 골절은 폐쇄성으로 분류하므로 S62.630으로 코딩한다.

손목 및 손부위의 골절	Fracture at wrist and hand level
주 : 다음의 세분류는 보조분류코드로 임의로 선택하여 사용할 수 있다. 폐쇄성 및 개방성으로 명시되지 않은 골절은 폐쇄성으로 분류되어야 한다.	
0 폐쇄성	Closed
1 개방성	Open
골절 (외전) (내전) (박리) (분쇄된) (가압. 압박) (탈구. 전위) (경사의)(분리) —— 계속	**Fracture (abduction) (adduction) (avulsion) (comminuted) (compression) (dislocation) (oblique) (separation)**
–손 NEC —— 계속	– hand NEC
— 중수골의 [골절(Fracture), 중수골(metacarpal)도 참조] S62.39	— metacarpal
—— 다발성 S62.4	—— multiple
—— 명시된 NEC [골절(Fracture), 중수골(metacarpal)도 참조]	—— specified NEC
—— 첫째 [골절(Fracture), 중수골(metacarpal)도 참조] S62.29	—— first
——— 머리 S62.25	——— head
——— 목 S62.24	——— neck
——— 몸통 S62.23	——— shaft
——— 바닥 S62.22	——— base
—— 지골 [골절(Fracture), 손가락뼈(phalanx)도 참조] S62.69	— phalanx
——— 근위지골 S62.62	——— proximal phalanx
——— 다발성 S62.67	——— multiple
——— 원위지골 S62.64	——— distal phalanx
——— 중지골 S62.63	——— middle phalanx
– 손가락 (엄지손가락 제외) S62.69	– finger (except thumb)
— 근위지골 S62.62	— proximal phalanx
— 다발성 (한손가락의) S62.67	— multiple (of one phalanx)
— 다발성 (한쪽 손의) S62.7	— multiple (of one hand)
— 원위지골 862.64	— distal phalanx
— 중지골 S62.63	— middle phalanx

2. 손상, Injury (S00–S99)

S00–S99범위의 손상의 분류준칙은 손상 형태별 예시를 들어 설명한다.

1) 표재성 손상(Superficial iury)

찰과상, 수포(비열성), 타박상 및 혈종을 포함하는 타박상, 큰 열린상처가 없는 표재성 이물(파편)에 의한 손상, 곤충물림(비독액성) 등은 모두 표재성 손상에 포함되며 Sx0._ 코드로 분류된다.

예 1 Superficial injury of scalp by superficial forein body(splinter) S00.0
두피의 표재성 손상, 표재성 이물(파편)
: 선도어는 injury(손상), –superficial(표재성), ––scalp(두피)로 찾는다.

예 2 Knee contusion S80.0
무릎의 타박상
: 선도어는 contusion(타박상), –knee(무릎)로 찾는다.

예 3 Insect bite, foot and toe without infection S90.9
감염이 없는 발과 발가락 곤충 물림
: 선도어는 injury(손상), –superficial(표재성), ––toe(발가락)로 찾는다.

2) 열린 상처(Open wound)

동물물림, 절단, 열상, 찢어짐, 이물이 있거나 없는 찔린상처(관통상) 등은 모두 열린 상처에 포함되며 Sx1._ 코드로 분류된다.

예 1 Laceration of eyelid S01.1
안검 열상

예 2 Stab wound, abdominal wall S31.8 B95.6
Infection due to Staphpylococcus aureus
복벽의 자상
황색포도알균에 의한 감염
: 선도어는 wound(상처, 창상), –abdomen(복부)으로 찾는다. 열린 상처 부위가 특정 원인균에 감염된 경우, 감염원을 표현하기 위해 B95–B98(다른 장에서 분류된 질환의 원인으로서의 세균, 바이러스 및 기타 감염체) 코드를 적용할 수 있다.

예 3 Laceration and abrasion of scalp S01.0
두피 열상 및 찰과상
: 열린 상처 부위에 찰과상과 같은 표재성 손상이 동반된 경우, 표재성 손상코드(S00.0)를 부가로 부여하지 않는다.

예 4 Open fracture, femur, distal, Lt. with open wound S72.41
좌측 개방성 대퇴골 원위 부위 골절 및 골절부위와 연결된 대퇴부의 열린상처
: 선도어는 fracture(골절), –femur(대퇴골)로 찾는다. 개방성 골절의 골절부위와 연결된 열린 상처는 개방성 골절에 포함되므로, 열린 상처 코드를 부가로 부여하지 않는다.

3) 골절(Fracture)

골절은 뼈의 연속성이 완전 또는 불완전하게 소실된 상태로, 크게 폐쇄성 골절 및 개방성 골절로 구분된다. 개방성 골절은 부서진 뼈가 피부표면을 꿰뚫어 나오거나 열린 상처를 통해 골절 부위가 노출되는 것으로, 해당 코드에 개방성 골절 세분화를 적용한다.

(a) 골절은 Sx2._ 코드로 분류되며, 골절의 유형을 상세분류 하기 위하여 폐쇄성 또는 개방성 여부에 따라 5단위 또는 6단위 세분류가 사용된다. 개방성 골절로 별도 명시가 있는 경우에만 개방성 골절을 적용하고(예 1), 아무런 정보가 없는 경우는 폐쇄성 골절로 간주하여 코드를 부여한다(예 2).

예 1 Open fracture of femur shaft S72.31
개방성 경골과 비골의 골절
: 선도어는 fracture(골절), –femur(대퇴골) ––shaft(몸통)로 찾는다. 개방성 골절이므로 '1 개방성'으로 6단위 세분류 한다.

예 2 Orbital wall fracture, left S02.840
안와벽 골절, 왼쪽
: 개방성 또는 폐쇄성 여부에 대한 정보가 없으므로 '0 폐쇄성'으로 6단위 세분류 한다.

예 3 Fracture of zygoma S02.780 S02.470 S02.690
Fracture of mandible
관골궁의 골절
하악골의 골절
: 동일신체 부위에 동일 유형의 다발 손상(골절)인 경우, SX2.7 코드를 우선 부여하고, 각각의 손상 코드를 부여할 수 있다. 선도어는 fracture(골절), –multiple(다발성), – –head(머리)로 찾는다.

예 4 Fractures of sternum S22.20 S22.420
Multiple fracture of involving first rib, closed
흉골의 골절
제1늑골을 포함하는 다발골절, 폐쇄성
: "S22 늑골, 흉골, 및 흉추의 골절"은 동일신체 부위에 동일 유형의 다발 손상인 경우 분류하는 "S22.7"코드가 없으므로, 예외적으로 각각의 코드만을 부여한다.

(b) 아래의 골절은 이 장이 아닌 다른 장에 분류된다.

- 병적 골절 (M84.4) Pathological fracture
- 골다공증을 동반한 병적 골절 (M80.–) Pathological fracture with osteoporosis
- 스트레스골절 (M84.3) Stress fracture
- 골절의 부정유합 (M84.0) Malunion of fracture
- 골절의 불유합[가관절증] (M84.1) Nonunion of fracture [pseudoarthrosis]

4) 연골/관절(낭)/인대의 탈구, 염좌 및 긴장(Dislocation, sprain and strain of cartilage/joint(capsule)/ligament)

탈구는 관절을 형성하는 뼈들이 제자리를 이탈하는 것, 염좌는 뼈와 뼈를 연결하는 결합조직인 인대가 사고나 외상 등에 의해 늘어나거나 찢어지는 것을 말한다. 연골/관절(낭)/인대의 찢김, 열상, 염좌, 긴장, 외상성 혈관절, 외상성 파열, 외상성 부분탈구 등이 모두 포함되며 Sx3._ 코드로 분류된다.

예 1 Avulsion of tooth S03.22
치아의 완전 탈구(박리)
: 치아의 탈구(S03.2)는 골절 없이 치아가 치주 부착으로부터 이탈된 것을 말하는 것으로, 아탈구, 함입 또는 탈출, 박리(완전탈구), 기타 및 상세불명의 탈구로 5단위 세분류된다.

예 2 Dislocation, C2 S13.11
경추 2번 탈구
: 척추의 탈구가 발생했으나 탈구된 부위를 위아래 모두로 표현하지 않은 경우, 탈구를 표현하기 위해 언급된 척추와 그 바로 아래의 척추로 분류한다. 즉 C1/C2 경추가 아닌 C2/C3 경추의 탈구로 분류한다.

5) 척수 및 신경의 손상(Injury to nerves and spinal cord)

척수의 완전 또는 불완전 병변, 척수 및 신경의 연속성의 병변, 신경의 외상성 분열, 외상성 혈척수, 외상성 마비(일과성), 외상성 하반신마비 및 외상성 사지마비를 모두 포함하며 Sx4._ 코드로 분류된다.

예 Cervical cord injury and fracture, closed S14.1 S12.90
폐쇄성 경추 골절 및 경부 척수 손상
: 골절이나 탈구와 함께 척수 손상이 있는 것으로 기록된 경우, 항상 척수 손상 코드를 우선하여 부여한다.

6) 혈관의 손상(Injury to blood vessels)

혈관의 찢김, 절단, 열상, 외상성 동맥류 또는 외상성 (동정맥)누공(arteriovenous), 외상성 동맥혈종, 외상성 파열을 모두 포함하며 Sx5._ 코드로 분류된다.

예 Fracture of ilium, closed S32.30 S35.5
Injury of iliac blood vessels, laceration
장골의 폐쇄성 골절
장골혈관의 손상, 열상
: 혈관 손상이 골절 또는 열린 상처에 동반된 손상이라면 기타진단으로 분류한다.

7) 근육, 근막 및 힘줄의 손상(Injury to muscle, fascia and tendon)

근육, 근막 및 힘줄의 찢김, 절단, 열상, 긴장, 외상성 파열을 모두 포함하며 Sx6._ 코드로 분류된다.

예 Achilles tendon rupture, left S86.08
아킬레스힘줄 파열, 왼쪽
: 선도어 injury(손상) – tendon(힘줄)로 찾는다. 5단위 ◒코드를 선택하여 분류한다.

8) 으깸 손상(Crushing injury)

으깸 손상(압궤 손상)이란 일정기간 신체의 한 부분에 가해지는 압력에 의해 발생하는 손상을 말하며, Sx7._ 코드로 분류된다.

예 Crushing injury, finger(손가락의 으깸손상) S67.01
: 선도어 crushing(으깸), –finger(손가락)로 찾는다.

9) 외상성 절단(Traumatic amputation)

외상성 절단은 사고나 외상의 결과로 발생하는 신체 일부(보통 손가락, 발가락, 팔 또는 다리)의 손실을 말하며, Sx8._ 코드로 분류된다.

예 Amputation, arm and hand, above elbow S48.1
팔과 손의 절단, 팔꿈치 위쪽
: 선도어 amputation(절단), –traumatic(외상성), ––arm(팔), –––upper(상부의), ––––between shoulder and elbow(어깨와 팔꿈치 사이에)로 찾는다.

3. 여러 신체부위를 침범한 손상, Injuries involving multiple body regions (T00-T07)

동일한 손상형태가 여러 신체부위 또는 양측에 침범한 경우에 T00-T07범위에서 분류한다.

> 예 Fracture, forearm bone, both T02.40
> 양측 상지의 다발성 골절
> : 선도어 fracture(골절), -multiple(다발성), --limb(사지), --upper(상부의), ---with(을 동반한), ----other upper limb(기타 팔)으로 찾는다.

1) 두 가지 이상의 손상이 함께 있는 다발손상은 구체적인 손상 부위와 유형에 따라 각각의 손상 코드를 모두 부여하고 가장 중한 손상(생명에 가장 심각한 위협을 초래하는 병태)을 주된병태로 한다.

> 예 Nasal bone fracture S02.20 S01.8 W02.31
> Laceration of face
> 코뼈(비골) 골절
> 얼굴 열상
> [운동장에서 스케이트 타다가 넘어짐]
> Open reduction of nasal bone fracture 21.72
> 코뼈 골절의 관혈적 정복술
> : 코뼈 골절이 얼굴 열상 보다 더 중한 손상으로 코뼈 골절에 대한 의료행위도 시행하였으므로 코뼈 골절이 주진단, 얼굴 열상은 기타진단으로 분류한다.

2) 다발손상으로 기록되어 있고, 어느 병태가 더 위중한지 그 순위를 정하기 어려운 경우에는 다음과 같이 분류해야 한다.

첫째, 동일한 신체부위에 같은 유형의 다발성 손상일 경우: 'S00~S99'의 해당 4단위 코드 .7(다발손상)을 주진단으로 분류하고 각각의 손상을 기타진단으로 분류한다.

예		
	Fracture of coccyx Fracture of sacrum 미추의 골절 천추의 골절	S32.70 S32.20 S32.10

둘째, 동일한 신체부위에 다른 유형의 다발성 손상일 경우, 각 항목군(block)의 마지막 3단위 코드(S09, S19, S29, ..., S99)의 4단위 코드 .7(다발손상)을 주진단으로 분류하고 각각의 손상을 기타진단으로 분류한다.

예		
	Traumatic optic neuropathy Orbital wall fracture, left 외상성 시신경 손상 안와벽 골절, 왼쪽	S09.7 S04.0 S02.840

셋째, 다른 신체부위에 같은 유형의 다발성 손상일 경우, 'T00~T05' 코드를 주진단으로 분류하고, 각각의 손상을 기타진단으로 분류한다.

예		
	Abrasion of face Contusion of neck 얼굴의 찰과상 목 타박상	T00.0 S00.8 S10.9

3) 내부손상(internal injury)과 표재성 손상(superficial injury)이 동반될 때 주진단은 내부손상으로 부여한다.

예		
	Abdominal wall contusion Laceration of liver 복벽 타박상, 간 열상	S36.100 S30.1

4) 두개골 및 안면골의 골절(fractures of skull and facial bones)과 관련되어 두개내 손상(intracranial injury)이 있을 때: 주진단은 두개내 손상으로 부여한다.

> 예 Temporal bone fracture, closed S06.50 S02.10
> Traumatic subdural hemorrhage
> 폐쇄성 측두골의 골절
> 외상성 경막하 출혈
> : 두개내 손상인 외상성 경막하 출혈이 주진단이 된다. 비외상성 두개내 손상은 제 IX장 순환계통의 질환으로 분류되므로 손상이 외상성인지 비외상성(I60.9)인지 살펴보아야 한다. 'S06 두 개내 손상'의 경우 열린 두개내상처 유무에 따라 5단위 세분류한다. 'S02 두개골 및 안면골의 골절'의 경우 폐쇄성 또는 개방성 여부에 따라 5단위 세분류한다.

5) 두개내출혈(intracranial haemorrhage)이 단지 머리의 기타 손상과 함께 기록되어 있을 때: 주진단은 두개내 출혈로 부여한다.

> 예 Contusion of scalp S06.20 S00.0
> Traumatic intracerebral hemorrhage
> 두피 타박상
> 외상성 뇌내 출혈

4. 자연개구를 통해 들어간 이물의 영향, Effects of foreign body entering through natural orifice (T15–T19)

1) 이 항목군은 3단위 수준에서 자연개구 부위별로 분류된다.

> 예 Foreign body(coin) in esophagus T18.1
> 식도의 이물(동전)

5. 화상 및 부식, Burns and Corrosions (T20–T32)

1) 화상은 불이나 뜨거운 물체로 인한 열기, 전기나 방사선 등으로 인한 열에 의해 피부 세

포가 파괴되거나 괴사되는 것을 말하며, 부식(Corrosions)은 화학성 물질로 인한 화상을 의미한다. 화상 및 부식은 다음의 경우를 모두 포함한다.

다음에 의한 화상(열성) Burns (thermal) from:
- 전기난방기구 Electrical heating appliances
- 전기 Electricity
- 불꽃 Flame
- 마찰 Friction
- 뜨거운 공기 및 뜨거운 가스 Hot air and hot gases
- 뜨거운 물체 Hot objects
- 벼락 Lightning
- 방사선 Radiation
- 화학적 화상[부식](외부)(내부) Chemical burns [corrosions](external)(internal)
- 열상 Scalds

2) 화상 및 부식은 손상을 입은 부위별 분류(T20−T30)와 손상 면적의 분율을 나타내는 표면적 분류(T31−T32) 두 가지 측면에서 분류할 수 있다. T20−T25는 외부 신체 표면의 화상 및 부식(예 1, 예2), T26−T28은 눈 및 내부기관에 국한된 화상 및 부식(예 4), T31과 T32은 화상의 신체 표면의 정도(예 3)에 따라 부가적으로 분류될 수 있다.

화상 및 부식의 부위별 분류에서는 발생한 신체 부위별로 3단위 분류하고 침범 깊이에 따라 상세불명, 1도, 2도, 및 3도로 4단위 세분류한다. 화상은 .0~.3의 4단위 코드로 화상의 정도를 나타내고, 부식은 .4~.7의 4단위 코드로 그 정도를 나타낸다.

예 1 Burn, foot, degree 2 — T25.2
발의 2도 화상
: 선도어는 burn(화상), −foot(발)로 찾는다.

예 2 Chemical burn, foot, degree 2 — T25.6
발의 2도 부식(화학적 화상)
: 화학적 화상이 부식이므로 선도어 corrosion(부식), −foot(발), −−second degree(2도 수포)로 찾는다.

예 3 Burn of first degree of head, neck and chin T20.17 T31.1
Burn involving less than 15% of body surface
머리와 목, 그리고 턱의 1도 화상
신체표면의 15% 미만
: 화상의 범위를 부가적으로 분류할 수 있다. 선도어는 burn(화상), -unspecified site with extent of body surface involved specified, --10-19 percent(10-19%)로 찾는다.
화상의 범위코드는 화상 부위가 상세불명일 때에만 일차 분류코드로 사용할 수 있다. 화상 부위를 아는 경우에는 범위코드는 반드시 부가코드로 부여된다.

예 4 Burn, esophagus T28.1
식도의 화상

3) 3단위 분류가 동일한 신체 부위에 중증도가 다른 화상 및 부식이 동반된 경우 높은 중증도로 분류하여 하나의 코드만 부여한다.

예 Burn, chest wall, degree 2 T21.3
Burn, back, degree 3
흉벽의 2도 화상
등의 3도 화상

4) 여러 신체 부위에 화상 및 부식이 발생한 경우 부위별로 각각 분류하고 가장 중증도가 높은 화상을 주진단으로 분류하며(예 1), 여러 신체 부위의 중증도가 동일한 경우에는 가장 넓은 체표면적의 화상을 입은 부위를 주진단으로 부여한다(예 2). 다발화상에 대한 구체적인 부위의 명시가 없는 경우에는 'T29 여러 신체부위를 침범하는 화상 및 부식'만 부여한다.

예 1 Burn of second degree, Knee T23.35 T24.21
Burn of third degree of wrist and hand, Back of hand, without dysfunction
무릎의 2도 화상
손등의 3도 화상

예 2 2nd degree burn of thumb T24.27 T23.23
Burn, thigh and lower leg, degree 2
엄지손가락을 포함한 여러 손가락의 2도 화상
허벅지와 아래다리의 2도 화상

5) 화상 드레싱 교환을 위해 입원한 경우 Z48.0(외과적 드레싱 및 봉합에 대한 관리)을 주진단으로 부여하며, 화상 코드는 기타진단으로 부여한다.

6) 방사선 치료의 결과로 화상이 생긴 경우 화상 코드를 주진단으로 부여하고, 치료목적의 방사선으로 인한 것임을 나타내는 외인코드 Y84.2를 기타진단으로 부여한다.

7) 피부가 자외선에 과도하게 노출되었을 때 발생하는 일광화상은 L55 일광화상(sunburn)으로 분류되므로 유의한다.

6. 약물, 약제 및 생물학적 물질에 의한 중독, Poisoning by drugs, medicaments and biological substances (T36–T50)

1) 중독(poisoning, intoxication)은 약물, 약제 및 생물학적 물질의 과다복용(overuse) 및 오용(misuse)을 말한다. 실수로 잘못 제공 또는 복용된 물질, 잘못된 경로로의 투여에 의하여 발생하는 것으로, 물질의 독성 화학작용으로 인해 인체 조직을 손상시키거나 기능장애를 일으키는 병태이다.

정신적 의존의로서의 중독(addiction, 탐닉)은 어떤 물질이나 행위에 심리적 혹은 신체적으로 의존이 되어 스스로 물질이나 행동에 대한 조절이 어려워진 상태를 말하는 것으로 F10–F19 범주로 분류한다.

2) 중독은 중독의 원인이 되는 약물의 종류에 따라 분류된다. 약물의 종류는 약물, 약제 및 생리학적 물질로 코드 T36–T50으로 분류된다. 중독을 일으킨 물질 코드는 제3권 색인의 3장 '약물 및 화학물질표'에서 찾는다.

약물 및 화학물질표(Table of Drugs and Chemicals) 예시

물질(Substance)	중독(Poisoning)				치료상 부작용
	제19장	사고	의도적 자해	의도 불명학	
Benzidine	T65.8				
Benzilonium bromide	T44.3	X43.–	X63.–	Y13.–	Y51.3
Benzimidazole	T60.3–	X48.–	X68.–	Y18.–	
Benzin(e) see Ligroin					

Benziodarone	T46.3	X44.–	X64.–	Y14.–	Y52.3
Benznidazole	T37.3	X44.–	X64.–	Y14.–	Y41.3
Benzocaine–	T41.3	X44.–	X64.–	Y14.–	Y48.3
Benzoctamine	T43.0	X41.–	X61.–	YII.–	Y49.0
Benzodiazepine NEC	T42.4	X41–	X61.–	YII.–	Y47.1
Benzoic acid	T49.0	X44.–	X64.–	Y14.–	Y56.0
– with salicylic acid	T49.0	X44.–	X64.–	Y14.–	Y56.08
Benzoin (tincture)	T48.5	X44.–	X64.–	Y14.–	Y55.5

위와 같이 약물 및 화학물질표는 물질 당 5개의 열로 구성되어 있으며, 첫 번째 열은 제19장에 있는 중독 물질 코드(약물, 약제 및 생물학적 물질: T36–T50, 비의약품인 물질: T51–T65)가 물질 이름별로 재배열 되어 있다. 즉 중독을 일으킨 물질이 무엇인지 분류하기 위해서는 해당 물질을 찾아 첫 번째 열의 코드를 부여한다.

예 **Drug intoxication, benzodiazepine overdose** **T42.4**
벤조다이아제핀 중독, 과용
: 선도어로 중독물질인 Benzodiazepine을 약물 및 화학물질표에서 찾는다. 물질코드인 첫 번째 열의 코드를 선정한다.

3) 중독에 이르게 할 가능성이 있는 외부원인(External causes) 코드는 약물 및 화학물질표의 두 번째 열부터 다섯 번째 열에 배열되어 있다. 중독의 원인을 아래의 열에서 찾아 분류한다.

- 두 번째 열(X40–X49): 중독의 원인이 사고(accident)인 경우의 외인코드
- 세 번째 열(X60–X69): 중독의 원인이 의도적 자해(intensional self–harm)인 경우의 코드
- 네 번째 열(Y10–Y19): 중독의 원인이 의도가 불명확한(undetermined intent) 경우의 코드
- 다섯 번째 열(Y40–Y59): 처방에 따라 적절하게 복용·투여한 후에 부작용(adverse effect in therapeutic use)이 발생한 경우의 코드

예 1 Drug intoxication, benzodiazepine overdose T42.4 X61.09
Suicidal attempt at home
벤조다이아제핀 중독, 과용
집에서의 자살시도
: 중독의 외부원인은 자살이므로, 약물 및 화학물질표에서 두 번째–다섯번째 열 중에서 세 번째 열의 코드를 선정한다. 네 번째, 다섯 번째 자리 코드의 선정에 대해서는 '제 20장 질병 이환 및 사망의 외인'에서 설명하기로 한다.

예 2 Wafarin toxicity, overdose T45.5 X44.19
Misadventure of medication at nursing home
와파린 과용으로 인한 중독
양로원에서의 투약사고

3) 중독으로 인하여 어떤 증상이나 질병이 생겼을 경우 해당 증상을 함께 부여한다. 이때 중독 코드를 주진단, 증상 코드를 기타진단으로 분류한다.

예 Coma due to drug intoxication, antipsychotics T43.5 Y11.99 R40.2
항정신병 약물 중독으로 인한 혼수
: 혼수 코드를 부여한다. 중독의 원인의 의도가 불명확하므로 외인코드는 네 번째 열의 코드를 선정한다.

4) 부작용(adverse effect)은 처방에 따라 올바른 용법과 용량대로 투여된 약물에 의해 신체에 나타난 유해반응(증상 또는 질병)을 말하는 것으로 중독과 다르게 분류한다. 부작용으로 나타난 유해반응을 주진단으로 분류하고, 부작용을 발생시킨 물질에 대한 외인코드(Y40–Y59 치료용으로 사용시 유해작용을 나타내는 약물, 약제 및 생물학 물질)를 기타진단으로 분류한다. 유해반응은 색인 1장에서 찾고, Y40–Y59 코드는 색인 3장 약물 및 화학물질표에서 해당 물질을 찾아 다섯 번째 '치료상 부작용, adverse effect in therapeutic use' 코드를 부여한다. 즉 부작용의 경우, 약물 및 화학물질표의 첫 번째 열의 중독 코드는 부여하지 않는다.

예 Gastric ulcer due to properly administered Meclofenamic acid K25.91 Y45.3
처방대로 복용한 메클로페나미드산으로 인한 위궤양
: 물질 Meclofenamic acid에 중독되었다는 코드 T39.3는 부여하지 않는다. 해당 약물에 의한 부작용이므로, 부작용 증상과 다섯번째 열의 Y45.3을 부여한다.

7. 출처가 주로 비의약품인 물질의 독성효과, Toxic effects of substances chiefly nonmedicinal as to source (T51-T65)

1) 이 항목은 알코올, 유기용제, 가스, 농약 등 비의약품 화학물질에 의한 중독과 식품, 뱀, 바다 생물 및 거미의 독 등에 의한 독성효과를 분류한다. 비의약품 화학물질에 의한 중독 코드는 색인 3장 약물 및 화학물질표에서 찾고(예 1), 식품 및 생물의 독에 의한 독성효과 코드는 색인 1장에서 찾는다(예 2).

예 1 Carbon monoxide intoxication, campsite during sleeping accidently T58 X47.48
야영장에서 수면 중 사고로 일산화탄소 중독
: 약물 및 화학물질표에서 Carbon monoxide로 찾아 물질코드 T58과 외인코드 X47.48을 부여한다.

예 2 Bee sting allergy T63.4
벌 쏘임 알레르기
: 선도어 Venom(독), Bite(물림), Sting(쏘임) 또는 Bee sting(벌 쏘임) 등으로 찾는다.

8. 외인의 기타 및 상세불명의 영향, Other and unspecified effects of external causes (T66-T78)

1) 이 항목군은 방사선의 상세불명의 영향, 열 및 빛의 영향, 저체온증, 저하된 온도의 기타 영향, 기압 및 수압의 영향, 질식, 기타 박탈의 영향, 학대증후군, 기타 외인의 영향, 외부원인의 상세불명의 영향 및 달리 분류되지 않은 유해작용을 포함한다.

2) 방사선의 영향으로 화상, 백혈병, 방사선 폐렴, 방사선 피부염 등과 같이 명시된 경우에는 T66에서 제외되어 해당 질환으로 분류한다(예 1). 방사선의 상세불명의 영향(T66)은

방사선에 의한 영향이 명확하게 기재되지 않았거나 다른 장에 분류되지 않은 경우에 부여하며(예 2), 방사선의 영향이 방사선 치료에 의해 발생한 경우, 방사선 치료에 의한 것임을 명시하기 위해 외인코드를 부여한다.

예 1 Radiation pneumonitis J70.0 Y84.2
방사선 치료 후 발생한 방사선 폐렴
: 호흡기에서 분류된 방사선에 의한 폐렴이다. 선도어는 pneumonitis(폐렴), –radiation(방사선)으로 찾는다. 방사선 유발성 턱의 골괴사증(osteoradionecrosis) K10.2, 방사선에 의한 방광염(irradiational cystitis) N30.4는 다른 장에서 분류된 방사선에 의한 영향이다.

예 2 Complication of radiotherapy T66 Y84.2
방사선 치료의 합병증
: 방사선에 의한 영향이 명확하게 기재되지 않았고, 다른 장에 분류되지 않은 경우이므로 방사선의 상세불명의 영향 T66으로 분류한다.

3) 성인과 아동 학대, 방치 및 기타 학대는 'T74 학대 증후군'과 함께 가해자 코드 'Y07 기타 학대'도 추가되어야 한다. 학대로 인한 동반된 현존 손상 코드와 그 외인을 부가적으로 부여할 수 있다.

예 Physical abuse of child by parent T74.1 Y07.1
부모에 의한 아동의 신체적 학대

9. 외상의 특정 조기합병증, Certain early complications of trauma (T79)

1) 'T79 외상의 특정 조기합병증'은 다른 장에 분류되지 않은 외상의 특정 조기합병증을 분류하는 코드로 공기색전증, 지방색전증, 외상에 의한 이차적 및 재발성 출혈, 외상성 쇼크, 외상성 근육허혈, 외상성 피하기종 등을 모두 포함한다.

예 Subcutaneous emphysema, traumatic T79.7
외상성 피하기종
: 피하기종은 가슴이나 목의 외상으로 기관, 기관지 및 폐에 손상이 있으면, 공기가 주위의 조직으로 새는 경우가 있는데, 그 때 공기가 피하조직으로 모인것을 말한다. 선도어 emphysema(폐기종)로 찾는다.

10. 달리 분류되지 않은 외과적 및 내과적 치료의 합병증, Complications of surgical and medical care, NEC (T80–T88)

1) 외과적 및 내과적 치료를 받은 후 합병증이 발생한 경우를 분류한다. 합병증에 대해서는 의사의 명확한 확인에 근거하여 코드를 부여해야 한다(예 1). 이때 발생한 합병증은 외과적 및 내과적 치료라는 외부원인에 의한 것이므로, 외인코드를 부여한다.

단, 다른 장에서 분류된 외과적 및 내과적 치료의 합병증은 해당 장에서 분류한다(예 2).

예 1 Wound infection and dehiscence following kidney transplant T81.3 T81.4 Y83.0
신장이식 수술 후 상처 감염 및 상처 파열
: 상처 감염의 선도어는 infection(감염), –wound(상처), ––surgical(수술의)로 찾는다. 상처 파열의 선도어는 dehiscence(벌어짐), –postoperative(수술후)로 찾는다. 또다른 선도어로 complications(합병증), –surgical procedure(외과적 처치), ––dehiscence(벌어짐), ––wound infection(상처감염)으로 찾을수도 있다. 외인코드의 선도어는 제3권의 Section Ⅱ(External Causes of Injury)에서 complication(합병증), –surgical operation(외과적 수술)으로 찾는다.

예 2 Hypothyroidism following thyroidectomy E89.0 Y83.6
갑상선절제술 후 발생한 갑상선기능저하증
: 선도어는 hypothyroidism(갑상선기능저하증), –due to(로 인한), ––surgery(수술)로 찾는다. 갑상선절제술이라는 외부원인에 의한 갑상선기능저하증이므로 외인코드를 부여한다. 외인코드의 선도어는 위의 예 1과 같다.

2) 임신, 출산 및 산후기의 와과적 및 내과적 치료의 합병증은 아래와 같이 제15장 임신, 출산 및 산후기의 코드로 분류한다. 외인코드를 부여하는 것은 동일하다.

O86.0 Infection of obstetric surgical wound(산과 수술 상처의 감염)

O90.0 Disruption of cesarean section wound(제왕절개 상처의 파열)

O90.1 Disruption of perineal obstetric wound(산과적 회음상처의 파열)

O90.2 Hematom of obstetric wound(산과적 상처의 혈종)

예 Disruption and infection of cesarean section wound O90.0 O86.0 Y83.8
제왕절개 수술 후 상처의 파열 및 감염
: 상처파열의 선도어는 disruption(파열), -wound(상처), --operation(수술), ---cesarean(제왕절개)으로 찾는다. 상처감염의 선도어는 infection(감염), -obstetric surgical wound(산과 수술 상처)로 찾는다. 제왕절개 수술이라는 외부원인에 의해 합병증이 발생하였으므로, 외부원인 코드를 부여한다. 외인코드의 선도어는 예 1과 같다.

3) 외과적 및 내과적 치료 중 유해사례(adverse event)로서의 합병증이 발생하는 경우가 있다. 이때 합병증은 재난(misadventure)으로 인한 것으로 보아, 재난 코드를 외인으로 부여한다.

예 1 Perforation of colon during colonic polypectomy by accident T81.2 Y60.0
대장용종제거술 도중 수술 기구에 의한 우발적인 사고로 대장 천공
: 선도어는 perforation(천공), -surgical(수술)로 찾는다. 외인코드의 선도어는 제3권 Section II(External Causes of Injury)에서 misadventure(재난), -perforation(천공)으로 찾는다.

예 2 Intra-abdominal foreign body left during surgery, accidently T81.59 Y60.0
수술 중 우발적으로 복강내 남겨진 이물로 인한 합병증
: 선도어는 foreign body(이물), -accidently left during a procedure(처치과정에서 우발적으로 남겨진)로 찾는다.

4) 인공삽입장치, 삽입물 및 이식편에 의한 합병증을 포함한다. 합병증의 유형은 인공삽입장치, 삽입물 및 이식편의 기계적 합병증(Mechanical complications), 또는 감염(Infection)이나 염증반응(Inflammatory reaction), 그리고 색전증, 출혈 협착 등의 기타 합병증이 있다. 여기서 기계적 합병증의 유형은 다음과 같다.

- 고장(기계적) Breakdown (mechanical)
- 전위(轉位) Displacement
- 누출 Leakage

- 위치이상 Malposition
- 기계적 폐색 Obstruction, mechanical
- 천공 Perforation
- 돌출 Protrusion

예 1 Displacement of artificial hip joint prosthesis due to struck by door at home — T84.0 W22.09
2개월 전 시행한 고관절 치환술 부위의 전위, 집에서 방문에 부딪힘
: 선도어는 complication(합병증), -prosthetic device(인공삽입장치), --joint(관절), ---mechanical(기계적)로 찾는다.

예 2 Breakdown of pacemaker lead in the Rt. ventricle — T82.1 Y83.1
우측 심실의 심박조율기 전극선의 부서짐
: 선도어는 complication(합병증), -pacemaker(심박조율기), --mechanical(기계적)로 찾는다.

예 3 Chemoport insertion site infection — T82.7 Y83.1
케모포트 삽입 부위 삽입
: 선도어는 infection(감염), -due to(로 인한), --device(장치), ---vascular(혈관의)로 찾는다.

예 4 Intraocular lens dislocation — T85.2 Y83.1
인공수정체 탈구
: 선도어는 complication(합병증), -prosthetic device(인공삽입정치), graft or implant(이식편 또는 삽입물), --eye, ---mechanical(기계적), ----intraocular lens(안구내 렌즈)로 찾는다.

5) 동종이식이나 이종이식 후 조직 합병증, 이식편(graft)이나 피부판(flap)이 실패하거나 거부반응을 보이는 경우 'T86 이식된 기관 및 조직의 실패 및 거부' 항목의 코드를 부여한다.

예 1 Acute rejection of kidney transplant — T86.1 Y83.0
급성 신장이식 거부 반응
: 선도어는 rejection(거부), -transplant(이식), --organ(기관)으로 찾는다.

예 2 Graft-versus-host disease T86.0 Y84.8
이식편 대 숙주 반응
: 선도어는 disease(질환), -graft-versus-host(이식편 대 숙주)로 찾는다.

11. 손상, 중독 및 외인에 의한 기타 결과의 후유증, Sequelae of injures, of poisoning and of other consequences of external causes (T90-T98)

1) 이전에 일어난 손상, 중독, 독성효과 또는 기타 외인, 즉 과거 S00-S99 및 T00-T88로 분류되었던 상황으로 인해 결과된 후유증이 지속되는 경우가 있다. 이 때 그 후유증이 어떤 손상, 중독 및 외인에 의해 발생하였는지 설명하고자 할 때 T90-T98 범위의 코드를 사용한다.

후유증을 분류할 때는 현재 치료 또는 검사 중인 후유증 병태를 주진단으로 분류하고, 후유증의 원인이 되었던 과거 손상, 중독 및 외인을 설명하는 T90-T98 코드를 부가코드로 부여한다. 사망, 장애 및 불구의 원인이 된 상황을 설명하기 위한 외인코드(Y85-Y89 질병이환과 사망의 외인의 후유증)를 기타진단으로 분류한다.

예 Hemiplegia as a late effect of traumatic subarachnoid G81.9 T90.5 Y85.0
Subarachnoid hemorrhage due to motor-vehicle accident, one year ago
외상성 지주막하 출혈의 후유증으로서의 편마비
1년 전 심각한 교통사고로 발생한 외상성 거미막하 출혈
: 후유증인 'G81.9 hemiplegia'를 우선적으로 부여한다. 편마비는 외상성 지주막하출혈의 후유증이므로 'T90.5 두개내 손상의 후유증'을 부여한다. 선도어는 sequela(후유증), -injury(손상), --intracranial(두개강내)로 찾는다. 또한 교통사고로 인한 후유증이므로 'Y85.0 자동차사고의 후유증'을 부여한다. 선도어는 제3권 Section II에서 sequela(후유증), -motor vehicle accident(자동차 사고)로 찾는다.

연습문제

1. Fracture of right femur, shaft
   Fracture of right tibia, upper end with fracture of right fibula, shaft
   우측 대퇴골간의 골절
   비골 몸통의 골절이 함께한 경골 상단의 골절(손상의 정도가 동일함)

2. Zygomaticomaxillary fracture, closed, left
   Intracranial hemorrhage, traumatic
   관골 상악골 골절, 폐쇄성, 좌측
   외상성 두개내 출혈

3. Fracture, distal radius, wrist, left
   median nerve injury, left
   손목부위 원위 요골의 골절, 좌측
   정중신경 손상

4. Fx. ribs, multiple
   늑골의 다발성 골절

5. Burn of second degree lower leg, Rt.
   Burn, cornea and conjunctival sac, degree 3
   오른쪽 아래다리의 2도 화상
   각막 및 결막낭의 3도 화상

6. Sunburn
   햇빛에 의한 화상

7. Burn, esophagus
   Burn of first degree of head and neck, Lip
   식도의 화상
   입술의 1도 화상

연습문제

8. Coma caused by drug intoxication, hypnotics due to accidental overdose to fall a sleep at home
집에서 잠들기 위해 수면제 복용시 실수로 과용하여 수면제 중독으로 인한 혼수

9. Liver failure caused by alcohol and acetaminophen intoxication, suicidal attempt
자살목적으로 술과 아세타미노펜 과다 복용에 의한 간부전

10. Food allergy
음식 알레르기

11. Peritonitis, continuous ambulatory peritoneal dialysis
CAPD 복막염

12. Hypothermia due to working on a construction site in winter
겨울철 한파에 건설현장에서 일하다가 저체온증 발생

13. Malunion of femoral neck fracture
대퇴골 경부 골절의 부정 유합

14. Scar contracture of face due to burn, 3 years ago
3년 전 입은 화상으로 인한 얼굴의 수축성 반흔

15. Cerebral anoxia as a late effect of carbon monoxide intoxication, suicidal attempt
뇌무산소증, 자살시도로 인한 일산화탄소 중독의 후유증

16. Paravalvular leakage, mitral valve
인공 승모판막에 의한 승모판 주위 누출

17. Admitted for removal of painful nail previously inserted in Rt. fractured femur
대퇴골 정복술 시 삽입한 네일이 통증을 일으켜 제거하기 위해 입원

연습문제

18. Graft versus host disease
    이식편 대 숙주 반응

19. Complication of radiotherapy
    방사선요법의 합병증

20. Dermatitis due to properly applied antifungal antibiotics
    처방대로 바른 항진균성 항생제로 인한 피부염

21. Dislocation of intrauterine device
    자궁내 피임장치의 전위

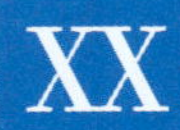

XX 질병이환 및 사망의 외인(External causes of morbidity and mortality, V01-Y98)

1. 이 장은 다음의 항목군을 포함한다.

V01-X59	사고	Accidents
V01-V99	운수사고	Transport accidents
V01-V09	운수사고에서 다친 보행자	Pedestrian injured in transport accident
V10-V19	운수사고에서 다친 자전거 탑승자	Pedal cyclist injured in transport accident
V20-V29	사고운수사고에서 다친 모터사이클 탑승자	Motorcycle rider injured in transport accident
V30-V39	운수사고에서 다친 삼륜자동차 탑승자	Occupant of three-wheeled motor vehicle injured in transport accident
V40-V49	운수사고에서 다친 승용차 탑승자	Car occupant injured in transport accident
V50-V59	운수사고에서 다친 픽업트럭 또는 밴 탑승자	Occupant of pick-up tuck or van injured in transport accident
V60-V69	운수사고에서 다친 대형화물차 탑승자	Occupant of heavy transport vehicle injured in transport accident
V70-V79	운수사고에서 다친 버스 탑승자	Bus occupant injured in transport accident
V80-V89	기타 육상 운수사고	Other land transport accidents
V90-V94	수상 운수사고	Water transport accidents
V95-V97	항공 및 우주 운수사고	Air and space transport accidents
V98-V99	기타 및 상세불명의 운수사고	Other and unspecified transport accidents
W00-X59	불의의 손상의 기타 외인	Other external causes of accidental injury
W00-W19	낙상	Falls
W20-W49	무생물성 기계적 힘에 노출	Exposure to inanimate mechanical forces
W50-W64	생물성 기계적 힘에 노출	Exposure to animate mechanical forces
W65-W74	불의의 익사 및 익수	Accidental drowning and submersion
W75-W84	기타 불의의 호흡 위협	Other accidental threats to breathing
W85-W99	전류, 방사선 및 극단적 기온 및 압력에 노출	Exposure to electric current, radiation and extreme ambient air temperature and pressure

X00-X09	연기, 불 및 불꽃에 노출	Exposure to smoke, fire and flames
X10-X19	열 및 가열된 물질과의 접촉	Contact with heat and hot substances
X20-X29	독액성 동물 및 식물과의 접촉	Contact with venomous animals and plants
X30-X39	자연의 힘에 노출	Exposure to forces of nature
X40-X49	유독성 물질에 의한 불의의 중독 및 노출	Accidental poisoning by and exposure to noxious substances
X50-X57	과잉노력, 여행 및 결핍	Overexertion, travel and privation
X58-X59	기타 및 상세불명의 요인에 대한 사고피폭	Accidental exposure to other and unspecified factors
X60-X84	고의적 자해	Intentional self-harm
X85-Y09	가해	Assault
Y10-Y34	의도 미확인 사건	Event of undetermined intent
Y35-Y36	법적 개입 및 전쟁행위	Legal intervention and operations of war
Y40-Y84	내과적 및 외과적 치료의 합병증	Complications of medical and surgical care
Y40-Y59	치료용으로 사용시 유해작용을 일으키는 약물, 약제 및 생물학적 물질	Drugs, medicaments and biological substances causing adverse effects in therapeutic use
Y60-Y69	외과적 및 내과적 치료 중 환자의 재난	Misadventures patients during surgical and medical care
Y70-Y82	진단 및 치료용으로 사용시 유해 사건과 관련된 의료장치	Medical devices associated with adverse incidents in diagnostic and therapeutic use
Y83-Y84	처치 당시에는 재난에 대한 언급이 없었으나 환자의 이상반응 또는 이후 합병증의 원인이 된 외과적 및 내과적 처치	Surgical and other medical procedures as the cause of abnormal reaction of the patient, or of later complication, without mention of misadventure at the time of the procedure
Y85-Y89	질병이환과 사망의 외인의 후유증	Sequelae of external causes of morbidity and mortality
Y90-Y98	달리 분류된 질병이환율 및 사망원인에 관련된 보조요인	Supplementary factors related to causes of morbidity and mortality classified elsewhere

1) 이 장은 손상, 중독 및 기타 유해작용이 발생한 원인이 무엇인가를 설명하기 위해 당시 주위의 환경적 사건 및 상황을 분류한다. 의도성 여부에 따라 크게 사고(V01~X59), 고의적 자해(X60~X84), 가해(X85~Y09), 의도 미확인 사건(Y10~Y84)으로 분류된다. 그 외 법적 개입 및 전쟁행위(Y35~Y36), 내과적 및 외과적 치료의 합병증(Y40~Y84),

외인의 후유증(Y85–Y89)으로 분류된다.

해당 코드를 찾기 위한 선도어는 제3권 'Section II External Causes on Injury'에서 아래의 외인을 나타내는 표현을 알파벳 순으로 배치하고 있으므로 이를 사용한다.

가해(Assault)
끼임(Caught)
노출(Exposure)
물림(Bite)
미끄러짐(Slipping)
발사(Discharge)
방사선(Radiation)
사고(Accident) – 운수(transport)
실패(Failure)
쏘임(Sting)
이물(Foreign body)
작용(Incident)
재난, 내외과적 치료 도중 환자에게(Misadventure)
접촉(Contact)
질식(Suffocation)
추락(Fall, falling)
충돌(Striking against)
타격(Struck)
폭발(Explosion)
폐색(Obstruction)
합병증(Complication)
화상(Burn)
후유증, 이차성(Sequelae, secondary)

예 1 Fracture of femur shaft, right S72.30 V53.52
Delivery pick-up truck driver collides with a car in a motor vehicle accident
오른쪽 대퇴골 몸통의 골절
배달 트럭 운전자의 자동차와의 충돌 교통사고
: 대퇴골 골절이라는 손상이 교통사고에 의한 것임을 설명한다. 선도어는 제3권 'Section II External Causes on Injury'에서 accident(사고), -transport(운수), --pick up truck or van occupant(픽업트럭 또는 밴 탑승자), ---collision(충돌), -----car(승용차), pick-up truck or van(픽업트럭 또는 밴)으로 찾는다. 넷째 자리는 955쪽의 세분류를 참고하여 '.5 교통사고에서 다친 운전자'로 선택한다. 다섯째 자리는 939쪽의 활동분류 중 '2 소득을 위한 작업 중'을 선택한다.

예 2 Fracture of femur shaft, right S72.30 W11.72
Falling off a ladder in an orchard
오른쪽 대퇴골 몸통의 골절
과수원의 사다리에서 떨어짐
: 대퇴골 골절이라는 손상이 낙상 사고(accident)로 인한 것임을 설명한다. 선도어는 제3권 'Section II External Causes on Injury'에서 fall(추락), -from(로 부터), --ladder(사다리)로 찾는다. 넷째 자리 발생 장소는 제1권 936쪽에서 참고하여 '.7 농장'을 선택한다. 다섯째 자리의 활동분류는 제3권 939쪽을 참고하여 '2 소득을 위한 작업중'을 선택한다.

예 3 Fracture of femur shaft, right S72.30 Y04.59
Bodily force of robbers in the market
오른쪽 대퇴골 몸통의 골절
시장에서의 강도의 완력
: 대퇴골 골절이라는 손상이 가해(assault)에 의한 것임을 설명한다. 선도어는 제3권 'Section II External Causes on Injury'에서 assault(가해), -bodily force(완력)로 찾는다. 넷째 자리 발생 장소는 제1권 936쪽에서 참고하여 '.5 상업 및 서비스구역'을 선택한다. 다섯째 자리의 활동분류는 제3권 939쪽을 참고하여 '9 상세불명의 활동 중'을 선택한다.

2) 손상의 외부원인이 되는 상황이 발생한 장소를 설명하기 위하여 넷째 자리에 발생장소를 분류한다. 발생장소 분류는 운수사고(V01-V99)에는 적용하지 않고, W00-Y34 범위의 외인에만 장소분류를 적용한다. 발생장소 분류는 다음과 같다(KCD-9차, 제1권 936-939 참조).

.0 주택 Home

.1 집단거주시설 Residential institution

.2 학교, 기타 시설 및 공공행정 구역 School, other institution and public administrative area
.3 운동 및 경기장 Sports and athletics area
.4 도로 및 고속도로 Street and highway
.5 상업 및 서비스 구역 Trade and service area
.6 산업 및 건설지역 Industrial and construction area
.7 농장 Farm
.8 기타 명시된 장소 Other specified places
.9 상세불명 장소 Unspecified place

3) 사건이 발생한 시점의 다친 사람의 활동을 나타내기 위하여 V01-Y34의 사고에서 다섯째 자리에 분류한다(상세내용 KCD-9차 제1권 939-940쪽 참조).

0 운동경기에 참여하는 동안 While engaged in sports activity
1 여가활동 참여중 While engaged in leisure activity
2 소득을 위한 작업중 While working for income
3 기타 형태의 작업에 종사하는 중 While engaged in other types of work
4 휴식, 수면, 식사 또는 기타 생명 활동 중 While resting, sleeping, eating or engaging in other vital activities
8 기타 명시된 활동에 종사하는 중 While engaged in other specified activities
9 상세불명의 활동 중 During unspecified activity

2. 운수사고, Transport accidents (V01-V99)

1) 운수사고는 12개 항목군으로 분류되어 있으며 사고 당시 환자의 교통수단에 따라 육상운수사고(V01-V89), 수상 운수사고(V90-V94), 항공 및 우주 운수사고(V95-V97), 기타 및 상세불명의 운수사고(V98-V99)로 구분된다.

2) 육상 운수사고의 2단위 분류코드는 환자의 교통수단을 분류하여 보행자(V01-V09), 자전거 탑승자(V10-V19), 모터사이클 탑승자(V20-V29), 삼륜 자동차 탑승자

(V30-V39), 승용차 탑승자(V40-V49), 픽업트럭 또는 밴 탑승자(V50-V59), 대형화물차 탑승자(V60-V69), 버스 탑승자(V70-V79), 기타 육상 운수사고(V80-V89)로 분류된다.

3단위 분류코드는 육상 운수사고 환자의 상대방을 분류한다. 예를 들어 승용차 탑승자(V40-V49)에서 V40은 보행자 또는 동물과의 충돌로 다친 승용차 탑승자, V41은 자전거와 충돌로 다친 승용차 탑승자, V42는 이륜 또는 삼륜자동차와의 충돌로 다친 승용차 탑승자를 분류한다.

3) 운수사고의 4단위 세분류는 사건의 발생장소가 아닌 운수사고의 형태와 환자의 탑승유형을 분류하며 항목군마다 다르게 분류되므로 반드시 제1권의 항목군 아래 '주'를 살펴보아야 한다.

운수사고에서 다친 보행자 (V01-V09)	**Pedestrian injured in transport accident**
제외 : 보행자(운반되는)와 보행자(운반되는)의 충돌 (W61.-)	Excludes: Collision of pedestrian (conveyance) with other pedestrian (conveyance)
보행자(운반되는)와 보행자(운반되는)의 충돌로 인한 낙상(W03.-)	Collision of pedestrian (conveyance) with other pedes-trian (conveyance) with subsequent fall

주: 다음과 같은 4단위 세분류는 VOL-V06항목에 사용하려는 것이다.

.0 비교통사고	Nontraffic accident
1 교통사고	Traffic accident
.9 교통사고인지 또는 비교통사고인지 상세불명	Unspecified whether traffic or nontraffic accident

운수사고에서 다친 자전거 탑승자 (V10-V19)	**Pedal cyclist injured in transport accident**

주: 다음 4단위 세분류는 V10-V18의 항목에 사용된다:

.0 비교통사고에서 다친 운전자	Driver injured in nontraffic accident
.1 비교통사고에서 다친 승객	Passenger injured in nontraffic accident
.2 비교통사고에서 다친 상세불명의 자전거 탑승자	Unspecified pedal cyclist injured in nontraffic accident
.3 승하차 중 다친 사람	Person injured while boarding or alighting
.4 교통사고에서 다친 운전자	Driver injured in traffic accident
.5 교통사고에서 다친 승객	Passenger injured in traffic accident
.9 교통사고에서 다친 상세불명의 자전거탑승자	Unspecified pedal cyclist injured in traffic accident

예 1 Subdural hemorrhage due to a transport accident in which the car passed the guardrail and crashed into a wall head-on. The patient was sitting at the back seat of the car.
승용차 뒷좌석에 있던 중 가드레일을 지나 벽에 정면 충돌하는 운수사고(TA)가 있어 경막하 출혈로 입원 S06.50 V47.69
: 선도어는 제3권의 SECTION II External causes of Injury에서 Accident(사고), -transport(운수), --car occupant(승용차 탑승자), ---collision(충돌), ----fixed or stationary object(고정된 또는 정지된 물체)로 찾는다.
: 운수사고가 도로에서 발생하였으므로 교통사고이고 환자는 뒷자석에 앉아 있었으므로 4단위 세분류 '.6 교통사고에서 다친 승객'으로 분류하며, 차량에 탑승한 목적을 알 수 없으므로 '9 상세불명의 활동 중'으로 5단위 세분류한다.

예 2 Fracture of shaft of Rt. femur due to a TA accident. The patient was a motorcycle rider injured in collision with a van while for work income.
환자는 배달서비스를 위하여 모터사이클을 운전하다가 벤과 충돌하여 우측 대퇴골 몸통의 골절로 입원 S72.30 V23.42
: 선도어는 제3권의 SECTION II External causes of Injury에서 Accident(사고), -transport(운수), motorcycle rider(모터사이클 탑승자), ---collision(충돌), ----car(승용차), pick-up truck or van(픽업트럭 또는 밴)로 찾는다.
: 운수사고가 도로에서 발생하였으므로 교통사고이고 환자가 모터사이클을 운전하였으므로 4단위 세분류 '.4 교통사고에서 다친 운전자'로 분류하며, 배달을 위해 탑승하였으므로 '2 소득을 위한 작업중'으로 5단위 세분류한다.

3. 불의의 손상의 기타 외인, Other external causes of accidental injury (W00-X59)

1) 낙상, Falls (W00-W19)

이 항목군은 우발적으로 발생한 낙상(추락)을 분류하는 항목으로 얼음에 의한 동일면상에서의 낙상(W00), 미끄러짐, 걸림 및 헛디딤에 의한 동일면상에서의 낙상(W01), 휠체어가 관여된 낙상(W05), 계단에서의 낙상(W10), 빌딩 또는 구조물에서의 낙상(W13) 등을 포함한다. 동일면상에서의 낙상인지 높은 곳으로부터의 낙상인지 유의하여 분류해야 한다.

예 Fracture of T11 and T12 level, closed due to fall on same level from slipping while engaged in leisure activity at home
집에서 운동 중 미끄러져 넘어지면서 발생한 T11 과 T12 부위의 폐쇄성 골절 S22.070 W01.01
: 선도어는 제3권의 SECTION II External causes of Injury에서 fall(낙상), –same level(동일면), ––from(으로부터), –––slipping(미끌림)으로 찾는다.

2) 무생물성 기계적 힘에 노출, Exposure to inanimate mechanical forces (W20–W49)

이 항목군은 던져진 또는 떨어지는 물체에 의한 타격(W20), 스포츠장비에 의한 타격(W21), 물체 속이나 사이에 뭉개짐 또는 끼임(W23), 날카로운 유리와 접촉(W25), 권총 발사(W32), 보일러 폭발 및 파열(W35), 불꽃 발사(W39), 소음에 노출(W42), 눈 또는 인체의 개구부를 통하여 들어온 이물(W44) 등을 포함한다.

예 Open wound of forearm, part unspecified due to strking against of struck by hockey stick while engaged in hocky playing
하키경기 도중 하키스틱에 맞아 발생한 아래팔의 열린 상처 S51.9 W21.30
: 선도어는 제3권의 SECTION II External causes of Injury에서 striking(충돌), –objects(대상, 물체), ––sports equipment(스포츠가구)로 찾는다.

3) 생물성 기계적 힘에 노출, Exposure to animate mechanical forces (W50–W64)

이 항목군은 우발적으로 타인에 의해 맞음, 부딪힘, 물림 또는 찰과(W50), 타인에 부딪힘(W51), 군중에 의한 으깨짐, 밀림 또는 밟힘(W52), 쥐에 물림(W53), 개에 물림(W54), 바다 동물과 접촉(W56), 무독액성 곤충 및 절지동물에 물림 또는 쏘임(W57), 악어에 물림 또는 부딪힘(W58), 식물의 가시 및 날카로운 잎사귀와 접촉(W60) 등을 포함한다.

예 Crushing Injury of bladder without open wound into cavity due to being pushed and steppend on by crowd in a famous singer concert. S38.1 W52.21
방광의 으깸 손상. 유명 가수 콘서트장 관람 후 군중에게 밀려 밟힘
: 선도어는 제3권의 SECTION II External causes of Injury에서 stepped on(밟힌), --crowd or human stamped(군중 또는 사람의 쇄도체)로 찾는다.

4) 우발적 익사 및 익수, Accidental drowning and submersion (W65-W74)

이 항목군은 우발적으로 발생한 익사 및 익수를 분류하는 항목으로 목욕탕 안에 있는 동안 및 떨어진 후(W65, W66), 수영장 안에 있는 동안 및 떨어진 후(W67, W68), 자연수(강, 개울, 호수 등) 안에 있는 동안 및 떨어진 후(W69, W70) 등을 포함한다.

예 Accidental drowning while swimming as a leisure activity in a lake T75.1 W69.81
여가활동으로 친구들과 호수에서 수영하다가 빠져 구조되었으나 익사
: 선도어는 제3권의 SECTION II External causes of Injury에서 drowning(익사), -in(안에), --natural water(자연수), lake(호수)로 찾는다.

5) 호흡과 관련된 기타 불의의 위협, Other accidental threats to breathing (W75-W84)

이 항목군은 우발적으로 호흡이 어렵게 되는 사건을 분류하는 항목으로 침대에서의 우발적 질식 및 교액(W75), 붕괴, 떨어지는 흙 및 기타 물질에 의한 호흡 위험(W77), 위 내용물의 흡입(W78), 기도폐색의 원인이 된 음식물(W79) 또는 기타 물건(W80)의 흡입, 저산소환경에 갇힘(W81) 등을 포함한다.

6) 전류, 방사선, 극단적 기온 및 기압에의 노출, Exposure to electric current, radiation and extreme ambient air temperature and pressure (W85-W99)

이 항목군은 송전선(W85), 이온화 방사선(W88), 인공 가시광선 및 자외선(W89), 비이온화 방사선(W90), 인공적 과잉열(W92), 인공적 과잉한랭(W93), 고압 및 저압 및 기압의

변화(W94) 등에 노출되는 사건을 분류한다 .

7) 연기, 불 및 불꽃에 노출, Exposure to smoke, fire and flames (X00–X09)

이 항목군은 우발적으로 발생하는 화재를 분류하는 항목으로 건물이나 구조물 안에서 통제되지 않은 불(X00) 또는 통제된 불(X02)에 노출, 건물이 아닌 곳에서 통제되지 않은 불(X01) 또는 통제된 불(X03)에 노출, 높은 가연성 물질의 발화에 노출(X03), 잠옷의 발화에 노출(X05) 등을 포함한다.

예 Third degree burns of multiple regions due to exposure to uncontrolled fire at home while sleeping T29.3 X00.04
밤에 자고 있던 중 집에 불이나 입은 다발성 3도 화상
: 선도어는 제3권의 SECTION II External causes of Injury에서 exposure(노출), –fire(불), ––uncontrolled (관리되지 않는), –––in building or structure(건축 또는 구축물 내의)로 찾는다.

8) 열 및 가열된 물질과의 접촉, Contact with heat and hot substances (X10–X19)

이 항목군은 뜨거운 음료, 식품, 지방 및 조리용 기름(X10), 뜨거운 수돗물(X11), 난로위에서 데운 물(X12), 증기 및 뜨거운 김(X13), 뜨거운 공기 및 가스(X14), 뜨거운 가정기기(X15), 뜨거운 난방장치(X16), 뜨거운 엔진 및 공구(X17) 등과 접촉하는 사건을 분류한다.

예 Third degree burn of trunk (Burn involving 30% of body surface) due to contact with hot soup while working at a restaurant T21.3 T31.3 X10.52
식당종업원으로 뜨거운 국물을 운반하다가 몸에 쏟아 발생한 몸통의 3도 화상 (신체표면 30%)

9) 독액성 동물 및 식물과의 접촉, Contact with venomous animals and plants (X20–X29)

이 항목군은 독액성 뱀 및 도마뱀(X20), 독거미(X21), 전갈(X22), 장수말벌 및 꿀벌(X23), 지네(X24), 독액성 해양동물 및 식물(X26) 등과 접촉하는 사건을 분류한다.

10) 자연의 힘에 노출, Exposure to forces of nature (X30–X39)

이 항목군은 자연재난을 분류하는 항목으로 과다한 자연열(X30), 과다한 자연한랭(X31) 및 일광(X32)에 노출, 벼락(X33), 지진(X34), 화산폭발(X35), 눈사태(X36), 지각변동(X37) 및 홍수(X38)에 의한 피해를 포함한다.

예 Hypothermia due to exposure to excessive natural cold in a campsite as a leisure activity
야영지에서 추운 날씨에 장기간 신체를 노출하여 발생한 저체온증 T68 X31.81
: 선도어는 제3권의 SECTION Ⅱ External causes of Injury에서 exposure(노출), –cold(불), ––due to(로 인한), –––weather(날씨)로 찾는다.

11) 유독성 물질에 의한 불의의 중독 및 노출, Accidental poisoning by and exposure to noxious substances (X40–X49)

이 항목군은 약물 및 화학물질의 과용 또는 오용으로 인해 발생하는 중독이 발생한 원인이 우발적 사고인 경우에 기타진단으로 부여하는 코드를 포함하고 있다. 다양한 약물 및 생물학적 물질, 알코올, 유기용제, 일산화탄소, 농약 등에 의한 불의의 중독 및 노출을 분류한다.

이 항목의 3단위 항목아래 분류되는 명시된 약물 및 기타 물질의 목록은 제3권 색인 '3장 약물 및 화학물질표'에서 찾아야 하며 제1권만 가지고 분류하기 어렵다.

예 1 Generalized skin eruptions due to drugs. Drug intoxication due to accidentally taken penicillins at home. T36.0 L27.0 X44.09
5세 아이가 집에서 엄마가 복용하는 페니실린 약을 다량 삼켜 페니실린 중독으로 전신에 피부염 발생하여 내원

예 2 Intoxication of carbon monoxide at home by accident T58 X47.40
집에서 연탄가스 중독사고
– KCD-9 제3권 색인 '3장 약물 및 화학물질표'에서 일산화카본(Carboon – monoxide) – 사고(accidental)로 가면 X47.4– 로 분류되고 KCD-8 제1권에서 X47 아래에 [발생장소의 5단위 분류는 936~939쪽 참조] 명시되어 있다. 집에서 발생하였기 때문에 0으로 분류한다.

12) 과잉노력, 여행 및 결핍, Overexertion, travel and privation (X50–X57)

이 항목군은 마라톤 등 격심한 운동, 여행, 식량부족 및 물부족 등을 분류한다.

13) 기타 및 상세불명의 요인에 대한 사고피폭, Accidental exposure to other and unspecified factors (X58–X59)

이 항목군은 사고 NOS, 노출 NOS 등 의무기록에 상세한 상황이 명시되어 있지 않을 때 사용하는 코드를 포함한다.

4. 고의적 자해, Intentional self-harm (X60–X84)

1) 고의적 자해는 다양한 약물 및 화학물질에 의한 자의의 중독 및 노출(X60–X69), 목맴(X70), 익사(X71), 권총(X72), 폭발성 물질(X75), 예리한 물체(X78), 높은 곳에서 뛰어내림(X80), 자동차의 충돌(X82) 등에 의한 의도적 자해를 분류한다.

예 1 Drug intoxication due to overuse of sleeping pills as a suicidal attempt at dormitory
기숙사에서 자살목적으로 수면제 과다복용하여 중독 T42.7 X61.19
: 제3권 색인 '3장 약물 및 화학물질표'에서 'sedative' 또는 'tranquilizer'를 찾아 세번째 열 '의도적 자해'에서 찾는다.

예 2 Injury of median nerve, Lt. wrist. The patient slashed his Lt. wrist with a knife as a suicidal attempt. S64.1 X78.09
왼쪽 손목 정중신경의 손상. 집에서 자살목적으로 칼로 손목을 그음
: 선도어는 제3권의 SECTION Ⅱ External causes of Injury에서 suicide(자살), –cut(절단)으로 찾는다.

5. 가해, Assault (X85–Y09)

1) 가해는 살해 또는 상해를 목적으로 타인이 가한 손상을 분류하는 코드로 약물 및 생물학적 물질(X85), 부식성 물질(X86), 농약(X87), 일산화탄소 및 휘발성 물질(X88), 목맴 및 질식(X91), 익사(X92), 권총발사(X93), 폭발성 물질(X96), 예리한 물체(X99), 둔한

물체(Y00), 높은 곳에서 떠밀음(Y01), 자동차 충돌(Y03) 등에 의한 가해, 완력에 의한 성적 학대(Y05), 방치 및 유기(Y06) 등을 분류한다.

예 Traumatic cerebellar hemorrhage with open wound due to assault by blunt object (Baseball bat) from a stranger at sidewalk S06.81 Y00.49
인도에서 모르는 사람에게 나무방망이로 추정되는 도구에 맞아 발생한 열린 두 개내 상처와 소뇌 출혈
: 선도어는 제3권의 SECTION II External causes of Injury에서 assault(가해), –fight(싸움), ––with weapon(무기를 동반한), –––blunt(둔기성)으로 찾는다.

6. 의도 미확인 사건, Event of undetermined intent (Y10–Y34)

1) 의도 미확인 사건은 이용가능한 정보가 발생한 사건이 사고인지 자해 및 가해인지를 구분할 수 있을 만큼 충분하지 못한 사건을 분류하는 코드이다. 의도 미확인의 다양한 약물 및 화학물질에 의한 중독 및 노출(Y10–Y19), 목맴(Y20), 익사(Y21), 권총발사(Y22), 폭발성 물질에 접촉(Y25), 예리한 물체에 접촉(Y28), 높은 곳에서 떨어짐(Y30), 자동차의 충돌(Y32) 등 의도 미확인 사건을 분류한다.

2) 자신에 의하여 다친 손상이 사고인지 의도적인지 명시되지 않은 경우 이 범주에 있는 코드를 부여해야 한다.

예 Poisoning by herbicide at farm T60.31 Y18.79
제초제 중독. 한밤 중 농장에 쓰러져 아내가 발견하여 신고하여 병원으로 이송
: 제3권 색인 '3장 약물 및 화학물질표'에서 herbicide를 찾아 중독은 첫번째 열에서, 중독의 외인은 네 번째 열 '의도 미확인 사건'을 선택한다.

7. 법적 개입 및 전쟁행위, Legal intervention and operations of war (Y35–Y36)

1) 이 범주는 체포나 전쟁행위 같은 어떤 유형의 법적 개입 상황에서 발생한 손상을 분류하는데 사용하는 코드로, 법위반자 체포 및 체포 시도, 혼란 제압, 질서 유지 및 기타 법적 행동 과정에서 경찰, 근무중인 군인, 기타 법집행인에 의해 가해진 손상을 포함한다.
4단위 세분류 코드는 손상을 입힌 수단을 분류한다.

8. 내과적 및 외과적 치료의 합병증, Complications of medical and surgical care (Y40–Y84)

1) 이 범주는 치료로 인하여 예기치 않게 발생한 합병증의 외인을 분류하는데 사용하는 코드로 다음의 내용을 포함한다:

포함 – 내과치료장치의 합병증
– 외과적 및 내과적 치료 중 환자에게 발생한 재난
– 모든 유해작용의 원인이 된 치료 또는 예방적 용량으로 정당하게 투여된 올바른 약물
– 처치 당시에는 재난에 대한 언급이 없었으나 환자의 이상반응 또는 이후 합병증의 원인이 된 외과적 및 내과적 처치

제외 – 불의의 약물과량투여, 잘못된 약물복용 또는 착오복용(X40–X44)

2) 치료용으로 사용시 유해작용을 나타내는 약물, 약제 및 생물학 물질, Drugs, medicaments and biological substances causing adverse effects in therapeutic use (Y40–Y59)

이 항목군은 치료를 위해 올바른 용법과 용량대로 사용한 약물, 약제 및 생물학 물질에 의하여 발생한 병태의 외인을 분류하는 코드로 KCD-8 제3권 '3장 약물 및 화학물질표'를 참조하여 분류한다. 약물, 약제 및 생물학 물질의 해당코드를 찾은 뒤 다섯 번째 열 '치료상 부작용(Adverse effect in therapeutic use)' 코드를 선택하여 분류한다.

이때 약물로 인해 발생한 병태가 주진단, 이 항목군의 부작용 코드(Y40–Y59)는 기타진단으로 분류한다. 올바른 사용으로 인한 부작용 분류 시, '약물 및 화학물질표'의 중독 코드는 부여하면 안된다.

예 Hemorrhage of rectum due to therapeutic use of Wafarin for treatment of atrial fibrillation
심방세동으로 항응고제인 와파린을 복용 중인 환자가 직장 출혈로 입원 K62.5 Y44.2

3) 외과적 및 내과적 치료 중 환자의 재난, Misadventures to patients during surgical and medical care (Y60–Y69)

이 항목군은 내과적 및 외과적 치료 도중 사람의 중재로 인해 환자에게 발생한 재난의 외인을 분류하는 코드로 비의도적인 절단, 천공 또는 출혈(Y60), 체내에 불의로 남겨진 이물(Y61), 무균예방의 실패(Y62), 용량 착오(Y63), 오염된 의료제제(Y64), 치료의 조기중단(Y66) 등을 포함한다.

예 A guidewire accidentally left in blood vessels during a central venous catheter insertion
중심정맥관 삽입술 시행 도중 사용된 가이드와이어가 실수로 혈관에 남음 T81.59 Y61.6
: 선도어는 제3권의 SECTION Ⅱ External causes of Injury에서 misadventures to patient during surgical or medical care(재난, 내외과적 치료 도중 환자에게), –foreign body lift in(체내에 남겨진 이물질)로 찾는다.

4) 진단 및 치료용으로 사용시 유해사건과 관련된 의료장치, Medical devices associated with adverse incidents in diagnostic and therapeutic use (Y70–Y82)

이 항목군은 사람의 중재에 의해 발생한 것이 아닌, 장치, 인공기관, 이식물 및 재료에 의해 직접적으로 발생하는 재난의 외인을 분류하는 코드로 의료장치 자체의 고장, 기능이상 또는 부서짐으로 인해 발생하는 합병증을 분류할 때 외인코드로서 부여한다.

의료장치 사용 부서(심혈관 장치 Y71, 신경과적 장치 Y75 등)에 따라 3단위 분류하고 의료장치 종류에 따라 다음과 같이 4단위 세분류한다.

.0 진단 및 모니터 장치
.1 치료(비외과적) 및 재활용 장치
.2 인공삽입물 및 기타 이식물, 재료 및 부속장치
.3 외과기구, 재료 및 장치, 봉합 포함
.8 달리 분류되지 않은 여러가지 장치

예 Breakdown of pacemaker lead in the Rt. ventricle T82.1 Y71.2
우측 심실의 심박조율기 전극선이 부서져 고장으로 입원함
: 선도어는 제3권의 SECTION II External causes of Injury에서 complication(합병증), –implant(삽입물)로 찾는다.

5) 처치 당시에는 재난에 대한 언급이 없었으나 환자의 이상반응 또는 이후 합병증의 원인이 된 외과적 및 기타 내과적 처치, Surgical and other medical procedures as the cause of abnormal reaction of the patient, or of later complication, without mention of misadventure at the time of the procedure (Y83–Y84)

이 항목군은 처치 당시에는 재난의 언급이 없었으나 환자에게 이상반응이나 후에 합병증을 일으키게 한 외과적 및 내과적 치료를 외인으로서 분류하는 코드로 외과적 처치는 Y83, 내과적 처치는 Y84로 분류한다.

예 1 Admitted due to malposition of internal joint prosthesis after a hip replament surgery (hip arthroplasty) T84.0 Y83.1
인공 고관절 치환 수술 후 인공 관절의 위치이상으로 재수술 위해 입원
: 선도어는 제3권의 SECTION II External causes of Injury에서 complication(합병증), –surgical operation(외과적 수술)로 찾는다.

예 2 Surgical wound infection after cholecystectomy T81.4 Y83.6
담낭절제술 후 수술상처 감염

예 3 Urinary tract infection after urinary catheterization T83.5 N39.0 Y84.6
소변 카테터 삽입 후 발생한 요로감염
: 선도어는 제3권의 SECTION II External causes of Injury에서 complication(합병증), –catheterization(외과적 수술)로 찾는다.

예 4 Displacement of IUD T83.3 Y84.8
자궁내 피임장치의 전위
: 선도어는 제3권의 SECTION II External causes of Injury에서 complication(합병증), -procedures other than surgical operation(외과적 수술)로 찾는다.

9. 질병이환과 사망의 외인의 후유증. Sequelae of external causes of morbidity and mortality (Y85-Y89)

1) 이 항목군은 달리 분류된 후유증에 의한 사망, 장애 또는 불구의 원인이 된 상황을 분류하는 코드로 운수사고의 후유증(Y85), 기타사고의 후유증(Y86), 의도적 자해, 가해 및 의도 미확인 사건의 후유증(Y87), 외인으로서의 외과적 및 내과적 치료의 후유증(Y88) 등을 분류한다. 이 항목군은 Y85-Y89에 해당되는 것으로 기록되었거나, 최초 사건 이후 일년 이상 경과된 '후유효과'로 나타난 것을 포함한다.

만성 중독 및 유해한 노출은 이 항목이 아닌 현존 중독 및 유해한 노출로 분류한다.

예 1 Paraplegia. Sequela of injury of L3 spinal cord caused by motorcylce accident 3 years ago
하반신마비. 3년 전 오토바이 사고로 인한 L3 척수손상의 후유증 G82.2 T91.3 Y85.0
: Paraplegia(하반신마비)는 spinal cord injury(척수손상)의 후유증이며 각각 G82.2, T91.3으로 분류한다. 이 두병태는 또한 오토바이 사고라는 외인의 후유증이기도 하다. 이는 제3권의 SECTION II External causes of Injury의 sequela, secondary(후유증, 이차성), -motor vehicle accident(자동차사고)로 찾는다.

예 2 Skin contracion and fibrosis. Sequela of burn of Rt. hand due to spilling hot oil 2 years ago
피부 수축 및 섬유증. 2년 전 뜨거운 기름을 엎어 입은 손 화상의 후유증 L90.5 T95.2 Y86

10. 달리 분류된 질병이환 및 사망원인에 관련된 보조요인, Supplementary factors related to causes of morbidity and mortality classified elsewhere (Y90-Y98)

1) 이 항목군은 필요하다면 질병이환 및 사망의 원인과 관련된 보조 정보를 작성하기 위하

여 사용할 수 있으며, 질병이환 및 사망의 단일 병태 분류코드로는 사용할 수 없다.

혈액 알코올농도로 확인된 알코올(Y90), 중독의 농도가 확인된 알코올 관여의 증거(Y91), 병원, 업무, 환경오염, 생활방식과 관련된 상태(Y95-Y98)를 분류한다.

연습문제

1. Injury of T3 spinal cord
   Fracture of T2, T3, and T4
   Patient was a motorcylce rider injured due to motorcylce overturn while delivering pizza
   T3 흉수의 손상
   흉추골 골절
   오토바이로 피자 배달 중 오토바이 전복됨

2. Fracture of Rt. femur, intertrochangeric
   Patient was a pedestrian who crossed a crosswalk and collided with a bus while commuting
   우측 대퇴골 전자간 골절
   출근길에 횡단보도 건너다가 버스와 충돌함

3. Multiple facial laceration
   Subdural hemorrage
   Patient was a car driver injured in collision wih a car on express way
   얼굴의 다발성 열상
   경막하 출혈
   고속도로에서 운전 중 다른 자동차와 충돌함

4. Rupture of anterior cruciate ligament, Rt. knee.
   Patient fell from a ladder while working in an apartment construction site
   오른쪽 무릎 전방십자인대 파열
   아파트 공사장 사다리에서 작업중 발을 헛디뎌 떨어져 바닥에 무릎을 부딪힘

5. Third-degree burn of thigh and foot, Lt.
   Burn due to flames transferred to pants while lighting a bonefire in a compsite as a leisure activity
   왼쪽 허벅다리와 발의 3도 화상(신체범위 18%)
   동호회 활동으로 야영지에서 모닥불 지피는 중 불꽃이 바지로 옮겨붙어 왼쪽 허벅다리와 발의 3도 화상

연습문제

6. Ankle fracture, Rt.

Patient leaped down from the second floor because a fire broke out in his apartment wihle sleeping.
왼쪽 발목 골절
집에서 수면 중 아파트에서 화재가 발생하여 2층에서 뛰어내려 발목 골절됨

7. Tear of medial meniscus, Lt.

Patient was struck against by another person due to a soccer tackle while engaged in sports activity
내측반달연골의 찢김
동호회 축구경기 도중 상대방의 태클에 의해 넘어져 발달연골 찢김

8. Fracture of base metacarpal bone, Rt.

The pregnant pateint's hand got caught in the door while cleaning home.
IUP 20 wks
중수골 바닥의 골절
임신 20주의 임산부가 집 청소하던 중 현관문에 손이 끼어 손바닥 골절

9. Foreign body in corena

Foreign body entered into the patient's eye while working in the industrial area
각막 이물질 혼입
공장에서 작업을 하던 중 눈에 이물질이 들어감

10. Pesticide intoxication

Suicidal attempt at farm
농약에 의한 중독
자살시도

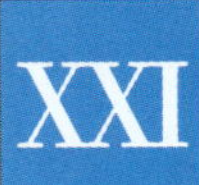

XXI 건강상태 및 보건서비스 접촉에 영향을 주는 요인(Factors influencing health status and contact with health services, Z00-Z99)

1. 이 장은 다음의 항목군을 포함한다.

Z00-Z13	검사 및 조사를 위해 보건서비스와 접하고 있는 사람	Persons encountering health services for examination and investigation
Z20-Z29	전염성 질환과 관련되어 잠재적인 건강위험이 있는 사람	Persons with potential health hazards related to communicable diseases
Z30-Z39	생식에 관련된 상황에서 보건서비스와 접하고 있는 사람	Persons encountering health services in circumstances related to reproduction
Z40-Z54	특정 처치 및 건강관리를 위하여 보건서비스와 접하고 있는 사람	Persons encountering health services for specific procedures and health care
Z55-Z65	사회경제적 및 정신사회적 상황에 관련된 잠재적 건강위험이 있는 사람	Persons with potential health hazards related to socioeconomic and psychosocial circumstances
Z70-Z76	기타 상황에서 보건서비스와 접하고 있는 사람	Persons encountering health services in other circumstances
Z80-Z99	가족 및 개인 기왕력과 건강상태에 영향을 주는 특정 병태에 관련된 잠재적 건강 위험을 가진 사람	Persons with potential health hazards related to family and personal history and certain conditions influencing health status

1) 이 장은 A00-Y89에 분류되는 질환, 손상 및 외인 이외에 "진단" 또는 "문제"와 같이 기록된 상황을 분류하는데 사용되는 코드로, 다음의 7개의 항목군과 87개의 3자리 분류(소분류)를 포함한다. 첫 자리 알파벳은 Z를 사용한다.

2) 이 장은 다음의 두 가지 상황을 분류하는데 사용할 수 있다.

첫째, 현재 병에 걸렸거나 그렇지 않은 사람이 어떤 특별한 목적으로 보건서비스를 접한 경우로, 예를 들면, 현존 병태에 대하여 제한된 치료 또는 서비스를 받거나, 장기나 조직의 기증, 예방접종 또는 질병 및 손상이 아닌 문제에 대해 상담을 받으러 내원한 경우에 사용된다.

예 1 Screws removal (orthopedic follow-up) Z47.0
정형외과적 나사 제거
: 선도어는 removal(제거), –device(장치), ––fixation(고정)으로 찾는다.

예 2 Healthy kidney donor Z52.4
건강한 신장 기증자
: 이 기증자는 건강한 사람이므로 부여할 질병 코드가 없다. 그러므로 장기를 기증하려는 상황을 설명하기 위해 Z코드를 사용한다. 선도어는 donor(기증자), –kidney(신장)로 찾는다.

둘째, 어떠한 상황이나 문제가 사람의 건강상태에 영향을 주는 것으로 나타났으나 그 자체는 현존 질환이나 손상이 아닌 경우에 사용된다. 그러한 요인은 사람이 현재 병에 걸렸는지와 무관하게 인구조사 시 도출될 수도 있고, 사람이 특정 질환이나 손상으로 치료를 받을 때 염두에 두어야 할 추가적 요인으로 기록될 수도 있다.

예 Chronic viral hepatitis C, Liver transplant status B18.2 Z94.4
만성 바이러스 C형 간염, 간이식 상태
(환자는 2년 전 만성C형 간염에 의한 손상으로 간이식을 받았다. 이식된 간에 만성C형 간염이 다시 발생하였다.)
: 선도어는 transplant(이식), –liver(간)로 찾는다.

3) 이 장은 현존 병태나 손상이 없는 경우에 한정적으로 주진단으로 사용할 수 있다.

- 질환이나 손상 혹은 만성 병태를 가진 사람이, 예를 들어 정형외과적 핀 같은 내부 고정 장치를 제거하는 등의 명시된 후속치료(aftercare)를 위하여 내원한 경우
- 환자가 방사선치료나 화학적 치료와 같은 특정한 치료만을 받기 위해 내원한 경우
- 현재 질환은 없는 사람이 예를 들어 장기 기증이나 예방적인 치료, 혹은 상담 등을 받기위하여 보건서비스에 접하고 있는 경우
- 질환이 없는 건강한 신생아로 출생한 상태에 있는 경우

4) 이 장은 일차적 사망분류코드로 사용될 수 없다.

2. 검사 및 조사를 위해 보건서비스와 접하고 있는 사람, Persons encountering health services for examination and investigation (Z00–Z13)

1) 이 항목군은 검사나 조사를 주된 목적으로 의료기관에 내원한 환자들에게 부여하는 코드를 포함한다. 이러한 검사 및 조사 결과 비특정 이상소견들이 발견되었다면 이 장이 아닌 R70–R94로 분류해야 하며, 확진이 내려진 경우 해당 질병의 분류번호로 분류해야 한다.

2) Z00 코드는 호소증상 및 보고된 진단명이 없는 사람의 일반적 검사 및 조사인 경우에 분류한다. 임상시험의 참여로 병원에 내원한 환자 또는 일반인은 'Z00.6 임상연구프로그램에서 정상 비교군 및 대조군에 대한 검사'를 주진단으로 부여한다.

> 예 Physical examination Z00.0
> 신체 검사
> : 선도어는 examination(검사), –health(건강) 또는 –medical(의학적)로 찾는다. Health check–up 등을 포함한다.

3) Z01 코드는 호소증상 및 보고된 진단명이 없는 사람의 특정 계통에 대한 특수검사를 시행하는 경우를 분류하며(예 1), Z02 코드는 행정목적으로 내원한 경우를 분류한다(예 2).

> 예 1 Dental examination Z01.2
> 치아 검사

> 예 2 Issue of medical certification Z02.7
> 진단서 발급을 위한 내원
> : 선도어는 issue of(발급), –medical certification(진단서)으로 찾는다.

4) 어떠한 질환이 의심되어 의학적인 관찰과 평가를 시행하였으나, 의심질환이 아닌 것으로 진단되었고 이후 추가적인 치료나 의학적 관리가 필요하지 않는 경우 'Z03 의심되는 질병 및 병태를 위한 의학적 관찰 및 평가, 배제된'을 부여한다(예 1). 만약 의심 질환인 것으로 확진되면 해당 질병으로 분류한다(예 2).

예 1 Observation for suspected lung cancer (=R/O lung cancer), ruled out Z03.1
폐암이 의심되어 관찰하였으나 검사결과 이상 없음

예 2 Observation for suspected pul.TB, confimed by endoscopic bx. of bronchus A15.21
결핵이 의심되어 기관지 내시경 생검 결과 폐결핵이 진단됨

5) 추적검사(Follow-up examination, Z08-Z09)는 질환 및 손상의 치료가 완료된 후 계속적인 감시를 설명하기 위해 사용된다. 검사의 목적이 이전에 치료받은 병태나 손상의 상태를 평가하기 위한 것이고 그 결과가 추가적인 치료를 필요로 하지 않을 때, 추적검사(Z08-Z09)의 범주에서 적합한 코드로 부여하고 개인력(Z85-Z88)에 대해 부가 부여한다(예 1). 만약 검사결과 원래의 병태가 재발되었거나 다른 관련된 병태가 진단된 경우, 해당 병태에 대한 코드를 주진단으로 부여하고 기타진단으로 Z08-Z09코드를 부가 부여한다(예 2).

예 1 Follow-up examination after treatment for tuberculosis Z09.9 Z86.1
결핵 치료 후 추적검사

예 2 Follow-up examination after radiotherapy for bladder cancer. Recurrent bladder carcinoma
방사선요법으로 치료한 방광암의 추적검사를 위해 입원 후 발견한 방광의 암종 재발
C67.9 Z08.1 U99 M8010/3

6) 선별검사(Screening, Z11-Z13)란 증상이 없는 사람에게 질환 또는 질환의 전조 징후가 있는지 검사 또는 진찰하는 것으로, 특정 질환이나 장애에 대한 검사 목적으로 방문한 환자에게 관련 질환이 발견되지 않았거나 발견된 적이 없는 경우, 특수선별검사(Z11-Z13)의 범주에서 적합한 코드를 주진단으로 부여한다.

예 Special screening examination for Coronavirus disease 2019 (COVID-19). Z11.5
코로나바이러스 질환 2019에 대한 특수 선별검사

3. 전염성 질환과 관련되어 잠재적인 건강위험이 있는 사람, Persons with potential health hazards related to communicable diseases (Z20–Z29)

1) 이 항목군은 전염성 질환과 관련한 잠재적인 건강위험이 있는 사람을 분류하기 위해 부여하는 코드로, 전염성 질환에 접촉 및 노출(Z20), 무증상 HIV 감염상태(Z21), 감염성 질환의 보균자(Z22), 세균성 및 바이러스 질환에 대한 예방접종의 필요(Z23–Z27), 수행되지 못한 예방법종(Z28) 및 기타 예방적 조치의 필요(Z29)를 포함한다.

2) Z20–Z22코드는 전염성 질환에 노출된 자나 보균자 등을 분류하는 코드로, 전염병이 발생한 지역을 여행하고 온 사람 등이 검사를 시행하기 위해 내원한 경우 부여할 수 있는 코드를 포함한다.

예 1	Contact with and exposure to tuberculosis 결핵에 접촉 및 노출	Z20.1

예 2	Latent tuberculosis 잠복결핵	Z22.7

3) Z23–Z27, Z29 코드는 예방접종 및 예방조치가 필요하여 내원하여 시행한 경우 부여하는 코드이다.

예	Vaccination, influenza 인플루엔자에 대한 예방접종	Z25.1

4. 생식에 관련된 상황에서 보건서비스와 접하고 있는 사람, Persons encountering health services in circumstances related to reproduction (Z30–Z39)

1) 이 항목군은 생식(피임, 임신, 분만, 신생아 등)과 관련되어 의료기관에 내원한 환자들

에게 부여하는 코드를 포함한다.

2) Z30(피임관리) 코드는 피임에 관한 상담, 피임장치의 삽입, 불임법, 월경추출법, 피임약제의 감시, 피임장치의 감시 등을 분류한다. 피임관리를 주된 목적으로 내원한 경우에는 주진단으로(예 1), 다른 처치를 목적으로 내원하여 추가적으로 피임관리를 받은 경우에는 기타진단으로 분류한다(예 2).

예 1 Care of IUD Z30.5
자궁내 피임장치의 관리
: (자궁내)피임장치의 조사, 재삽입 또는 제거를 위해 내원한 경우 부여한다. 선도어는 surveillance(감시), –contraceptive(피임), – –device(장치)로 찾는다.

예 2 Repeat prescription for contraceptive pill Z30.4
경구피임약 반복처방
: 선도어는 prescription of contraceptives(피임제의 처방), –repeat(반복)로 찾는다. 피임약의 응급처방 및 초기처방은 Z30.0으로 분류한다.

3) Z31(출산관리) 코드는 과거 불임시술 이후의 난관 및 정관성형술, 인공정액주입, 시험관수정, 기타 보조수정방법, 출산조사 및 검사, 유전상담, 출산에 대한 일반적인 상담 및 권고 등을 이유로 내원한 경우 분류한다.

예 1 Encounter for fertility preservation counseling Z31.6
가임력 보존 상담
:선도어 counseling(상담), –procreative(출산의)로 찾는다.

예 2 Encounter for fertility testing Z31.4
가임력 검사
:선도어 test(검사), –fertility(생식능력)로 찾는다.

4) Z32(임신검사) 코드는 임신여부를 검사하기 위해 내원한 경우 부여한다.

5) Z33(우연히 확인된 임신상태) 코드는 임신한 환자가 임신과 관련되지 않은 질환으로 내원하였는데, 그 질환이 임신에 합병된 것도 아니고 임신에 의해 악화되는 것이 아니어서 산과적 관찰이나 치료를 요하지 않는 경우에 기타진단으로 분류한다.

> 예 Fracture of base metacarpal bone S62.320 Z33
> Pregnant state, 20wks
> 중수골 바닥의 골절
> 임신 20주

6) Z34 코드는 정상임신 관리를 위해 내원한 경우 부여하며 5단위 세분류코드를 사용하여 임신기간을 세분류 한다(예 1). Z35 코드는 고위험임신의 관리(예 2), Z36 코드는 출산전 선별검사(예 3)를 위해 내원한 경우를 분류한다.

> 예 1 IUP at 34wks Z34.92
> 임신 34주
> : 임신 34주이므로 임신 34주 이상~37주 미만을 분류하는 5단위 세분류코드 2로 분류한다. 해당 임신이 정상 최초임신인 경우 4단위 세분류 0, 두 번째 이상 임신인 경우 8, 몇 번째 임신인지 명시되지 않은 경우 9로 분류한다.

> 예 2 Supervision of pregnancy elderly primigravida Z35.5
> 고령 초임녀 임신의 관리
> : 초임산부의 나이가 35세 이상인 경우 부여한다.
> : 선도어는 supervision(감독), -high-risk pregnancy(고위험 임신)으로 찾거나 pregnancy(임신), -supervision(감독), --high-risk(고위험)으로 찾는다.

> 예 3 amniocentesis screening Z36.2
> 양막천자 선별검사
> : 양막천자를 이용하여 염색체이상에 대해 선별검사한 경우에는 Z36.0을 부여한다.

7) Z37 코드는 산모의 의무기록에 분만의 결과를 분류하기 위하여 기타진단으로 부여하는 것이며(예 1), Z38 코드는 병원에서 생존 출생한 신생아와 외부에서 출생 직후 입원한 신생아의 의무기록에 출산장소에 따른 생존출생을 분류하기 위해 사용하는 코드로 신생

아의 병태 유무에 따라 주진단이나 기타진단으로 분류된다(예 2)

예 1 Intrauterine pregnancy at 39 weeks O81.0 Z37.02
Low forcep delivery
임신 39주
하위 집게 분만

예 2 Singleton, born at 40 weeks outside hospital Z38.1
임신 40주에 병원 외부에서 출생한 신생아

Singleton, born in hospital at 39 weeks P70.4 Z38.0
Neonatal hypoglycemia
임신 39주에 병원에서 출생한 단생아
신생아 저혈당

5. 특정 처치 및 건강관리를 위하여 보건서비스와 접하고 있는 사람, Persons encountering health services for specific procedures and health care (Z40–Z54)

1) 이 항목군은 의료의 이유를 나타내기 위해 사용되는 코드로, 과거에 어떤 질병이나 손상에 대해 이미 치료를 받았으나 추적치료, 예방의료, 회복기 진료 및 잔여병태의 재발 방지를 위하여 내원한 환자들에게 부여된다.

2) Z40(예방적 수술) 코드는 악성 신생물의 발생을 예방하기 위한 기관제거를 위해 입원한 경우, 기타 및 상세불명의 예방적(prophylactic) 수술을 위해 입원한 경우에 부여한다.

예 Prophylactic mastectomy Z40.0 Z80.3
Family Hx of breast cancer
예방적 유방절제술
유방암 가족력
: 선도어 prophylactic(예방적), –surgery(수술), ––for risk factors related to malignant neoplasm(악성 신생물과 관련된 위험인자에 대한)으로 찾는다.

3) Z41(건강상태개선 이외의 목적으로 이루어진 처치) 코드는 성형수술, 정례적 포경수술 등 건강상태 개선 이외의 목적으로 처치를 받기 위해 내원하는 경우를 분류한다. 모발이식, 성형수술(얼굴주름성형 및 유방 확대수술 포함), 포경수술, 귀뚫기, 기타 및 상세불명의 건강상태개선 이외의 목적으로 이루어진 처치를 포함한다.

예 Cosmetic plastic surgery Z41.1
미용적 성형수술
: 선도어 surgery(수술), −plastic(성형), −−cosmetic(미용)으로 찾는다.

4) Z42(성형수술을 포함한 추적치료) 코드는 치유된 상처나 수술 흉터에 대한 성형 및 재건을 위해 내원하는 경우 부여한다.

예 Admission for reconstruction of breast postmastectomy status Z42.1 Z90.1
유방재건술을 위한 입원, 유방절제술 후 상태

5) Z43(인공개구에 대한 관리) 코드는 인공적으로 신체에 만든 개구부에 대한 관리(폐쇄, 확장기 또는 부지의 통과, 재형성, 카테터의 제거, 용변 또는 세정)를 목적으로 내원한 경우에 부여하는 것으로 기관절개, 위조루, 회장조루, 결장조루, 방광조루, 인공질, 기타 및 상세불명의 인공개구에 대한 관리를 포함한다. 선도어 Attention(주의, 관리)로 찾는다.

예 Attention to ileostomy Z43.2
회장조루에 대한 관리

6) Z44−Z46 코드는 보조장치의 부착 및 조정을 위해 내원한 경우 부여하는 코드로 Z44(외부 인공삽입장치의 부착 및 조정), Z45(이식장치의 조정 및 관리) 및 Z46(기타 장치의 부착 및 조정)으로 분류된다. 선도어 Fitting(부착) 및 Management(관리)로 찾는다.

예 1 Fitting and adjustment of artificial eye Z44.2
의안의 부착 및 조정

예 2 Pacemaker battery depletion Z45.0
심박조율기 배터리의 고갈

예 3 Fitting and adjustment of dental prosthetic device Z46.3
치과보철 장치의 부착 및 조정

7) Z47(기타 정형외과적 추적치료) 코드는 정형외과적 수술을 시행한 후에 후속조치(추적치료)를 위해 내원한 경우 부여하는 코드로, 핀 · 나사 등의 내부고정장치의 제거, 외부고정장치 · 견인장치 · 석고붕대의 교환, 검사 또는 제거, 관절치환술에 따른 후치료 등을 포함한다. 선도어 Removal(제거), Change(변화), Checking(점검) 및 Aftercare(후치료)로 찾는다.

예 Admitted for plate,pin,screw removal (orthognathic follow-up) Z47.0
악교정수술후 금속 판, 핀, 나사 제거위해 내원

8) Z48(기타 외과적 추적치료) 코드는 외과적 수술을 시행한 후에 수술에 대한 추가적인 후속조치(추적치료)를 목적으로 내원한 경우에 부여하는 코드이다. 드레싱의 교환, 봉합실의 제거, 기타 및 상세불명의 외과적 추적치료를 포함한다. 선도어 Change(변화), Removal(제거), Attention(주의, 관리) 및 Aftercare(후치료)로 찾는다.

예 Change of dressing Z48.0
드레싱 교환

9) Z49(투석을 포함한 치료) 코드는 투석을 위한 사전진료를 목적으로 내원하였거나, 체외투석 및 복막투석을 받기 위해 내원한 경우에 부여한다.

예 Care involving hemodialysis Z49.1
혈액투석치료

10) Z50(재활처치를 포함한 치료) 코드는 심장재활, 물리요법, 알코올재활, 약물재활, 정신요법, 언어치료, 시각교정훈련 등의 채활치료를 받기 위해 내원한 경우 부여한다.

11) Z51(기타 의학적 관리) 코드는 악성신생물에 대한 방사선요법 및 화학요법, 기타 화학요법, 수혈, 완화의료 등을 목적으로 내원한 경우 부여한다.

예 Chemotherapy maintenance Z51.1 C16.01 M8140/3 Z90.3
신생물에 대한 화학요법 유지기간
S/P subtotal gastrectomy for adenocarcinoma of stomach, cardia, advanced
: 악성 신생물에 대한 방사선 요법 및 화학 요법을 위해 내원한 경우, Z51.– 가 주진단, 악성 신생물은 기타진단으로 분류한다.

12) Z52(기관 및 조직의 기증자) 코드는 장기 기증을 위해 내원한 사람에게 부여하는 것으로, 자가 기증이 아닌 타인을 위한 개인의 기증에만 사용할 수 있다. 건강한 사람이 장기 기증만을 이유로 내원한 경우 주진단, 뇌사자 또는 사망자가 장기를 기증한 경우에는 기타진단으로 분류한다.

예 Healthy liver donor Z52.6
건강한 간 기증자

13) Z53(수행되지 않은 특정 처치를 위해 보건서비스에 접하고 있는 사람) 코드는 예정된 처치를 위해 입원하였으나 어떤 이유로 인해 그 처치를 시행하지 못한 경우에 부여하는 코드로, 그 이유에 따라 4단위 세분류한다. 특정 질환(금기증)으로 예정된 처치가 이루어지지 않은 경우 Z53.0(금기증 때문에 수행되지 못한 처치), 질환이 아닌 상황적 사유로 예정된 처치가 이루어지지 않은 경우 상황에 따라 Z53.1~Z53.9 코드를 부여한다.

예 Chronic tonsillitis (Admitted for tonsillectomy but canceled due to pneumonia) J35.0 Z53.0 J06.9
만성 편도염(편도절제술을 위해 입원하였으나 상기도 감염으로 수술 연기)
: 입원의 이유가 되는 진단이 주진단, 금기증인 질환 코드와 Z53코드는 기타진단으로 분류한다.

14) Z54(회복기) 코드는 환자가 회복기 상태에서 내원한 경우 부여한다. 회복기란 질병을 앓거나 외과 수술을 받은 뒤 또는 손상을 입은 뒤에 회복하는 과정을 말한다. 만약 원인질병에 대한 치료, 수술 및 처치에 대한 추가적인 치료, 수술 및 처치의 합병증 치료 등이 행해진 경우 주진단으로 부여할 수 없다.

6. 사회경제적 및 정신사회적 상황에 관련된 잠재적 보건위험이 있는 사람, Persons with potential health hazards related to socioeconomic and psychosocial circumstances (Z55–Z65)

1) 이 항목군은 교육 문제, 취업 문제, 소음 및 방사선 등의 위험요인에 직업적 노출, 물리적 환경 문제, 주택 및 경제적 상황 문제, 사회적 환경 문제, 소아기의 부정적 일상사건 문제, 양육 문제, 일차지원집단 문제 및 특정 및 기타 정신사회적 상황과 관련하여 잠재적 보건위험이 있는 경우를 분류한다. 특히 주진단이 정신장애인 사례에서 기타진단으로 분류할 수 있다. 선도어 Problem(문제)로 찾는다.

7. 기타 상황에서 보건서비스와 접하고 있는 사람, Persons encountering health services in other circumstances (Z70–Z76)

1) 이 항목군은 질병이 아닌 문제에 대한 상담이나 지원이 필요하여 의료기관을 내원한 경우를 분류한다. 성적 태도, 행동 및 지향에 관련된 상담, 식사 · 알코올남용 · 약물남용 · 담배남용 · HIV 상담, 담배사용 · 알코올사용 · 약물사용 · 육체운동결여 · 부적당한 식사습관 · 도박 · 인터넷 이용 등 생활양식에 관련된 문제, 생활–관리의 어려움에 관련된 문제, 간호제공자 의존성에 관련된 문제, 의료시설 및 보건관리에 관련된 문제, 반복처방전의 발행 등을 위해 내원한 경우 등을 포함한다. 선도어 Counseling(상담) 및 Problem(문제)으로 찾는다.

예	Smoking lifestyle problem 흡연 생활양식 문제	Z72.0

8. 가족 및 개인 기왕력과 건강상태에 영향을 주는 특정 병태에 관련된 잠재적 건강위험을 가진 사람, Persons with potential health hazards related to family and personal history and certain conditions influencing health status (Z80–Z99)

1) 이 항목군은 건강에 영향을 미칠 수 있는 가족력 및 개인력을 나타내거나 기타 건강상태에 영향을 줄 수 있는 잠재적 건강위험을 가진 사람에게 부여하기 위한 코드를 포함한다.

2) Z80–Z84(가족력) 코드는 환자에게 질환 발병의 높은 위험을 야기하는 특정 질병을 가진 경험이 있는 가족 구성원이 있는 경우 사용된다.

3) Z85–Z88(개인력) 코드는 더 이상 존재하지 않고 어떠한 치료도 받지 않지만 재발의 잠재력이 있어 계속적인 모니터링이 필요한 환자의 상태를 나타내기 위해 부여한다. 악성 신생물(Z85), 특정 기타 질환(Z86), 기타 질환 및 병태(Z87), 약물, 약제 및 생물학적 물질에 대한 알레르기(Z88)의 개인력을 포함한다.

예 Metastatic infiltrating duct carcinoma of skin C79.2 M8500/6 Z85.3 Z90.1
S/P mastectomy due to breast cancer
No recurrence at primary site
피부의 전이성 침윤성 관암종
유방암으로 인한 유방절제술 후 상태
원발부위 재발 없음

4) Z89–Z90(후천성 결여) 코드는 수술 후 또는 외상 후 후천적으로 사지 및 기타 신체기관의 일부 또는 전체 결여 상태를 나타내기 위해 부여한다.

예 Admitted for operative wound infection by T81.4 B95.6 Y83.6 Z90.4
Staphylococcus aureus S/P pancreatectomy
췌장절제술 받고 퇴원 후 황색포도알균에 의한 수술부위 상처 감염으로 입원

5) Z91-Z92(달리 분류되지 않은 위험요인 및 의학적 치료의 개인력) 코드는 약물 및 생물학적 물질 이외의 알레르기의 개인력, 의학적 치료에 대한 불순응의 개인력, 불량한 개인위생의 개인력, 자해의 개인력, 피임의 개인력, 방사선 조사의 개인력, 신생물질환에 대한 화학요법의 개인력 등을 분류한다.

6) Z93-Z99 코드는 환자에게 건강상태에 영향을 줄 수 있는 어떤 상태가 존재함을 나타내기 위해 부여한다.

첫째, Z93 인공개구상태(Artificial opening status)

환자에게 인공적인 개구가 존재하고 있음을 나타내기 위해 부여한다. 선도어 Status(지속상태)로 찾는다. 단, 인공개구에 대한 주의 또는 관리를 위해 내원한 경우에는 Z43.-으로 분류한다.

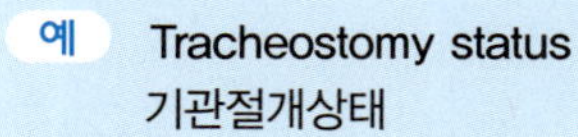

예 Tracheostomy status 기관절개상태	Z93.0

둘째, Z94 이식된 기관 및 조직의 상태(Transplanted organ and tissue status)

환자에게 이종 또는 동종 이식으로 대치된 기관 및 조직이 존재하고 있음을 나타내기 위해 부여한다. 선도어 Transplant(이식)으로 찾는다.

예 S/P Kidney transplantation 신장 이식 후 상태	Z94.0

셋째, Z95-Z97 심장 및 혈관 삽입물 및 이식편, 기타 기능성 삽입물 및 기타 장치의 존재(Presence of cardiac and vascular implants and grafts, other functional implants, and other devices)

환자에게 심장 및 혈관 삽입물 및 이식편, 비뇨생식기 삽입물, 안구내렌즈, 정형외과적 관절삽입물, 인공사지, 피임장치 등이 존재하고 있음을 나타내기 위해 부여한다.

> 예 S/P Percutaneous transluminal coronary angioplasty with stent — Z95.5 Z96.1
> Presence of pseudophakia
> 스텐트를 이용한 경피 경관 관상동맥 성형술 후 상태
> 거짓수정체의 존재

넷째, Z98 기타 수술 후 상태(Other postsurgical states)

환자가 장 우회 및 연결상태, 관절고정상태, 뇌척수액배출장치의 존재 상태임을 나타내기 위해 부여한다.

> 예 Ventriculo-peritoneal shunt status — Z98.2
> 뇌실복강 션트 수술후 상태

다섯째, Z99 달리 분류되지 않은 기능성 기계 및 장치에 대한 의존

환자가 흡인기, 호흡기, 신장투석기, 휠체어, 인공심장, 기타 및 상세불명의 기능성 기계 및 장치에 의존하는 상태임을 나타내기 위해 부여한다.

연습문제

1. Gynecology examination
   산부인과 검진

2. Lung cancer, ruld out
   배제된 폐암

3. Encounter for vaccination
   예방접종을 위한 내원

4. In vitro fertilization
   시험관 수정

5. Supervision of pregnancy elderly primigravida
   고령 초임녀 임신의 관리

6. Fitting and adjustment of dental prosthetic device
   치과보철 장치의 부착 및 조정

7. Healthy kidney donor
   건강한 신장 기증자

8. Tobacco use
   담배 사용

9. Family history of diabetes mellitus
   당뇨병의 가족력

10. Presence of pseudophakia
    인공수정체의 존재

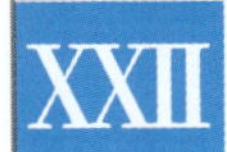

특수목적 코드(Codes for special purposes, U00-U99)

1. 이 장은 다음의 항목군을 포함한다.

U00-U18	병인이 불확실한 신종질환의 임시적 지정이나 응급사용	Provisional assignment of new diseases of uncertain etiology or emergency use
U82-U85	항균제 및 항암제 내성	Resistance to antimicrobial and antineoplastic drugs
U99	재발한 악성 신생물	Recurrent malignant neoplasm
U22-U32	한의병명	Disease Name of Korean Medicine
U50-U79	한의병증	Disease Pattern/syndrome of Oriental Medicine
U95-U98	사상체질병증	Disease Pattern/syndrome of Four-Constitutional Medicine

1) WHO ICD-10 업데이트 위원회에서는 필요 시 사용하기 위하여 남겨 놓았던 U코드를 2003년 10월부터 사용하도록 정하였으나, 우리나라에서는 KCD-5차 개정판을 발간한 2008년 1월 1일부터 제22장으로 추가하여 사용하고 있다.

이 장은 병인이 불확실한 신종질환의 임시적 지정이나 응급사용, 항균제 및 항암제 내성, 재발한 악성신생물, 한의병명 등 특수목적으로 사용되는 코드를 포함하고 있으며 다음의 6개 항목군과 51개의 3자리 분류(소분류)를 포함한다. 첫 자리 알파벳은 U를 사용한다.

2. 병인이 불확실한 신종질환의 임시적 지정이나 응급사용, Provisional assignment of new diseases of uncertain etiology or emergency use (U00-U18)

1) 이 항목군은 불확실한 병인에 의해 발생한 신종질환을 임시로 분류하기 위해 사용하는 코드를 포함한다.

2) U04(중증급성호흡증후군[SARS])은 2002년 중국과 동남아시아를 중심으로 세계적으로 확산되었던 신종 전염병으로 사스코로나바이러스 감염에 의해 발생하는 질환이다. SARS 추정환자를 발견시 'U04.9 상세불명의 중증급성호흡증후군' 코드를 부여한다.

예 Severe acute respiratory syndrome [SARS], unspecified U04.9
상세불명의 중증 급성 호흡기 증후군

3) 2015년 세계적으로 문제되었던 지카바이러스(Zika virus) 질환에 대해, WHO 지침에 따라 2016년부터 U06.9 코드를 부여하였다가 2019년 1월 1일부터는 A92.5 코드를 부여하는 것으로 변경되었으며 현재 U06.9는 사용하지 않는다.

4) U07(U07의 응급사용)은 WHO 지침에 따라 응급사용을 위한 코드로 사용되고 있다.

첫째, U07.0은 전자담배관련 장애(Vaping-related disorder)를 분류한다. 원하는 경우 폐렴 또는 다른 증상코드를 부가적으로 부여한다.

둘째, U07.1-U07.2 (코로나바이러스감염증-19[COVID-19])

코로나바이러스감염증-19는 Coronaviridae에 속하는 RNA 바이러스인 SARS-CoV2 감염에 의한 호흡기 증후군으로 1~14일(평균 4~7일) 잠복기를 가지며 발열, 권태감, 기침, 호흡곤란 및 폐렴 등 경증에서 중증까지 다양한 호흡기감염증 증상이 나타난다. 다음과 같이 바이러스 확인 유무에 따라 분류한다. 폐렴 또는 다른 증상의 분류를 원한다면 부가코드를 부여한다.

- U07.1 바이러스가 확인된 코로나바이러스 질환 2019 [바이러스가 확인된 코로나-19]
  Coronavirus disease 2019, virus identified [COVID-19, virus identified]

: 코로나-19가 임상징후 또는 증상의 중증도에 관계없이 검사실 검사에 의해 확인된 경우에 이 분류코드를 부여한다.

상세불명 부위의 코로나바이러스 감염(B34.2), 다른 장에서 분류된 질환으로서의 코로나바이러스(B97.2), 상세불명의 중증급성호흡증후군(U04.9)은 제외된다.

- U07.2 바이러스가 확인되지 않은 코로나바이러스 질환 2019 [바이러스가 확인되지 않은 코로나-19]
  Coronavirus disease 2019, virus not identified [COVID-19, virus not identified]

: 코로나-19가 임상 또는 역학적으로 진단되었지만, 검사실 검사가 확정적이지 않거나

불가능한 경우에 이 분류코드를 부여한다.

상세불명 부위의 코로나바이러스 감염(B34.2), 검사실 검사에 의해 확인된 코로나-19(U07.1), 특수선별검사(Z11.5), 의심되었지만 검사실 결과 음성에 의해 배제된 경우(Z03.8)는 제외된다.

5) U18(신종질환의 국내 임시적 지정이나 응급사용)은 국내에서 신종질환을 임시 분류하기 위해 사용하는 코드로 중동호흡기증후군[MERS]을 U18.0으로 분류하도록 지정하였다.

3. 항균제 및 항암제 내성, Resistance to antimicrobial and antineoplastic drugs (U82–U85)

1) 이 항목군은 달리 분류된 세균 감염에서, 항생제에 내성이 있는 세균 감염체를 나타내기를 원할 때 부가적 코드로서 사용되는 코드로, 주진단 코드로는 사용할 수 없다.

2) U82(베타락탐항생제 내성), U83(기타 항생제 내성), U84(기타 항균제 내성), U85(항암제 내성)로 분류된다.

예 1 Urinary tract infection due to ESBL(Extended spectrum betalactamase resistance)–resistant E.coli N39.0 B96.2 U82.2
광범위 베타락탐계 내성을 가진 대장균에 의한 요로감염

예 2 Sepsis due to MRSA(Methicillin resistant staphylococcus aures) A41.0 U82.1
메티실린 내성 황색포도알균에 의한 패혈증

3) 'U83.7 여러 항생제 내성'은 세균감염체가 2개 이상의 항생제에 내성이 있지만, 어떤 항생제가 '주진단'에 가장 기여하는지를 결정하기 어려울 때 사용하는 코드이다.

4) U84.3 항결핵제 내성은 다약제내성 결핵(Multi–Drug resistance TB; MDR–TB), 광범위약제내성 결핵(Extensively drug–resistance TB; XDR–TB), 상세불명의 항결핵

제 내성으로 5단위 세분류한다.

4. 재발한 악성 신생물, Recurrent malignant neoplasm (U99)

1) U99는 재발한 악성 종양에 대해 재발임을 구분해주기 위해서 부가분류코드로 사용한다.

> 예 Recurrent adenocarcinoma of duodenum C17.0 M8140/3 U99
> 십이지장의 재발 선암종

5. 한의병명(韓醫病名), Disease Name of Korean Medicine (U22–U32)

1) 이 항목군은 한의분류에 따른 한의병명을 분류하는 코드로, 조병, 울증, 화병, 식적, 산후풍 등의 한의병명을 진단받은 경우에 부여한다. 일부 한의병명은 A00–Z99에 포함되어 있다.

> 예 환자는 오랜 기간 동안 가정불화로 스트레스를 받아왔는데 최근 가슴이 답답하고 숨쉬기가 어려워지는 경우가 종종 생겨서 외래에 내원했다. 환자는 화병으로 진단받았으며 외래에서 진료를 시행하였다.
> U22.2 화병(火病)

6. 한의병증(韓醫病證), Disease Pattern of Korean Medicine (U50–U79)

1) 이 항목군은 한의분류에 따른 한의병증을 분류하는 코드로, 풍한증, 기허증, 혈허증 등의 한의병증을 진단받은 경우에 부여한다.

7. 사상체질병증(四象體質病證), Four constitutional medicine patterns (U95–U98)

1) 이 항목군은 사상체질의학에 따라 소음인병증, 소양인병증, 태음인병증, 태양인병증을 분류하는 코드이다.

〈한의분류번호 부여 지침〉

한의분류는 ICD에 근거한 기존 KCD 분류로는 표현할 수 없는 한의학 고유의 개념을 분류하기 위해서 보완적으로 만들어졌다. 기존 KCD 분류 'A00–Z99'에서 우선적으로 코드를 선정하고, 기존 KCD 분류로는 분류가 용이하지 않거나 한의학적 개념이 명확하다고 판단될 경우에 한의분류번호(U 코드)를 사용한다.

한의분류번호는 다음과 같은 기본지침을 따른다.

1) 먼저 기존 KCD 코드를 사용할 것인가, 혹은 한의분류번호를(U 코드)를 사용할 것인가를 결정한다.
2) 기존 KCD 코드를 사용하기로 결정하였다면 KCD–9의 지침(한국표준질병사인분류 제2권 지침서 및 코딩지침서)에 따라 분류한다.
3) 한의분류번호(U 코드)를 사용하기로 결정하였다면 한국표준질병사인분류(한의) 코드를 참고하여 한의병명을 사용할 것인가, 한의병증명 혹은 사상체질병증명을 사용할 것인가를 결정한다.
   - 한의병명을 사용하기로 결정하였다면 세부 병명에 따라 U22–U32 중 하나의 코드를 선택한다.
   - 한의병증을 사용하기로 결정하였다면 세부 병증에 따라 U50–U79 중 하나의 코드를 선택한다.
   - 사상체질병증을 사용하기로 결정하였다면 세부 병증에 따라 U95–U98 중 하나의 코드를 선택한다.
4) U 코드를 사용할 경우 이와 중복되는 별도의 KCD 코드를 사용할 필요는 없다.

연습문제

1. Observation for suspected Coronavirus disease 2019, virus identified (COVID-19, virus identified)
   코로나-19가 의심되어 내원, 검사결과 코로나-19 바이러스 확인됨

2. Observation for suspected Coronavirus disease 2019, ruled out
   코로나-19가 의심되어 내원, 검사결과 음성으로 확인됨

3. Need for immunization against COVID-19, unspecified
   상세불명의 코로나-19에 대한 예방접종의 필요

4. Correct administration of COVID-19 vaccine in prophylactic therapeutic use as the cause of any adverse effect
   모든 유해작용의 원인이 된 예방적 치료용으로 정당하게 투여된 코로나-19 백신

5. Postoperative wound infection due to VRE(Vancomycin-Resistant Enterococci)
   반코마이신 내성 장내구균에 의한 수술 상처 감염

제4과

주된병태 선정지침

학습목표

1. 주된병태 선정 지침에 대해 설명할 수 있다.

제3과에서는 계통별 단일질환을 정확히 분류하는 방법을 배웠다. 그런데 질병에 이환된 환자들은 한 가지 이상의 질환에 노출된 경우가 많다. 이때 여러 진단 중에서 어느 진단을 우선시하여 자료를 정리할지 정하는 것은 중요한 과정이다. 환자의 임상적 주요 문제를 설명할 뿐만 아니라, 특정 의료자원을 소모한 정당성을 부여해 주기 때문이다. 우선되는 진단을 정하는 것은 의료진의 일이지만, 질병분류의 원칙상 제시되는 기준도 있으므로, 이러한 기준이 적용되어 선정되는지 관리하여야 한다.

한 환자의 단위 진료기간 중 여러 진단 중에서 우선시 되는 진단을 주진단(Principal diagnosis)이라고 한다. ICD-10에서는 주된병태(main condition)라는 용어를 사용하고 있다. 우선되는 진단과 기타 진단에 관한 용어를 정리하면 다음과 같다.

표 4-1 최종진단, 주진단, 주된 병태 등의 정의

구분	정의
최종진단 (Final diagnosis)	환자의 입원기간 중의 모든 자료가 다 모여진 후 또는 어느 일련의 진료에 관련된 모든 검사가 완료된 후 기록된 진단 The diagnosis recorded after all data accumulated in the course of a patient's hospitalization or other circumscribed episode of medical care have been studied
주진단 (Principal diagnosis)	모든 검사가 완료된 이후에 내려진 진단 중에서 환자가 입원 치료를 하게 된 주요 원인이 되는 진단 The diagnosis of the condition established after study to be chiefly responsible for occasioning the admission of the patient to the hospital for care
주된병태 (Main condition)	진료의 최종시점에서 확진된 것으로서 그 환자의 치료나 검사를 가장 필요로 했던 상태 The condition, diagnosed at the end of the episode of health care, primarily responsible for the patient's need for treatment or investigation
기타진단 (Other diagnosis)	입원 시 가지고 있었거나 입원 후 발생한 상태 또는 치료나 재원기간에 영향을 주는 상태 All the condition that coexist at the time of admission, that developed subsequently, or that affect the treatment received and/or length of stay
부가진단 (Additional diagnosis)	Comorbidities 또는 complications와 같이 주된병태 이외의 진단들, 기타진단과 같은 뜻임
복합질병 (Comorbidity)	주진단과 함께 입원 당시 이미 가지고 있었던 상태로 재원일수 증가의 원인이 됨 A pre-existing condition that will, because of its presence with a specific principal diagnosis, cause an increase in the patient's length of stay
합병증(Complication)	병원에서 관찰과 치료를 시작한 후에 야기된 상태로 환자 질병의 경과나 치료의 변경을 요하는 상태를 설명하는 부가적 진단명 An additional diagnosis that describes a condition arising after the beginning of hospital observation and treatment and modifying the course of the patient's illness or the medical care required

주처치 (Principal procedure)	진단이나 시험적 목적으로 실시한 처치 또는 합병증 치료를 위한 처치가 아니라 분명한 치료 목적으로 실시된 처치를 말함. 만약 이러한 처치가 두 가지 이상이라면 주된병태에 관련된 처치를 주처치로 선정해야 함 One that was performed for definitive treatment rather than one performed for diagnostic or exploratory purposes, or was necessary to take care of a complication. If there appear to be two procedures that are principal, then the one most related to the principal diagnosis should be selected as the principal procedure

1. 두 개의 코드로 설명되는 주진단

하나의 주진단이 두 개의 코드로 분류되는 경우에는 다음과 같은 기준이 적용된다.

1) 검표와 별표의 이원분류

†표와 *표로 이원분류되는 경우, 하나의 코드만을 선정해야 하는 경우에는 †표 코드가 우선이다. 그러나 치료의 주요 초점이 질병의 발현 증세인 경우에는 검표와 별표의 순서가 바뀔 수도 있다(KCD-9 제2권 3.1.3)

예 Tuberculous peritonitis A18.30† K67.3*

2) 신생물 분류에서 부위별 진단명과 형태학적 진단명이 부여되는데, 우선하는 진단은 부위별 진단이다.

예 Gastric cancer, antrum C16.39 M8130/3
Adenocarcinoma, moderate differentiated

2. 다발성 병태의 분류

다발성 손상, 과거 질병, 손상의 다발성 후유증, 사람면역결핍바이러스(HIV) 질환에서 나타나는 다발성 병태와 같이 여러 개의 주된병태가 있을 때는 가장 중요하고 의료자원의 소모가 가장 많은 것을 고려하여 주된병태로 선정한다.

1) 두개골 및 안면골의 골절과 관련되어 두 개내 손상이 있을 때는 두 개내 손상을 주된병태로 한다.

예		
	Fx. parietal bone Intracranial hematoma 두정골 골절 두개내 혈종	S06.80 S02.00

2) 사람면역결핍바이러스(HIV) 질환은 다른 여러 질병을 유발시키므로 환자는 동시에 여러 질병에 대해 치료를 받게 되는 경우가 많다. 이때 다른 질병을 유발시킨 B20-B23의 HIV질환을 주된병태로 분류한다.

예		
	HIV disease and Kaposi sarcoma HIV질병과 카포시육종	B21.0 C46.0 M9140/3

3. 의증, 증상의 분류

1) 어떤 증상의 원인이라고 추측되는 두 질환 중 어느 것이 원인인지 확실하지 않은 경우 그 증상을 주된병태로 분류한다.

예		
	Gastrointestinal hemorrhage uncertain whether due to gastric ulcer or esophagitis 위궤양 때문인지 식도염 때문인지 불확실한 위장관 출혈	K92.2 K25.41 K20.8

2) 진료가 종결되는 시점에서도 확진이 내려지지 않은 경우, 증상, 검사의 이상소견 등을 주된병태로 한다.

예		
	Chest pain Ruled out, acute myocardial infarction 흉통 급성 심근경색 제외됨	R07.4 Z03.4

4. 복합진단의 분류

진료 개시 후 입원 사유와 관련이 없는 새로운 병태가 발생한 경우, 새로운 병태로 인한 자원소모가 더 컸다면 이를 주된병태로 선정한다.

예 Dibetes Mellitus type II S72.080 W06.2 E11.33† H36.0*
Diabetic retinopathy
Fx. Femoral neck
2형 당뇨
당뇨병성 망막병증
대퇴골경부 골절
(당뇨병성 망막병증 수술을 위해 안과로 입원하였으나, 입원 첫날 침대에서 낙상하여 대퇴골경부가 골절되어 정형외과로 전원 후 내부고정장치를 삽입한 관혈적 정복수술을 실시하였다. 4주후 정형외과에서 퇴원하였다.)

5. 손상과 외인 분류

어떤 외부 원인으로 손상이 발생한 경우 손상의 내용(XIX장)을 주된병태로 분류하고 외인(제XX장)을 부가진단으로 분류한다.

예 Colles' fracture caused by fall due to tripping on uneven S52.520 W01.49
고르지 못한 포장도로에 걸려 넘어져서 발생한 콜리스 골절

6. 급성과 만성 병태의 분류

주된병태 진단에 "급성"과 "만성"진단이 함께 있고 제3권 색인 상에 두 가지의 분류가 각각 되어있다면, "급성"을 주된병태로 분류한다.

예 Acute and chronic pancreatitis K85.9 K86.1
급성과 만성 췌장염

7. 포괄적 진단명과 세부적 진단명이 있을 때의 분류

기재된 두 진단 중에서, 넓은 의미의 범주로 기재된 진단에 포함되는 세부적이고 구체적인 진단이 있다면, 세부적 진단을 주된병태로 분류하고 넓은 범주의 일반적 용어 진단은 분류하지 않는다.

예	Congenital heart disease Atrial septal defect 선천성 심장질환 심방중격결손증 Congenital heart disease에 해당하는 Q24.9는 부여하지 않는다.	Q21.19

8. 치료 후 의학적 관리를 위한 입원

악성종양의 진단과 일차적 치료를 완료한 환자가 치료 효과를 더 견고히 하기 위하여 항암약물치료 또는 방사선치료를 받기 위해 입원하는 경우, 치료받은 악성종양을 주된병태로 선정하지 않고, 입원한 이유가 되는 의학적 관리 내용을 주된병태로 분류한다.

예	Stomach cancer, adenocarcinoma S/P total gastrectomy Admitted for chemotherapy 위암, 선암종 위절제술 후 상태 항암화학 치료를 위한 입원	Z51.1 C16.99 M8140/3 Z90.3

제5과

질병군별 포괄수가제

학습목표

1. 포괄수가제와 DRG의 정의에 대해 설명할 수 있다.
2. 질병군별 포괄수가제의 도입 배경 및 목적에 대해 설명할 수 있다.
3. DRG 대상질환군의 DRG번호 생성을 수행할 수 있다.
4. 신포괄수가제에 대해 설명할 수 있다.

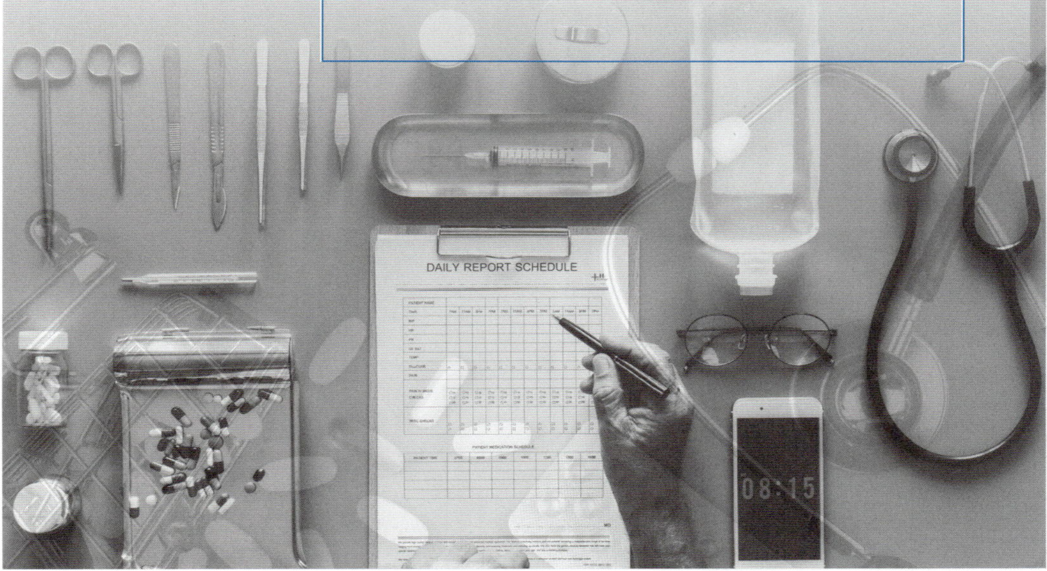

포괄수가제(Case-payment)는 입원환자를 주진단 및 기타진단, 수술 · 처치명, 연령, 진료결과 등을 기준으로 유사한 질환군으로 분류하여 환자군 별로 사전에 일정한 급여액을 정하여 진료비를 정액 지불함으로 병원진료의 효율성을 제고하며, 동시에 진료비 청구 및 지불관련 행정서비스의 단순화를 기하는 제도이다. 즉, 한 환자가 병원에 입원해 있는 동안 제공된 의료서비스 하나 하나의 사용량과 가격에 의해 진료비를 계산, 지급하는 것이 아니라, 환자가 어떤 질병의 진료를 위해 입원했었는가에 따라 미리 책정된 일정액의 진료비를 지급하는 지불방식이다.

포괄수가제에서 유사한 질환군으로 범주화하는 대표적 분류군이 DRG(Diagnosis Related Groups)이다. DRG는 "진단명 기준 환자군"이라고 번역되며, 병원경영개선의 목적으로 미국의 예일대학팀에 의해 1960년대 말부터 10여년에 걸쳐 개발된 입원환자 분류체계로, 질병군별(DRG) 분류체계에서 모든 입원환자들은 주진단명 및 부상병명, 수술명, 연령, 성별, 진료결과 등에 따라 진료내용이 유사한 질병군으로 분류되는데, 이때 하나의 질병군을 DRG라고 한다.

1. 질병군별 포괄수가제 도입 배경 및 목적

가. 도입 배경

미국의 DRG 개발과 적용의 영향으로 캐나다, 호주, 대만 등 세계 여러나라에서 포괄수가제를 도입하는 추세에 발맞춰, 우리나라에에서도 서울대병원연구소에서 한국형 DRG를 개발하였다.

보건복지부에서는 1997년 2월부터 2001년 12월까지 DRG시범사업을 시작하였고, 2002년 1월부터는 본사업을 시작하였다. 점차 DRG 적용 종별 의료기관을 확대하여 2013년 7월부터는 전국 모든 의료기관으로 확대되었다.

나. 도입 목적

질병군별 포괄수가제를 도입하는 목적은 다음과 같다.

1) 행위별수가제도에서 의료비상승 가속화에 대한 보완

의료서비스 제공량을 늘려야 의료기관의 수익이 증가하는 행위별수가제의 의료비 상승 부담을 줄이기 위해, 질병군별 미리 책정된 일정액의 진료비에서 의료기관의 자체비용절감으로 유도하는 기전을 제공한다.

2) 진료비 청구 · 심사시 복잡하고 과중한 업무량의 단순화

의료기관에서 약 4천여 세부항목의 행위, 약 1만2천항목의 약품사용, 약 30천여 종의 재료사용에 대해 일일이 처방전을 분류해서 청구하여야 하며, 지불자는 진료비 청구명세서상의 행위, 투약, 재료사용 등을 진료내역과 고시내용에 따라 일일이 대조 심사한 후 진료비를 지급하고 있는 현행 행위별의 심사 청구업무를 질병군별로 미리 정하여진 금액지급으로 단순화한다.

3) 어려운 수가 관리의 단순화

개별행위를 지불단위로 하고 있어 약 4만여 개가 넘는 품목별로 수가기준 및 항목별 수가인상률을 결정해야 하는 어려움이 있으나 포괄수가에서는 질병군별 수가관리로 단순화된다.

4) 의료인, 보험자가간 마찰 · 갈등요인 해소

개별행위를 대상으로 하는 임상 고유영역의 심사 때문에 의학의 전문성과 진료의 자유성에 대한 시비가 끊이지 않으나, 포괄수가에서는 질병군별로 정하여진 금액을 우선 보상함으로 의료인과 보험자가 심사관련 마찰이 해소된다.

다. 도입에 따른 기대효과

1) 환자 입장

실질적인 보험급여범위의 확대와 비급여범위 축소로 환자 본인 부담금이 행위별수가제에서 보다 경감되는 효과가 있다.

2) 의료기관 입장

진료의 자율성 보장 및 진료비 청구업무의 간소화에 따른 행정비용 절감 효과가 있다. 또한 수가계산 방식의 간편화 · 단순화로 진료비 부담과 관련한 환자와의 마찰 감소와 비용 효과적인 진료에 따른 진료수익이 증가되는 효과가 있다.

3) 기타

지불단위가 세분화된 행위별수가제에 비하여 지불단위의 포괄화로 수가기준 관리가 용이해지며, 불필요한 행위 및 약제 · 재료사용 감소로 보험재정의 증가 억제 효과가 도모된다.

2. DRG 대상 질환군

DRG 대상 질환군은 시범사업을 거쳐 본 사업까지 오는 동안 여러 번 추가, 제외되어오다가 2009년 1월부터 다음의 4개 진료과, 7개 질환군으로 지정되었다.

- **안과** : 수정체수술(백내장수술)
- **이비인후과** : 편도 및 아데노이드 수술
- **외과** : 충수절제술(맹장염수술), 항문수술(치질수술 등), 서혜 및 대퇴부 탈장수술(장관절제 미동반)
- **산부인과** : 제왕절개분만, 자궁 및 자궁부속기(난소, 난관 등) 수술(악성종양 제외)

가. DRG 분류 관련 용어

1) KDRG(Korean Diagnosis Related Groups, 한국형 진단명기준환자군)

진단명과 시술명을 이용해서 임상적 의미와 의료자원소모 유사성 측면에서 동질한 그룹으로 분류하는 한국형 입원환자분류체계이다.

2) MDC(Major Diagnositic Category, 주진단 범주)

환자들을 유사한 의미를 갖는 그룹으로 구분짓기 위하여 모든 임상사례를 23개(실제로는 26개)의 주진단 범주(MDC)로 구분하였다.

표 5-1 MDC(Major Diagnositic Category, 주진단 범주)

MDC 번호	명칭
PreMDC	
MDC 01.	Diseases and Disorders of the Nervous System
MDC 02.	Diseases and Disorders of the Eye
MDC 03.	Diseases and Disorders of the Ear, Nose, Mouth and Throat
MDC 04.	Diseases and Disorders of the Respiratory System
MDC 05.	Diseases and Disorders of the Circulatory System
MDC 06.	Diseases and Disorders of the Digestive System
MDC 07.	Diseases and Disorders of the Hepatobiliary System and Pancreas
MDC 08.	Diseases and Disorders of the Musculoskeletal System and Connective Tissue
MDC 09.	Diseases and Disorders of the Skin, Subcutaneous Tissue and Breast
MDC 10.	Endocrine, Nutritional and Metabolic Diseases and Disorders
MDC 11.	Diseases and Disorders of the Kidney and Urinary Tract
MDC 12.	Diseases and Disorders of the Male Reproductive System
MDC 13.	Diseases and Disorders of the Female Reproductive System
MDC 14.	Pregnancy, Childbirth and Puerperium.
MDC 15.	Newborns and Other Neonates
MDC 16.	Diseases and Disorders of the Blood and Blood-Forming Organs and Immunological Disorders
MDC 17.	Neoplastic Disorders (Haematological and Solid Neoplasms)
MDC 18-1.	Infectious and Parasitic Disease(HIV)
MDC 18-2.	Infectious and Parasitic Disease
MDC 19.	Mental Diseases and Disorders
MDC 20.	Alcohol/Drug Use and Alcohol/Drug Induced Organic Mental Disorders
MDC 21-1.	Multiple Trauma
MDC 21-2.	Injuries, Poisoning and Toxic Effects of Drugs
MDC 22.	Burns
MDC 23.	Factors Influencing Health Status and Other Contacts with Health Services

3) ADRG(Adjacent Diagnosis Related Groups, 기본DRG)

한국형 입원환자분류체계에서 MDC 분류를 거쳐 수술 여부에 따라 외과계 질병군과 내과계 질병군으로 구분 이후, 연령이나 합병증을 이용하여 DRG를 세분화하기 이전 단계의 분류이다.

4) RDRG(Refined Diagnosis Related Groups, 최종DRG)

연령구분과 기타진단을 이용하여 중증도 분류가 이루어진 최종적인 DRG이다.

나. KDRG 분류 과정

분류 과정에서 사용되는 진단명의 코드는 "한국표준질병 · 사인분류(KCD)"가 사용되며, 수술명, 즉 의료행위분류 코드는 "건강보험요양급여비용" 목록표를 사용한다.

1) 1단계

주진단에 따라서 입원환자를 23개의 MDC 중 하나로 분류한다.

2) 2단계

환자가 수술을 받았는지 여부에 따라 외과계/내과계 질병군을 구분

3) 3단계

외과계 질병군은 수술명, 내과계 질병군은 주진단명에 따라 질병군을 결정한다. 이 단계까지의 분류를 ADRG라고 한다.

4) 4단계

연령 구분과 기타진단명을 이용한 중증도 분류로 최종DRG를 결정한다. 이 단계까지의 분류를 RDRG라고 한다.

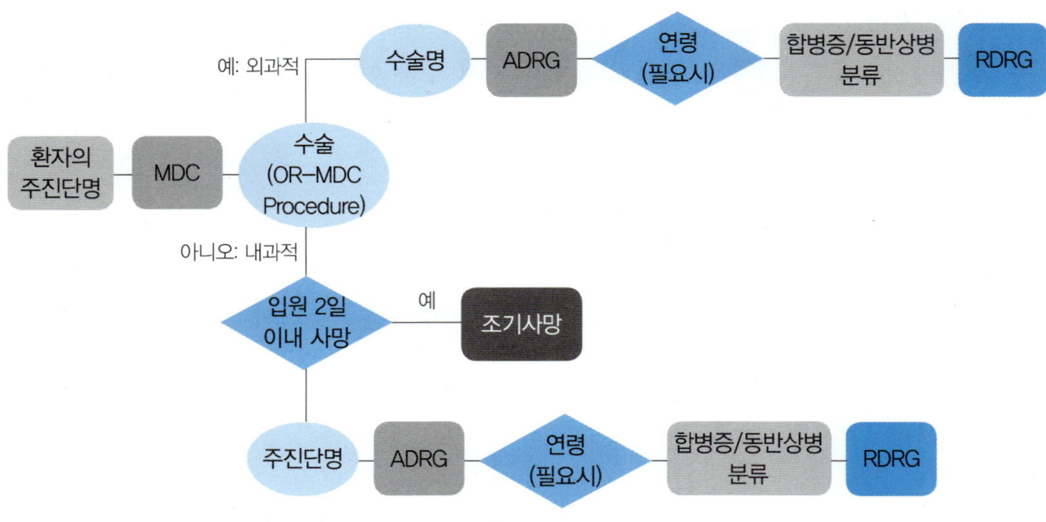

그림 5-1 질병군 분류번호 분류체계도

다. KDRG 코드 구조

KDRG는 여섯자리로 구성되어 있으며 위치에 따라 분류내용을 반영한다. 예를 들어 "중증도를 동반한 17세 이상 편도 및 아데노이드절제술을 받은 환자의 KDRG 코드, D11121"의 구조는 다음과 같다.

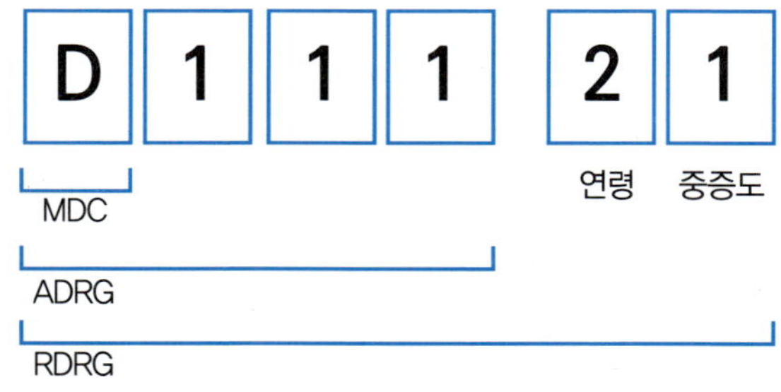

그림 5-2 KDRG 코드구조 사례

라. KDRG 생성 프로그램

환자에 대한 일반사항과 DRG번호 생성을 위한 진단코드, 의료행위코드 등을 입력하면 "실행결과"에 KDRG 분류번호가 생성되며, 진료비 등이 게시된다.

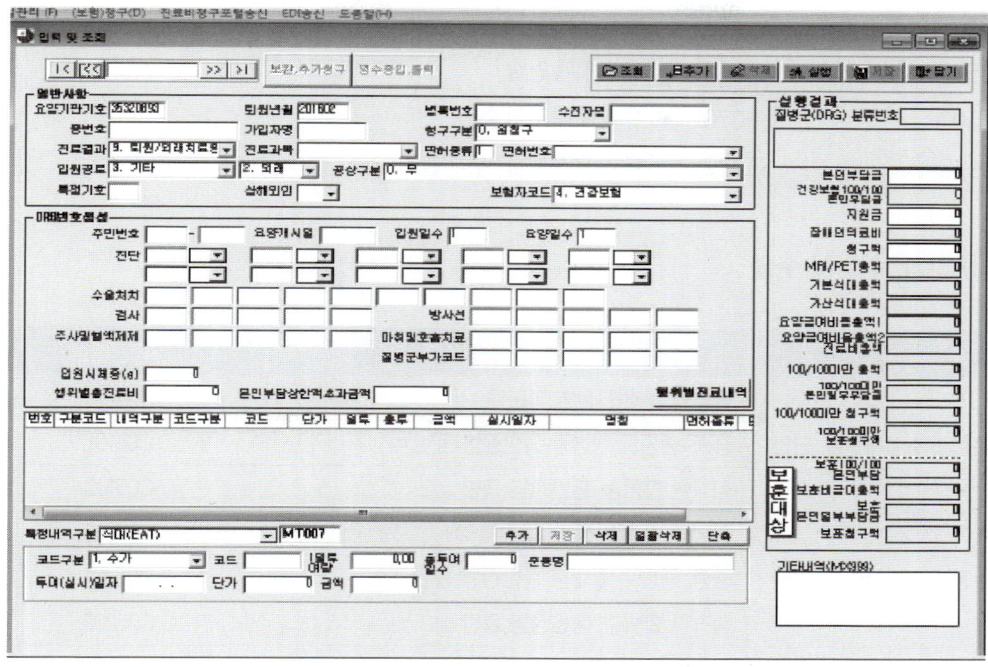

그림 5-3 DRG 화면

마. 4개 진료과 7개 질병군의 진단 및 의료행위

1) 안과계 질병군 범주

가) 주진단

『안과계 주진단범주』에 분류된 주진단

나) 해당 외과계 시술

자511가	S5111	백내장 및 수정체수술-수정체낭외 또는 낭내적출술
자511나	S5119	백내장 및 수정체수술-수정체유화술
자511라	S5110	백내장 및 수정체수술-모양체평면부수정체절제술
자511-1가1	S5117	인공수정체삽입술-일차(백내장수술과 동시 실시)
자511-1가2	S5116	인공수정체삽입술-이차
자511-1나	S5118	인공수정체교환술

with or without

자505	S5050	유리체흡인술
자507	S5070	유리체내주입술
자512나	S5122	유리체절제술-부분절제

다) 안과, 수정체 수술

	질병군 명칭	질병군번호
수정체 소절개수술, 단안	합병증 및 동반상병 미분류 = 0	C05100
	중증, 중등도 합병증 동반상병 동반 = 1	C05101
	심각한 합병증, 동반상병 동반 = 2	C05102
수정체 소절개수술, 양안	합병증 및 동반상병 미분류 = 0	C05200
	중증, 중등도 합병증 동반상병 동반 = 1	C05201
	심각한 합병증, 동반상병 동반 = 2	C05202
수정체 대절개수술, 단안	합병증 및 동반상병 미분류 = 0	C05300
	중증, 중등도 합병증 동반상병 동반 = 1	C05301
	심각한 합병증, 동반상병 동반 = 2	C05302
수정체 대절개수술, 양안	합병증 및 동반상병 미분류 = 0	C05400
	중증, 중등도 합병증 동반상병 동반 = 1	C05401
	심각한 합병증, 동반상병 동반 = 2	C05402

라) 사례와 DRG 번호 생성

예: 노인성 백내장으로 양안 수정체 소절개수술을 받고 인공수정체를 삽입하였다.

DRG 번호 생성

주진단코드	H2592
주수술코드	S5111
부수술코드	S5117
DRG 번호	C05200 (수정체 소절개 수술(유리체절제술 유무와 무관), 양안, 심각하거나 중증 혹은 중등도의 합병증이나 동반상병 미동반)

2) 이비인후과계 질병군 범주

가) 주진단

『이비인후과계 주진단범주』에 분류된 주진단

나) 해당 외과계 시술

자228	Q2280	아데노이드절제술
자228주	Q2281	아데노이드절제술 내시경하에서 실시한 경우
자230	Q2300	편도전적출술
자231	Q2310	설편도절제술

다) 이비인후과, 편도 및 아데노이드절제술

	질병군 명칭	질병군번호
편도 및 아데노이드 절제술(0~17세)	합병증 및 동반상병 미분류 = 0	D11110
	심각, 중증, 중등도 합병증 동반 = 1	D11111
편도 및 아데노이드 절제술(17세 이상)	합병증 및 동반상병 미분류 = 0	D11120
	심각, 중증, 중등도 합병증 동반 = 1	D11121

라) 사례와 DRG 번호 생성

예: 만성편도선염(chronic tonsillitis)으로 편도와 아데노이드절제술을 받은 25세의 환자

DRG 번호 생성

주진단코드	J350
주수술코드	Q2300, Q2280
DRG 번호	D11120 (편도 및 아데노이드 절제술, 연령 > 17, 심각하거나 중증 혹은 중등도의 합병증이나 동반상병 미동반)

3) 외과계 질병군 범주

가) 주진단

소화기계 주진단범주에 분류된 주진단

G081 복잡한 주진단에 의한 충수절제술」과 「G083 복강경을 이용한 복잡한 주진단에 의한 충수절제술」은 아래의 주진단만 해당

C181　　충수 악성 신생물
K352　　범복막염을 동반한 급성 충수염
K353　　국소복막염을 동반한 급성 충수염

나) 해당 외과계 시술

(1) 충수절제술(G081, G082, G083, G084)

자285　Q2850　충수주위농양절개술
자286가　Q2861　충수절제술(단순)
자286나　Q2862　충수절제술(천공성)
자286다　Q2863　충수절제술(충수농양절제 및 충수주위농양배액술)

(2) 탈장수술(G095, G096, G097, G098)

자275나1　Q2755　서혜부허니아근본수술(기타의 것, 고위결찰만 하는 경우)
자275나2　Q2756　서혜부허니아근본수술(기타의 것, 고위결찰 및 후벽보강·인공막 이용 포함)
자275-1　Q2757　대퇴허니아수술

(3) 항문수술(G102, G104, G105, G106)

- G102 복수항문수술 Multiple Anal Procedures
  G104 기타항문수술 또는 G106 주요 항문수술 질병군에 해당하는 2개 이상의 시술
- G104 기타항문수술 Other Anal Procedures

자288가1　Q2881　직장항문주위농양수술(표재성-절개배농)
자288가2　Q2882　직장항문주위농양수술(표재성-괄약근절개동반)
자293가1　Q2933　직장탈교정술(회음부수술)-경화요법
자295　Q2950　치열수술
자297나3나　Q2978　고위 혹은 복잡형치루수술(시톤수술-절단술)

자299가 Q2991 항문협착증교정술-항문협착부위절단술
자301다 Q3012 혈전성치핵(내치핵)절제술
자306가 Q3062 화농성한선염수술[항문 및 직장주위]-절제 및 조대술

- G105 원형자동문합기를 이용한 치핵절제술

자301라주2 Q3017 치핵수술(치핵근치술)-원형자동문합기를 이용하여 치핵절제술을 실시하는 경우

- G106 주요 항문 수술 Major Anal Procedures

자288나 Q2883 직장항문주위농양수술(심부)
자291 Q2910 고위직장루수술
자293가4 Q2936 직장탈교정술(회음부수술)-기타
자297가 Q2974 저위관통형치루절개술 및 절제술
자297나1 Q2975 고위 혹은 복잡형치루수술(한리수술 및 기타괄약근보존술식)
자297나2 Q2976 고위 혹은 복잡형치루수술(근충전술 혹은 점막근육편이동)
자297나3가 Q2977 고위 혹은 복잡형치루수술(시톤수술-설치술)
자299나 Q2992 항문협착증교정술(피부판, 피부편이용)
자300-1가 Q3002 항문괄약근성형술(괄약근만성형)
자300-1나 Q3003 항문괄약근성형술(괄약근 및 거상근성형)
자301라 Q3013 치핵근치술
자301라주1 Q3014 교액성환상치핵의수술
자302 Q3020 직장류교정수술
자306나 Q3063 화농성한선염수술[항문 및 직장주위]-광범위절제술
자408-1가 R4085 직장질루교정술-질부조작
자408-1나 R4086 직장질루교정술-경항문 혹은 경회음부조작
자408-1다 R4087 직장질루교정술-복부조작

다) 외과계 수술

(1) 충수절제술

	질병군 명칭	질병군번호
복잡한 주진단에 의한 충수절제술	합병증 및 동반상병 미분류 = 0	G08100
	중증, 중등도 합병증 동반상병 동반 = 1	G08101
	심각한 합병증, 동반상병 동반 = 2	G08102

복잡한 주진단이 없는 충수절제술	합병증 및 동반상병 미분류 = 0	G08200
	중증, 중등도 합병증 동반상병 동반 = 1	G08201
	심각한 합병증, 동반상병 동반 = 2	G08202
복강경을 이용한 복잡한 주진단에 의한 충수절제술	합병증 및 동반상병 미분류 = 0	G08300
	중증, 중등도 합병증 동반상병 동반 = 1	G08301
	심각한 합병증, 동반상병 동반 = 2	G08302
복강경을 이용한 복잡한 주진단이 없는 충수절제술	합병증 및 동반상병 미분류 = 0	G08400
	중증, 중등도 합병증 동반상병 동반 = 1	G08401
	심각한 합병증, 동반상병 동반 = 2	G08402

(2) 서혜 및 대퇴부 탈장수술(신생아는 제외)

	질병군 명칭	질병군번호
복강경을 이용한 서혜 및 대퇴부 탈장수술, 단측	합병증 및 동반상병 미분류 = 0	G09500
	중증, 중등도 합병증 동반상병 동반 = 1	G09501
	심각한 합병증, 동반상병 동반 = 2	G09502
서혜 및 대퇴부 탈장수술, 단측(연령 0~7세)	합병증 및 동반상병 미분류 = 0	G09610
	중증, 중등도 합병증 동반상병 동반 = 1	G09611
	심각한 합병증, 동반상병 동반 = 2	G09612
서혜 및 대퇴부 탈장수술, 단측(연령 8~69세)	합병증 및 동반상병 미분류 = 0	G09620
	중증, 중등도 합병증 동반상병 동반 = 1	G09621
	심각한 합병증, 동반상병 동반 = 2	G09622
서혜 및 대퇴부 탈장수술, 단측(연령 69세 이상)	합병증 및 동반상병 미분류 = 0	G09630
	중증, 중등도 합병증 동반상병 동반 = 1	G09631
	심각한 합병증, 동반상병 동반 = 2	G09632
복강경을 이용한 서혜 및 대퇴부 탈장수술, 양측	합병증 및 동반상병 미분류 = 0	G09700
	심각, 중증, 중등도 합병증 동반 = 1	G09701
서혜 및 대퇴부 탈장수술, 양측(연령 0~7세)	합병증 및 동반상병 미분류 = 0	G09810
	중증, 중등도 합병증 동반상병 동반 = 1	G09811
	심각한 합병증, 동반상병 동반 = 2	G09812
서혜 및 대퇴부 탈장수술, 양측(연령 8~69세)	합병증 및 동반상병 미분류 = 0	G09820
	심각, 중증, 중등도 합병증 동반 = 1	G09821
서혜 및 대퇴부 탈장수술, 양측(연령 69세 이상)	합병증 및 동반상병 미분류 = 0	G09830
	심각, 중증, 중등도 합병증 동반 = 1	G09831

(3) 항문 및 항문주위수술

	질병군 명칭	질병군번호
복수 항문수술	합병증 및 동반상병 미분류 = 0	G10200
	심각, 중증, 중등도 합병증 동반 = 1	G10201
기타 항문수술	합병증 및 동반상병 미분류 = 0	G10400
	중증, 중등도 합병증 동반상병 동반 = 1	G10401
	심각한 합병증, 동반상병 동반 = 2	G10402
주요 항문수술	합병증 및 동반상병 미분류 = 0	G10600
	중증, 중등도 합병증 동반상병 동반 = 1	G10601
	심각한 합병증, 동반상병 동반 = 2	G10602
원형 자동문합기를 이용한 치핵절제술	합병증 및 동반상병 미분류 = 0	G10500
	중증, 중등도 합병증 동반상병 동반 = 1	G10501
	심각한 합병증, 동반상병 동반 = 2	G10502

라) 사례와 DRG 번호 생성

예: 급성충수염(acute appendicitis, unspecified)으로 충수절제술을 받은 환자

DRG 번호 생성

주진단코드 K358

주수술코드 Q2861

DRG 번호 G08200 (복잡한 주진단이 없는 충수절제술, 심각한 혹은 중증의 합병증이나 동반상병 미동반)

4) 여성생식기계 질병군 범주

가) 주진단

「여성 생식기계 주진단범주」에 분류된 주진단 중 아래의 악성종양 진단을 제외한 주진단

C560 난소의 악성신생물, 오른쪽

C561 난소의 악성신생물, 왼쪽

C569 난소의 악성신생물, 상세불명 쪽

C570 난관의 악성신생물

C571 넓은 인대의 악성신생물
C572 원인대의 악성신생물
C573 자궁주위조직의 악성신생물
C574 상세불명의 자궁부속기의 악성신생물
C7960 난소의 이차성 악성신생물, 오른쪽
C7961 난소의 이차성 악성신생물, 왼쪽
C7969 난소의 이차성 악성신생물, 상세불명 쪽
D3910 난소의 행동양식 불명 및 미상의 신생물, 오른쪽
D3911 난소의 행동양식 불명 및 미상의 신생물, 왼쪽
D3919 난소의 행동양식 불명 및 미상의 신생물, 상세불명 쪽
C510 대음순의 악성신생물
C511 소음순의 악성신생물
C512 음핵의 악성신생물
C518 외음의 중복병변의 악성신생물
C519 상세불명의 외음의 악성신생물
C52 질의 악성신생물
C530 자궁경부내막의 악성신생물
C531 외자궁경부의 악성신생물
C538 자궁경부의 중복병변의 악성신생물
C539 상세불명의 자궁경부의 악성신생물
C540 자궁협부의 악성신생물
C541 자궁내막의 악성신생물
C542 자궁근의 악성신생물
C543 자궁저부의 악성신생물
C548 자궁체의 중복병변의 악성신생물
C549 상세불명의 자궁체부의 악성신생물
C55 자궁의 상세불명 부분의 악성신생물
C577 기타 명시된 여성 생식기관의 악성신생물
C578 여성 생식기관의 중복병변의 악성신생물
C579 상세불명의 여성 생식기관의 악성신생물
C58 태반의 악성신생물
C763 골반의 악성신생물
C7981 생식기관의 이차성 악성신생물
D060 자궁경부내막의 제자리암종

D061 외자궁경부의 제자리암종
D067 자궁경부의 기타 부분의 제자리암종
D069 상세불명의 자궁경부의 제자리암종
D070 자궁내막의 제자리암종
D071 외음의 제자리암종
D072 질의 제자리암종
D073 기타 및 상세불명의 여성 생식기관의 제자리암종
D390 자궁의 행동양식 불명 및 미상의 신생물
D392 태반의 행동양식 불명 및 미상의 신생물
D397 기타 여성 생식기관의 행동양식 불명 및 미상의 신생물
D399 상세불명의 여성 생식기관의 행동양식 불명 및 미상의 신생물

나) 해당 외과계 시술

• NO41 복강경을 이용한 자궁적출술(악성종양 제외)

자413 R4130 자궁질상부절단술
자414가1 R4143 전자궁적출술(림프절 절제를 하는 경우)-단순
자414가2 R4144 전자궁적출술(림프절절제를 하는 경우)-복잡 [유착박리를 동반한 경우]
자414나3(가) R0141 전자궁적출술(림프절절제를 하지 않는 경우, 복강경술)-단순
자414나3(나) R0142 전자궁적출술(림프절절제를 하지 않는 경우, 복강경술)-복잡 [유착박리를 동반한 경우 또는 자궁무게 250g 이상]
자418다 R4183 자궁내반증수술-전자궁적출술에 의한 것
자420가 R4202 자궁탈근본수술-질식 자궁적출술
자420나 R4203 자궁탈근본수술-질식 자궁적출술 및 질벽 봉합술
자422가 R4221 자궁파열수술-전자궁적출을 하는 경우
자422나 R4223 자궁파열수술-자궁질상부절단을 하는 경우
자448나 R4482 포상기태제거술-전자궁적출술에 의한 것

• NO42 기타 자궁적출술(악성종양 제외)

자413 R4130 자궁질상부절단술
자414가1 R4143 전자궁적출술(림프절 절제를 하는 경우)-단순
자414가2 R4144 전자궁적출술(림프절절제를 하는 경우)-복잡 [유착박리를 동반한 경우]
자414나1(가) R4147 전자궁적출술(림프절절제를 하지 않는 경우, 복부접근)-단순
자414나1(나) R4148 전자궁적출술(림프절절제를 하지 않는 경우, 복부접근)-복잡 [유착박

		리를 동반한 경우]
자414나2(가)	R4149	전자궁적출술(림프절절제를 하지 않는 경우, 질부접근)-단순
자414나2(나)	R4140	전자궁적출술(림프절절제를 하지 않는 경우, 질부접근)-복잡 [유착박리를 동반한 경우 또는 자궁무게 250g 이상]
자418다	R4183	자궁내반증수술-전자궁적출술에 의한 것
자420가	R4202	자궁탈근본수술-질식자궁적출술
자420나	R4203	자궁탈근본수술-질식자궁적출술 및 질벽봉합술
자422가	R4221	자궁파열수술-전자궁적출을 하는 경우
자422나	R4223	자궁파열수술-자궁질상부절단을 하는 경우
자448나	R4482	포상기태제거술-전자궁적출술에 의한 것

• N045 복강경을 이용한 기타 자궁수술(악성종양 제외)

나853나2	C8534	절개생검(심부[장기절개생검])-개복에 의한 것
자412다1	R4128	자궁근종절제술(복강경술)-단순[장막하근종]
자412다2	R4129	자궁근종절제술(복강경술)-복잡[근층내, 점막하, 인대간, 간질내, 복막하근종이나, 결절 2개 이상인의 다발성자궁근 종인 경우에 산정]
자422다	R4224	자궁파열수술-자궁파열봉합술을 하는 경우
조564	RZ564	고주파 자궁근종용해술
조565	RZ565	자기공명영상유도하 고강도 초음파 집속술[자궁근종]

• N048 자궁부속기 수술(악성종양 제외)

자433가	R4331	유착성자궁부속기절제술-편측
자433나	R4332	유착성자궁부속기절제술-양측
자440	R4400	난관구절개 또는 난관성형술
자440-1	R4405	난관채부성형술
자441	R4411	난관난관문합술
자441-1	R4412	자궁난관이식술
자441-2	R4413	난소위치전이술
자442가	R4421	부속기종양적출술[양측]-양성
자443	R4430	난소부분절제술[질식포함]
자443-1	R4435	난소낭종 또는 난소농양배액술[질부접근]

다) 외과계 수술

- N046 복강경을 이용한 자궁부속기 수술(악성종양 제외)

자433가	R4331	유착성자궁부속기절제술-편측
자433 나	R4332	유착성자궁부속기절제술-양측
자440	R4400	난관구절개 또는 난관성형술
자440-1	R4405	난관채부성형술
자441	R4411	난관난관문합술
자441-1	R4412	자궁난관이식술
자441-2	R4413	난소위치전이술
자442가	R4421	부속기종양적출술[양측]-양성
자443	R4430	난소부분절제술[질식포함]

- N047 기타 자궁 수술(악성종양 제외)

나853나2	C8534	절개생검(심부[장기절개생검])-개복에 의한 것
자412-1가	R4125	자궁경하자궁근종절제술-3cm 이하
자412-1나	R4126	자궁경하자궁근종절제술-3cm 이상[다발성포함]
자412가1	R4124	자궁근종절제술(복부접근)-단순[장막하근종]
자412가2	R4127	자궁근종절제술-복부접근-복잡[근층내, 점막하, 인대간, 간질내, 복막하근종이나, 결절 2개 이상인 다발성자궁근종인 경우에 산정]
자412나	R4123	자궁근종절제술-질부접근
자422다	R4224	자궁파열수술-자궁파열봉합술을 하는 경우

[산부인과–제왕절개분만]

	질병군 명칭	질병군번호
제왕절개분만(단태아)	합병증 및 동반상병 미분류 = 0	O01600
	중등도 합병증 동반상병 동반 = 1	O01601
	중증의 합병증, 동반상병 동반 = 2	O1602
	심각한 합병증, 동반상병 동반 = 3	O1603
제왕절개분만(다태아)	합병증 및 동반상병 미분류 = 0	O01700
	중증, 중등도 합병증 동반상병 동반 = 1	O01701
	심각한 합병증, 동반상병 동반 = 2	O01702

[산부인과–자궁 및 자궁부속기]

	질병군 명칭	질병군번호
복강경을 이용한 자궁적출술(악성종양 제외)	합병증 및 동반상병 미분류 = 0	N04100
	중증, 중등도 합병증 동반상병 동반 = 1	N04101
	심각한 합병증, 동반상병 동반 = 2	N04102
기타 자궁적출술 (악성종양 제외)	합병증 및 동반상병 미분류 = 0	N04200
	중증, 중등도 합병증 동반상병 동반 = 1	N04201
	심각한 합병증, 동반상병 동반 = 2	N04202
복강경을 이용한 기타 자궁 수술(악성종양 제외)	심각, 중증, 중등도 합병증 미동반 = 0	N04500
	심각, 중증, 중등도 합병증 동반 = 1	N04501
복강경을 이용한 자궁부속기 수술(악성종양 제외)	심각, 중증, 중등도 합병증 미동반 = 0	N04600
	심각, 중증, 중등도 합병증 동반 = 1	N04601
기타 자궁수술 (악성종양 제외)	합병증 및 동반상병 미분류 = 0	N04700
	중증, 중등도 합병증 동반상병 동반 = 1	N04701
	심각한 합병증, 동반상병 동반 = 2	N04702
자궁부속기수술 (악성종양 제외)	합병증 및 동반상병 미분류 = 0	N04800
	중증, 중등도 합병증 동반상병 동반 = 1	N04801
	심각한 합병증, 동반상병 동반 = 2	N04802

라) 사례와 DRG 번호 생성

예: 제왕절개 기왕력이 있는 임산부로서 태반조기박리(abruptio placenta)로 선택적 제왕절개 후 1,500cc 이상 출혈이 계속되어 수혈 5pint 함

DRG 번호 생성

주진단코드	O820
기타진단코드	O459, O722
주수술코드	O459, O722
DRG 번호	001603(제왕절개분단(단태아), 심각한 합병증이나 동반상병 동반)

3. 신포괄수가제도

가. 실시 배경

4개 진료과 7개 질병군을 대상으로 하는 포괄수가제는 단순한 질병을 대상으로 하는 건당 포괄방식으로, 지불방식에 있어 유연성이 낮아 진료내역의 편차가 큰 질병들을 적용하는 데 한계를 지니고 있다. 특히, 복잡한 중증환자들의 의료의 질을 담보하기 위해서는 의료서비스의 차별성을 어느 정도 수용할 수 있는 제도적 장치 또한 필요하다고 볼 수 있다.

이에 정부는 전체 입원환자에게 확대 적용할 수 있는 새로운 포괄 모형을 개발하였으며, 신모형의 타당성을 검증하기 위해 2009년 4월 20일부터 약 1년간 국민건강보험공단 일산병원 건강보험 입원환자를 대상으로 시범사업을 시작하여 2018년 8월 1일부터는 공공의료기관 외 다양한 의료기관으로 확대하여 현재 98개 기관 입원환자를 대상으로 시범사업을 실시하고 있다.

나. 개요

'신포괄수가제'는 행위, 치료재료 및 약제를 포괄항목과 비포괄항목으로 구분하여 포괄항목에 해당되는 부분은 포괄수가제로 지불하고, 비포괄항목에 해당하는 부분은 행위별 수가제를 적용하여 지불하는 혼합 방식으로 운영된다. 대상 질병군은 603개 질병군으로 연령 세분화 질병군 704개, 합병증 및 동반상병 세분화 질병군 1,837개가 있다.

신포괄지불제도 모형에서는 입원일수에 따라 환자군을 구분하여 각 군마다 요양급여 비용 산정방식을 달리 적용한다. 환자군은 하단열외군, 정상군, 상단열외군으로 분류하며 각 환자군은 다음의 원칙에 따라 결정한다. 다만, 질병군의 특성에 따라 해당 범위를 일부 조정하여 운영할 수 있다.

- 하단열외군: 입원일수가 하위 5 percentile 미만인 환자
- 정상군: 입원일수가 5~95 percentile 사이의 환자
- 상단열외군: 입원일수가 상위 95 percentile을 초과하는 환자

각 환자군의 요양급여(의료급여) 비용 산정방식을 달리하며, 그 내용은 아래와 같다.

- 하단열외군: 행위별 수가 적용

- 정상군: 신포괄수가 적용
- 상단열외군: 정상군 상한일수를 초과하는 기간에 대해서만 행위별 수가 적용

다. 신포괄 요양급여(의료급여)비용 산정방법

신포괄 요양급여 비용은 포괄수가에 비포괄수가와 가산수가(기관별로 부여된 가산 항목 비율의 합을 포괄수가에 곱하여 산출)를 더하여 산출한다.

신포괄 요양급여 비용 = 포괄수가 + 비포괄수가 + 가산수가
(가산수가 : 기관별로 부여된 가산 항목 비율의 합을 포괄수가에 곱하여 산출)

표 5-2 각 환자군의 요양급여(의료급여)비용 산정방식

입원일수 / 환자군	환자 입원일수		
	정상군 하한일수 미만	정상군 하한~정상군 상한일수	정상군 상한일수 초과
하단열외군	행위별수가 적용	-	-
정상군	신포괄 요양급여(의료급여)비용 = 포괄수가 + 비포괄수가 + 가산수가 * 포괄수가(포괄 항목 100%, 비포괄항목(약제 · 치료재료) 20% 비용 포함) = (기준수가 ± 일당수가) x 조정계수 * 비포괄수가 = 비포괄항목(약제 · 치료재료)의 80% 및 전액비포괄항목 100% 산정 * 가산수가 = 기관별로 부여된 가산항목 비율의 합을 포괄수가에 곱하여 산정		-
상단열외군	정상군 환자와 동일		행위별수가 적용

신포괄지불제도 시범사업 지침(2022.1)

제2부

2

국제의료행위분류

제1과

수술, 검사 및 기타 처치분류의 이해 : International Classification of Diseases, 9th Revision–Clinical Modification, Vol 3

학습목표

1. ICD-9-CM 제3권 국제의료행위분류에 대해 설명할 수 있다.
2. ICD-9-CM 제3권 국제의료행위분류의 구성 및 코드의 구조에 대해 설명할 수 있다.

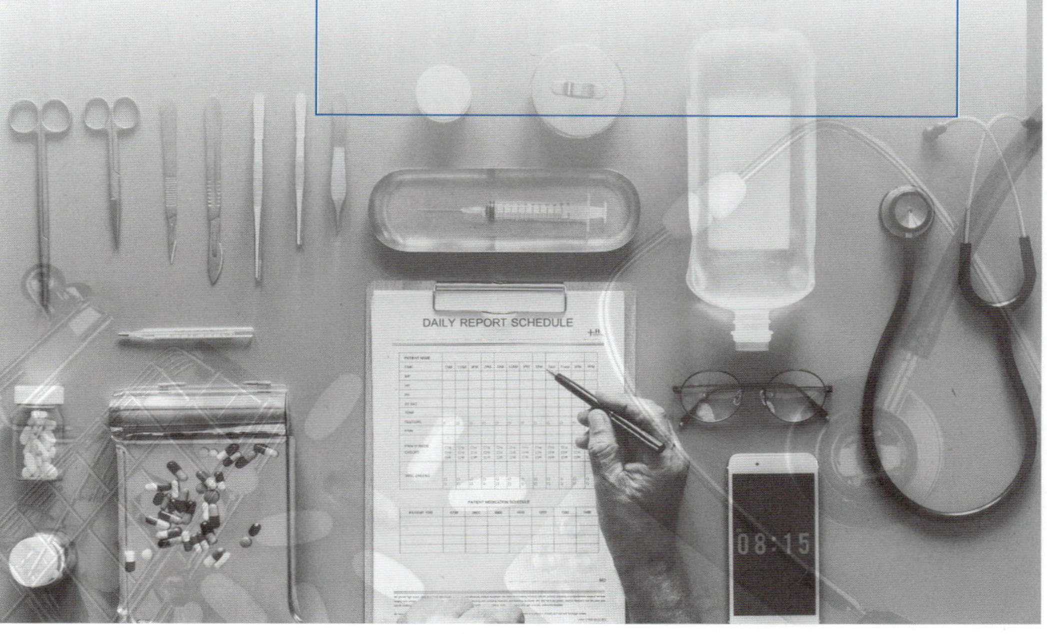

1. 수술 · 검사 및 처치분류체계의 개요

2000년 이후 대한보건의료정보관리협회에서는 미국에서 사용하고 있는 ICD-9-CM Vol. 3을 한글로 번역한 국제의료행위분류책을 출판하여 수술, 처치분류로 사용하기를 권장하여 이때부터 거의 모든 의료기관에서 사용하고 있다.

2. ICD-9-CM Vol. 3의 구성

ICD-9-CM Vol. 3책자는 크게 두 부분으로 나뉘어져 있으며, 앞부분은 코드 순서별 검사, 수술 및 처치의 일람표이고, 뒷부분은 앞부분 일람표를 사용하기 위한 색인으로 구성되어 있다.

앞부분: 일람표(Tabular List)

1장	신경계통 수술(Operations on the nervous system)	Code 01-05
2장	내분비계통 수술(Operations on the endocrine system)	Code 06-07
3장	눈 수술(Operations on the eye)	Code 08-16
4장	귀 수술(Operations on the ear)	Code 18-20
5장	코, 입 및 인두 수술(Operations on the nose, mouth, and pharynx)	Code 21-29
6장	호흡기계통 수술(Operations on the respiratory system)	Code 30-34
7장	심장혈관계통 수술(Operations on the cardiovascular system)	Code 35-39
8장	혈관 및 림프관계 수술(Operations on the hemic and lymphatic system)	Cocle 40-41
9장	소화기계통 수술(Operations on the digestive system)	Code 42-54
10장	비뇨기계통 수술(Operations on the urinary system)	Code 55-59
11장	남성 생식기관 수술(Operations on the male genital organs)	Cole 60-64
12장	여성 생식기관 수술(Operations on the female genital organs)	Code 65-71
13장	산과적 처치(Obstetrical procedures)	Code 72-75
14장	근육골격계통 수술(Operations on the musculoskeletal system)	Code 76-84
15장	외피계 수술(Operations on the integumentary system)	Code 85-86
16장	Miscellaneous diagnostic and therapeutic procedures (기타 진단적 및 치료적 처치)	Code 87-99

뒷부분: 색인(Alphabetic Index for Tabular List)

3. 코드의 구조

ICD-9-CM Vol.3의 분류구조는 해부학적 특성에 기반을 두고 분류번호가 구성되며, 코드는 00.01부터 99.99까지로 이루어져 있다. 처음 두 자리 숫자는 각 장(chapter)의 번호, 즉 해부학적 구분에 따른 번호이며, 다음 소수점 이하 두 자리 숫자는 수술, 검사, 또는 처치 방법에 따른 세부 항목을 나타낸다.

예: 01 머리뼈, 뇌, 뇌막의 절개 및 절제(Incision and excision of skull, brain and cerebral meninges)
01.0 두개 천자(Cranial puncture)
01.01 뇌조 천자(Cisternal puncture)
01.02 이전에 이식된 카테터를 통한 뇌실 천자(Ventriculopuncture through previously implanted catheter)

4. 분류준칙

1) ICD-9-CM Vol.3의 뒷부분의 색인에서 excision, gastrectomy, graft 등의 의료행위를 선도어로 찾아 코드를 확인한 후 앞부분의 일람표에서 검토하여 코드를 선정한다.

2) 각 해부학적 계통별 분류준칙은 제2과에서 학습한다.

제2과

계통별 수술, 검사 및 기타 처치분류

학습목표

1. 각 해부학적 계통별 수술, 검사 및 기타 처치분류를 수행할 수 있다.

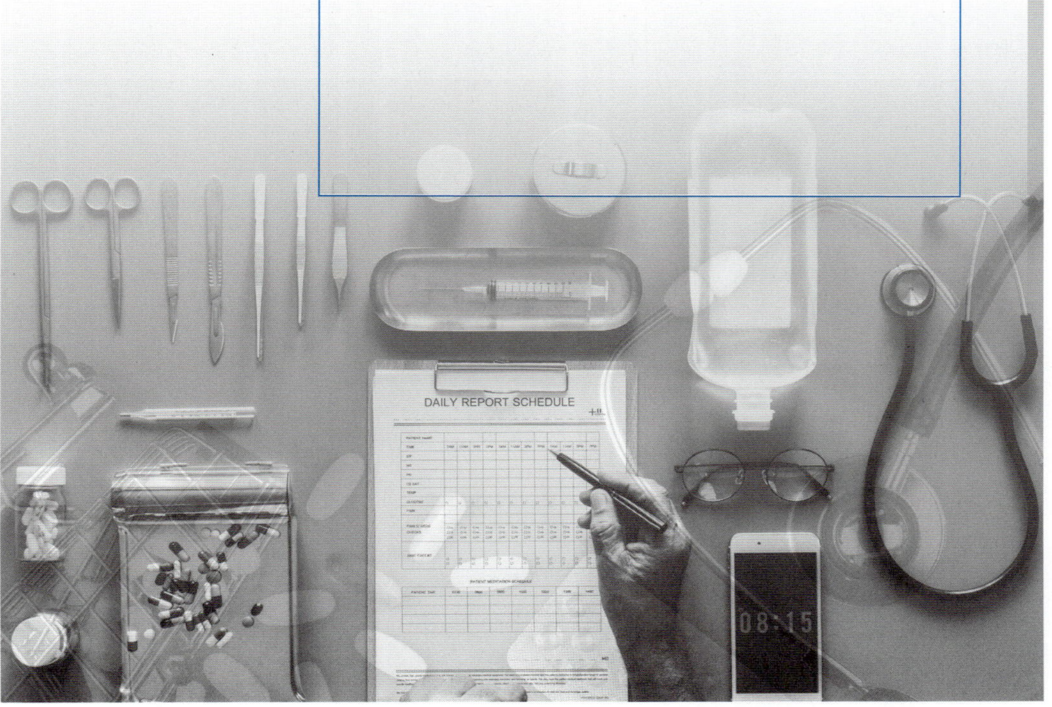

Chapter 1 신경계통 수술, Operation on the nervous system(01-05)

01. 머리뼈, 뇌, 뇌막의 절개 및 절제(Incision and excision of skull, brain, and cerebral meninges)

1) 뇌의 생검은 폐쇄성과 개방성 접근으로 구분된다.

예 1 Stereeotactic brain biopsy 01.13
정위적 뇌 생검

예 2 Craniotomy and brain biopsy 01.14
뇌의 개방성 생검

2) 뇌의 감압 등을 위한 개두술을 포함한다.

예 Burr hole drainage, simple 01.24
단순 천공 배액술

3) 뇌종양과 뇌의 기타 병변의 절제나 파괴를 위한 수술은 01.5_로 분류한다.

예 1 Craniotomy and Removal of brain tumor 01.59
개두술 및 뇌종양 제거술
: 선도어는 excision, –lesion, ––brain 또는 resection, –brain으로 찾는다. 이때 개두술은 별도로 코드를 부여하지 않는다.

예 2 C/O & Lobectomy for epilepsy 01.53
개두술 및 뇌엽절제술(뇌전증 치료를 위한)
: 선도어 lobectomy, –brain 또는 resection, –brain, ––lobe으로 찾는다.

4) 뇌출혈(Cerebral hemorrhage) 또는 뇌혈종(Cerebral hematoma)을 수술로 치료하는 방법은 혈종을 배액(Burr hole drainage, Insertion of ICH catheter)하거나, 머리뼈를 절개하여 혈종을 제거(Craniotomy and removal of hematoma)하는 것이다. 뇌출혈 부위에 따라 경막위/경막외(epidural/extradural), 거미막하/경막하(subdural/subdural) 및 뇌내(intracerebral) 혈종 제거로 달리 분류한다.

예 1 Craniotomy and Removal of epidural hematoma 01.24
개두술과 경막외 혈종 제거
: 선도어는 drainage, –epidural space, cerebral로 찾는다.

예 2 Burr hole drainage of subdural hematoma 01.31
경막하 혈종의 천공 배액술

예 3 Craniotomy and Removal of ICH 01.39
개두술 및 뇌내출혈 제거술

5) 수두증 등 여러 원인으로 인해 두개 내 압력이 상승했을 경우 뇌실 외 배액(extraven-tricular" drainage, EVD)을 시행한다.

예 EVD 01.39
뇌실 외 배액

6) 파킨슨병 및 진전(tremor) 등 이상운동 질환, 만성 통증 및 간질 등을 치료하기 위해 뇌 조율기를 뇌 안에 이식하여 뇌의 특정부위에 전기적 자극을 보내는 외과적 전기치료 방법을 뇌 심부 자극술(deep brain stimulation, DBS)이라 한다.

예 1 Removal of DBS generator 01.22
뇌심부자극 발생기의 제거
: 선도어 removal, –neuropacemaker, ––brain으로 찾는다. 만약 동시에 교체가 동반되었다면 02.93으로 분류한다.

예 2 DBS generator insertion 02.93
뇌심부자극 발생기 삽입술

02. 머리뼈, 뇌, 뇌막의 기타 수술(Other operations on skull, brain, and cerebral meninges)

1) 여러 원인을 이유로 뇌척수액이 비정상적으로 과다하게 축적된 상태를 수두증이라고 하며, 단락술(션트, shunt)을 시행하여 뇌척수액의 흐름을 뇌실에서 몸 안의 다른 부위로 바꿔준다.

예 1 Ventriculoperitoneal shunt (V–P shunt) 02.34
뇌실–복강 단락술
: 선도어 shunt, –ventricular, ––to, –––abdominal cavity or organ으로 찾는다.

예 2 Revision of V–P shunt 02.42
뇌실복강 단락의 교정술
: 단락을 외부화(shunt externalization)하거나 외부내실배액을 내재화(EVD internalization)하는 것을 포함한다. 선도어 revision, –ventricular shunt로 찾는다.

2) 뇌척수액 샛길의 수복과 뇌류(encephalocele)의 수복 및 절제술은 02.12로 분류한다.

예 Repair of CSF leakage(nasal approach) 02.12
뇌척수액 누출의 수복술(비 접근)
: 선도어 closure, –fistula, ––cerebrospinal fluid로 찾는다.

03. 척수 및 척수 구조의 수술(Operations on spinal cord and spinal canal structures)

1) 척추 후궁(lamina)은 척수를 감싸고 있는 척추의 편평한 골성 구조물이다. 척추전방전

위증, 척추관 협착증, 퇴행성 척추질환 등의 경우 척추의 감압을 위해 척추궁절제술을 시행한다.

> 예 Laminectomy, lumbar 03.09
> 요부의 추궁절제술

2) 척추 천자(spinal tapping) 및 척수 배액술은 03.31로 분류한다.

> 예 Lumbar spinal drainage(diagnostic) 03.31
> 진단적 요추부 척수 배액술
> : 선도어는 drainage, –spinal ––diagnostic으로 찾는다.

3) 척수 또는 척수막의 병변을 절제하거나 파괴하는 의료행위는 03.4로 분류한다.

> 예 Removal of spinal cord tumor(thoracic) 03.4
> 척수종양적출술(흉추)

4) 골다공증, 악성종양에 의한 척추 압박골절, 외상 후의 척추 골절, 다발성 골수종 등의 질환으로 인해 척추 뼈가 약해져 골절되거나 주저앉았을 경우, 특수 바늘을 이용하여 부러진 뼈 안쪽에 골강화제(골시멘트)를 주입하여 척추뼈를 강화시키는 척추성형술을 시행한다.

> 예 Vertebroplasty 03.53
> 척추성형술
> : 선도어 repair, –fracture, ––vertebra로 찾는다.

5) 풍선확장기능을 포함한 경막외강내 유착부위 박리시술(Epidural Adhesiolysis with Balloon)은 만성 요통 및 하지통 환자를 대상으로 유착된 경막외강 사이에 풍선확장기능이 있는 카테터를 이용하여 반복된 풍선 확장 및 이완을 통해 경막외강내 유착부위를 박리하여 약물을 투여하는 시술이다.

예 Epidural adhesiolysis with balloon 03.6
풍선확장 기능을 포함한 경막외강내 유착부위 박리술
: 선도어 lysis, -adhesion, --spinal로 찾는다.

04. 머리 및 말초신경의 수술(Operations on cranial and peripheral nerves)

1) 청신경초종(전정신경초종, vestibular schwannoma)은 제8 뇌 신경에 생기는 양성종양 중 전정신경(vestibular nerve)을 둘러싸고 있는 종양이다. 치료법으로 종양을 절제하는 수술적 제거술을 시행한다.

예 Mass excision, vestibular schwannoma, left 04.07
종괴 절제술, 전정신경초종, 좌측
: 선도어 excision, -lesion, --nerve(cranial)로 찾는다.

2) 머리 및 말초신경이 유착 또는 압박되어 통증이나 경련을 유발하는 경우 치료법으로 감압 및 유착박리술을 시행한다.

예 1 Microvascular decompression(MVD) for facial spasm, left 04.42
얼굴 경련에 대한 미세혈관 감압술, 좌측
: 미세혈관감압술(Microvascular decompression, MVD)은 편측 안면경련이나 삼차신경통 같은 질환에서 뇌혈관이 뇌신경을 압박하여 증상이 발생하는 경우, 신경근 기시부에 테플론펠트라는 수술 재료를 끼워 넣어, 뇌혈관을 신경과 떨어뜨려 증상을 치료하는 수술법이다. 선도어 decompression, -nerve, --cranial NEC 또는 neurolysis, -cranial nerve NEC로 찾는다.

예 2 Carpal tunnel release 04.43
수근관 박리술
: 선도어 decompression, -carpal tunnel 또는 neurolysis, --carpal tunnel로 찾는다.

4) 경피적 경막외강 신경성형술은 척추내시경을 이용하여 척추관 및 경막외강을 직접 육

안으로 관찰하고, 신경 통로 부위에 국소 마취를 하여 카테터를 경막외강을 통해 삽입한 뒤, 주위 염증과 유착 조직에 약물을 주입하여 통증을 유발하는 유착, 염증 및 부종 등을 개선하는 비수술적 치료법이다.

예 Percutaneous epidural neuroplasty 04.79
경피적 경막외강 신경성형술

05. 교감신경 또는 신경절의 수술(Operations on sympathetic nerves or ganglia)

1) 교감신경 또는 신경절의 박리, 절제, 차단(block) 등의 수술을 포함한다.

예 1 Sympathectomy under VATS(video assisted thoracscopic surgery) 05.29
영상유도 흉강경하 교감신경절제술
: 선도어는 sympathectomy(교감신경절제술)로 찾는다.

예 2 Celiac plexus block 05.31
복강신경총차단
: 선도어 block, –celiac ganglion or plexus로 찾는다.

Chapter 2 내분비계통 수술, Operations on the endocrine system(06-07)

06. 갑상샘 및 부갑상샘의 수술(Operations on thyroid and parathyroid glands)

1) 갑상샘의 절제(excision of thyroid)는 절제 범위에 따라 달리 분류한다.

예 1 Hemithyroidectomy 06.2
한쪽 갑상샘절제술

예 2 Bilateral total thyroidectomy 06.4
양측 갑상샘 전절제술
: 선도어 Thyroidectomy NEC (갑상샘절제술 NEC) 06.39
– complete or total (완전 또는 전체) 06.4

07. 내분비샘의 기타 수술(Operations on other endocrine glands)

1) 내분비샘의 기타 수술 분류에는 부신(adrenal glands), 솔방울샘(pineal glands), 뇌하수체(pituitary glands), 가슴샘(thymus) 수술이 포함된다.

예 1 Laparoscopic adrenalectomy, left 07.22
복강경적 부신절제술, 좌측

예 2 Adrenalectomy, bilateral 07.3
부신절제술, 양측
: 선도어 Adrenalectomy(unilateral) (부신절제술(한쪽)) 07.22
– bilateral (양쪽) 07.3

예 3 TSA(transsphenoidal approach) subtotal resection of pituitary tumor 07.62
나비뼈 경유 뇌하수체 종양 부분 절제술

예 4 Extended TSA total resection of pituitary tumor 07.65
확장된 나비뼈 경유 접근 뇌하수체 종양 전절제술

예 5 Total excision of pituitary glands, transfrontal approach 07.64
이마뼈 경유 접근법 뇌하수체 전절제술
: 선도어 Hypophysectomy(complete)(total) (하수체절제술(완전히)(전체)) 07.69
 – transfrontal approach(complete)(total) (이마뼈경유 접근(완전한)(전체)) 07.64
 –– partial (부분적) 07.61
 – transsphenoidal approach(complete)(total) (나비뼈경유 접근(완전한)(전체)) 07.65
 –– partial (부분적) 07.62

예 6 Thymectomy by VATS(Video–Assisted Thoracic Surgery) 07.80
영상유도 흉강경에 의한 흉선절제술
: 선도어 Thymectomy (가슴샘절제술) 07.80
 – partial (부분) 07.81
 – total (전체) 07.82

Chapter 3 눈 수술, Operations on the eye(08-16)

08. 눈꺼풀 수술(Operations on eyelids)

1) 안검하수(눈꺼풀처짐, ptosis)를 수술로 치료하는 방법으로 눈꺼풀올림근(Leavator palpabrae muscle) 절제술 등이 있다.

> 예 Leavator resection 08.33
> 눈꺼풀올림근 절제술

2) 눈꺼풀의 수복이나 재건은 안검내반(눈꺼풀속말림)이나 눈꺼풀 열상 등의 진단을 고려하여 분류한다.

> 예 1 Correction of entropion by Hotz procedure, LL:OU 08.43
> Hotz 처치에 의한 안검내반의 교정, 양안의 하안
> : 선도어는 repair, –entropion, ––by or with, –––wedge resection으로 찾는다.

> 예 2 Correction of entropion 08.49
> 안검내반의 교정
> : 구체적 수술 방법에 대한 언급이 없거나 확인할 추가 정보가 없다면, 선도어 repair, –entropion으로 찾는다.

> 예 3 blepharoplasty, UL:OU 08.70
> 안검성형술, 상안검:양안
> : 선도어는 blepharoplasty 또는 reconstruction, –eyelid로 찾는다.

> 예 4 repair of lacerated eyelid 08.81
> 찢어진 눈꺼풀의 수복
> : 눈꺼물의 열상이 진단인 경우의 눈꺼풀 수복은 선도어로 repair, –eyelid, ––laceration으로 찾는다.

09. 눈물기관 수술(Operations on lacrimal system)

1) 비루관폐쇄(Nasolacrimal duct obstruction)를 해결하기 위한 방법으로 다음의 수술 등이 있다.

> 예 Dacryocystorhiostomy 09.81
> 눈물주머니비강문합술

10. 결막 수술(Operations on conjunctiva)

1) 결막의 외과적 절제는 10.31로, 전기소작 등의 기타 방법의 파괴는 10.32-10.33으로 분류한다.

> 예 1 Excision of conjunctiva mass 10.31
> 결막 종괴의 절제술

> 예 2 Electrocauterization(Curettage) of conjunctiva calculus 10.33
> 결막결석의 소작술(소파술)
> : 선도어는 cauterization, -conjunctiva 또는 curettage, -conjunctiva로 찾는다.

11. 각막 수술(Operations on cornea)

1) 익상편(pterygium, 군날개) 제거술. 익상편은 결막의 섬유혈관성 조직이 증식하여 대개 눈의 안쪽 결막으로부터 시작해 결막과 각막의 경계 부위를 넘어 각막의 중심부를 향해 삼각형 모양으로 자라나는 질환을 말한다.

> 예 Removal of pterygium, OD 11.39
> 익상편 제거술, 우안

2) 각막성형술(keratoplasty)은 성형술로 표현되지만 실제로는 각막이식술(corneal transplant)을 의미한다.

예 1 Lamella keratoplasty, OD 11.62
깊은 층판 각막성형술, 우안

예 2 Penetrating keratoplasty, OS 11.64
침투성 각막성형술, 좌안

3) 시력 교정을 위한 굴절 수술로는 레이저보조각막절삭가공성형술(Laser-assisted in situ keratomileusis; LASIK), 레이저각막상피절삭가공성형술(Laser epithelial keratomileusis; Laser assisted subepithelial keratomileusis; LASEK), 최소절개각막추출형라식(Refractive lenticule extraction, small incision lenticule extraction; SMILE) 등이 있다.

예 LASEK, OU 11.71
라섹, 양안
: 선도어는 keratomileusis로 찾는다.

12. 홍채, 섬모체, 공막 및 전방 수술(Operations on iris, ciliary body, sclera, and anterior chamber)

1) 유착된 홍채의 수술. 대개의 경우 홍채의 후면과 수정체의 앞면과의 유착을 박리하는 수술이다.

예 Synechiolysis, OS 12.33
홍채유착박리술, 좌안

2) 공막에 샛길을 만들어 안방수의 배액을 도와 안압 하강을 유도하는 수술이다.

예 1 Trabeculectomy, OS 12.64
섬유주절제술, 좌안

예 2 Ahmed valve implantation, OD 12.69
아메드 밸브 삽입술, 우안
: 아메드 밸브 삽입 수술은 난치성 녹내장의 치료를 위해 안압을 조절할 수 있는 방수유출장치를 삽입하는 수술로 수술 후 안압 하강을 유발하여 시신경에 가해지는 손상을 막는 방법이다. Seton operation도 동일한 효과를 가져오는 수술방법이다.
선도어는, 샛길을 형성하여 방수를 유출시키는 방법이므로, fistulization(샛길형성), –sclera로 찾는다.

3) 안구 내압 상승을 완화시켜주는 기타 처치 중 레이저를 이용한 방법이다.

예 Cyclophotocoagulation, OD 12.73
섬모체광응고술, 우안
: 섬모체를 파괴시켜 방수 생성 기능을 저하시켜 안구 내압 상승을 완화시키려는 수술이다. 레이저를 이용한다. 즉 Laser surgery for glaucoma이다.

13. 수정체 수술(Operations on lens)

1) 백내장을 해결하기 위한 수술로는 수정체를 적출하는 방법이 있다. 인공수정체를 삽입하여 초점을 맞출 수 있도록 한다.

예 Extracapsular catatact extraction(ECCE) by phacoemulsification, OD 13.41 13.71
Insertion of intraocular lens(IOL), OD
수정체 유화술 및 흡인에 의한 수정체 낭외적출술, 우안
안구내 인공수정체 삽입, 우안

14. 망막, 맥락막, 유리체 및 안구후방 수술(Operations on retina, choroid, vitreous and posterior chamber)

1) 망막에 생기는 병변을 파괴하기 위한 시술로서 당뇨병성 망막병증에서의 신생혈관 등을 파괴하는데 이용된다.

예 1 Endolaser photocoagulation of retina, OD 14.24
망막의 레이저 광응고술, 우안
: 선도어는 photocoagulation 또는 destruction, -lesion, --retina, ---by, ----photocoagulation, -----laser로 찾는다.
이 시술이 망막의 열상(tear)에 대한 레이저 광응고술인 경우는 14.34로 분류한다. 선도어는 photocoagulation, -retina, --laser, ---for, ----repair of tear of defect로 찾는다.

예 2 Epiretinal membranectomy, OD 14.29
망막전막절제술, 우안
: 망막전막(epiretinal membrane)은 망막표면에 혈관이 없는 반투명의 막조직이 형성되어 다양한 정도의 황반기능 이상을 일으키는 질환이다.
선도어는 destruction, -lesion, --retina로 찾는다.

2) 박리되거나 열공된 망막을 안구 외부에 실리콘 밴드로 조여 수복하는 방법이 있다.

예 Scleral encircling, OD 14.49
공막죔밀착술(돌륭술), 우안
: 선도어는 encircling 또는 buckling, scleral로 찾는다. 초자체 이식이 동반된 경우라면 -with, --vitreous implant로 찾아 14.41로 분류한다.

3) 박리된 망막을 수복하는 기타 방법으로 레이저광응고술과 오일이나 가스를 주입하는 방법 등이 있다.

예 1 Endolaser photocoagulation for retinal detachment, OS 14.54
망막박리에 대한 레이저광응고술, 좌안
: 선도어는 photocoagulation, -retinal, --laser, ---for, ----reattachment로 찾는다.

예 2 Silicone oil injection for retinal detachment, OD 14.59
망막박리에 대한 실리콘 오일 주입술, 우안
: 선도어는 injection, –vitreous substitute(silicone), ––for reattachment of retina로 찾는다.

예 3 Gas injection for retinal detachment, OD 14.59
망막박리에 대한 가스 주입술, 우안

4) 유리체출혈을 동반한 망막병증에서 유리체를 제거하거나 유리체 대체재를 주입한다.

예 1 Trans pars plana vitrectomy(TPPV), OS 14.73
평면부 유리체 절제술, 좌안
: 모양체평편부(pars plana)를 통해 유리체를 제거하는 수술이다. 선도어는 vitrectomy, –anterior approach로 찾는다.

예 2 Gas injection, OD 14.75
가스 주입술, 우안
: 유리체 제거 후 대체물로 gas나 silicone oil로 채우기 위해 주입하는 경우에 해당한다. 선도어로는 injection, –vitreous substitute(silicone)로 찾는다.

예 3 Intraveitreous injection, Avastin, OD 14.79
유리체 강내 약물주입술, 아바스틴
: 안구 내 신생혈관의 퇴행을 유도하기 위해 혈관생성촉진인자(Vascular endothelial growth factor, VEGF)를 억제하기 위한 약제로 아바스틴, 루센티스, 아일리아 등을 주입한다.

15. 눈 바깥근에 대한 수술(Operations on extraocular muscles)

1) 사시(strabismus) 교정에는 작용이 강한 근의 장력을 약화시키는 후전(recession) 수술 방법이 있다. 내사시에서는 내직근(medial rectus)을 외사시에서는 외직근(lateral rectus)을 후전해서 교정한다.

또한, 근의 장력을 올리기 위하여 근의 부착 부위를 전방으로 옮겨 놓는 수술로는 전진술(advancement)이 있다.

예 1 Bilateral lateral rectus recession 15.11
양측 외직근 후전술

예 2 Right medial rectus advance 15.12
우측 내직근 전진술

예 3 Right medial rectus resection 15.13
우측 내직근 절제술

16. 안와 및 안구 수술(Operations on orbit and eyeball)

1) 안구를 적출하거나 안구 후부로 치료제를 주입하는 시술 등이 있다.

예 1 Enucleation and Hydroxyapatitie implantation, OD 16.42
안구적출술과 하이드록시아파티트 이식술
: 안구적출 후 의안을 이식하는 수술이다.

예 2 Posterior subtenon's Triamcinolone acetate injection(PSTI), right 16.91
: 테논낭(tenon capsule, fascia bulbi)은 눈(공막)을 둘러싸고 있는 결막 아래층의 질긴 조직(근막)으로 스테로이드를 주입하는 경로가 된다. 주입된 스테로이드는 공막을 거쳐 안구로 흡수된다.

Chapter 4 귀 수술, Operations on the ear(18-20)

18. 바깥귀 수술(Operations on external ear)

1) 외이와 관련된 수술 범주이다.

예 Fistulectomy of preauricular fistula 18.21
전이개 루 절제술
: fistula(샛길, 루, 누[공], 누관, 누출관)는 보통 두 개의 내장 사이에 또는 내장에서 신체표면으로 통해 있는 비정상적인 통로를 말한다.
선도어는 Excision, -lesion, --auricle, ear를 찾아 18.29를 찾은 후, Tabular list 18.2로 가서 18.21로 코드를 확정한다.

19. 가운데귀 재건술(Reconstructive operations on middle ear)

1) 이소골과 고실에 대한 수술이 포함된다.

예 1 Ossiculoplasty, right 19.3
이소골성형술, 우측
: 전음성 난청은 이경화증, 선천적 혹은 후천적 이소골 연결의 단절 등이 이유이다. 이를 해결하기 위해 이소골 성형술 등을 시행한다.

예 2 Tympanoplasty, left 19.4
고실성형술, 좌측
: 고실성형술(tympanoplasty)은 고막 천공, 재발성 또는 만성 중이염 병변에 의한 진행성 난청에 대한 수술로서, 중이의 병변을 제거하고 손상이나 천공된 고막을 복원한다.

20. 가운데귀 및 속귀의 기타 수술(Other operations on middle ear)

1) 고막절개술(myringotomy)은 고실에 염증으로 고름집이 고여 있는 경우 고막에 구멍을 만들고 관(tube)을 설치하는데, 삼출액이 자연 배출되도록 함으로써 이통을 경감시키는

수술이다.

예 Ventilation tube insertion, left 20.01
환기관 삽입술, 좌측

2) 유양돌기절제술(mastoidectomy)은 중이의 염증을 소실시켜 귀에서 분비물이 나오는 것을 막고, 아울러 합병증 예방을 목적으로 시행되는 수술이다. 유양돌기절제술로 고실과 유양동의 병변 제거하고 청력 증진을 위해 고실성형술을 함께 하기도 한다.

예 1 Simple mastoidectomy 20.41
단순 유양돌기절제술

예 2 Open cavity mastoidectomy et tympanoplasty, right 20.49 19.4
개방 강 유양돌기절제술과 고실성형술

예 3 Endoscopic ear surgery: Excision of middle ear cholesteatoma, left 20.51
내시경 귀수술: 중이의 진주종절제술, 좌측

3) 인공와우이식(cochlea implant)이란 달팽이관(와우)의 질환으로 전혀 듣지 못하는 환자에게 남아있는 청신경을 전기자극함으로써 음을 들을 수 있게 해주는 와우이식기를 이식하는 수술이다.

예 Cochlear implantation, right 20.96
와우이식술, 우측

Chapter 5 코, 입 및 인두 수술, Operations on the nose, mouth, and pharynx(21-29)

21. 코 수술(Operations on nose)

1) 코 병변, 코선반의 국소적 절제 또는 파괴를 포함한다.

예 1	Nasal polypectomy, both 코폴립절제술, 양측	21.31

예 2	Turbinoplasty, both 비갑개성형술, 양측	21.69

2) 코 골절 정복, 코의 수복 및 성형적 수술을 포함한다.

예 1	Closed reduction of nasal fracture 코골절의 비관혈적 정복술	21.71

예 2	Rhinoplasty 코성형술	21.87

예 3	Endoscopic septoplasty 내시경적 비중격성형술	21.88

22. 코곁굴 수술(Operations on nasal sinuses)

1) 부비동의 진단적 처치, 절개, 절제술을 포함한다.

예 1 Endoscopic biopsy of nasal sinus 22.11
부비동의 내시경적 생검

예 2 Fenestration of nasal sinus 22.50
부비동 천공술

25. 혀 수술(Operations on tongue)

1) 혀의 절제, 기타 혀수술을 포함한다.

예 1 Frenulotomy 25.91
설소대절개술

예 2 Partial glossectomy 25.3
부분적 설절제술

26. 침샘 및 관 수술(Operations on salivary glands and ducts)

1) 침샘 또는 침생 병변의 절개, 절제를 포함한다.

예 1 Stone removal via peroral approach, left 26.0
경구 접근 결석 제거술, 좌측

예 2 Sialolithotomy 26.0
침샘결석절개술

예 3 Parotidectomy, left 26.30
이하선절제술, 좌측

27. 입 및 얼굴의 기타 수술(Other operations on mouth and face)

1) 입 및 입천장의 성형적 수복을 포함한다.

예 1 Repair of cleft lip 27.54
구순열 수복술

예 2 Palatoplasty for cleft palate 27.62
구개열의 구개성형술

예 3 Modified uvulopharyngopalatoplasty(UPPP) 27.69
수면중무호흡증후군 수술(목젖구개인두성형술)

28. 편도 및 아데노이드 수술(Operations on tonsils and adenoids)

1) 편도와 아데노이드의 수술을 포함한다.

예 1 Tonsillectomy, bilateral 28.2
양측 편도절제술

예 2 Tonsillectomy with adenoidectomy 28.3
편도절제술과 아데노이드절제술

예 3 Adenoidectomy 28.6
아데노이드절제술

29. 인두 수술(Operations on pharynx)

1) 인두 또는 병변의 절개, 절개 등을 포함한다.

예 1 Excision of branchial cleft cyst, right 29.2
우측 아가미틈새 낭 절제술

예 2 Excision of lesion of oropharynx 29.39
구강인두 병변 절제술

Chapter 6 호흡기계통 수술, Operations on the respiratory system (30-34)

30. 후두 절제(Exision of larynx)

1) 후두의 절제와 관련된 범주이다.

예	Total laryngectomy 완전 후두절제술	30.3

31. 후두 및 기관의 기타 수술(Other operations on larynx and trachea)

1) 후두 및 기관의 기타 수술과 관련된 범주이다.

예 1	Temporary tracheostomy 일시적 기관절개술	31.1

예 2	Dilatation of larynx by Bougination 부지법에 의한 후두 확장	31.98

32. 폐 및 기관지 절제(Excision of lung and bronchus)

1) 폐 또는 기관지의 절제와 관련된 범주이다.

예 1	Wedge resection of lung 폐의 쐐기 절제술	32.29

예 2 VATS(video assisted thoracoscopic surgery)—Segmentectomy of basal segment of RLL (right lower lobe) 32.3
영상유도 흉강경하 폐의 우하엽의 저구역절제술

예 3 VATS(video assisted thoracoscopic surgery)—Lobectomy of RUL(right upper lobe) 32.4
영상유도 흉강경하 폐의 우상엽 절제술

예 4 VATS(video assisted thoracoscopic surgery)—Pneumonectomy, left 32.5
영상유도 흉강경하 폐절제술, 좌측

33. 기타 폐 및 기관지 수술(Other operations on lung and bronchus)

1) 폐 및 기관지의 생검, 수복, 이식 등을 포함한다.

예 1 Bronchoscopy with biopsy of lung 33.27
기관경을 통한 폐의 생검

예 2 Bilateral lung transplantation 33.52
양측 폐이식

34. 흉벽 가슴막, 종격동 및 가로막 수술(Operations on chest wall, plerua, mediastinum, and diaphragm)

1) 흉벽 가슴막, 종격동 및 가로막의 수술

예 1 Chest tube insertion 34.04
흉관 삽입술

예 2 Pleural biopsy under VATS 34.24
영상유도흉강경하 흉막 생검

예 3 Mediastinal mass excision under VATS 34.3
영상유도 흉강경하 종격동 종괴의 절제술

예 4 Thoracocentesis 34.91
흉강천자

Chapter 7 심혈관계통 수술, Operations on the cardiovascular system (35-39)

1) 심장 수술 시 체외순환기(Cardiopulmonary bypass(extra-corporeal circulation) (heart-lung machine))를 사용한 경우 39.61을 함께 분류한다.

2) 수술적 접근으로 복장뼈절개술(Sternotomy) 또는 가슴절개(Thoracotomy)를 시행한 것은 분류하지 않는다.

35. 심장의 판막 및 중격에 대한 수술(Operations on valves and septa of heart)

1) 심장판막의 교체(Replacement of heart valve) 여부 및 판막 부위에 따라 달리 분류된다.

예 1 Aortic valve repair 35.11
대동맥 판막 수복술
: 선도어 Valvuloplasty (판막성형술)
–heart(openheart technique)(withoutvalvereplacement) (심장(개심기법)(판막교체없이)) 35.10 ––aortic valve 대동맥판 35.11

예 2 Aortic valve replacement 35.22
대동맥 판막 치환술
: 선도어 Replacement (교체)
–heart (심장)
––valve(withprosthesis)(withtissuegraft) (판막(인공삽입물이 동반된)(조직이식이 동반된)) 35.20
–––aortic(withprosthesis) (대동맥(인공삽입물이 동반된)) 35.22

예 3 Pulmonary valve replacement 35.26
폐동맥 판막 치환술
: 선도어 Replacement (교체)
– heart (심장)
–– valve(with prosthesis)(with tissue graft) (판막(인공삽입물이 동반된)(조직이식이 동반된)) 35.20
––– aortic(with prosthesis) (대동맥(인공삽입물이 동반된)) 35.22
––– pulmonary(with prosthesis) (폐의(인공삽입물이 동반된)) 35.26

2) 심방중격 결손(Atrial septal defect, ASD)에 대한 처치로 수복(repair)을 실시할 때 방법과 이식편(graft) 사용 여부에 따라 분류 코드가 다르다.

예 1 Atrial septal defect(ASD) repair 35.71
심방중격결손 수복술

예 2 Atrial septal defect(ASD) patch repair 35.51
심방중격결손의 패취 수복술

예 3 Atrial septal defect(ASD) occlusion with prosthesis, closed technique 35.52
인공삽입물을 이용한 심방중격결손의 폐색술, 폐쇄성 기법

3) 경피적(피부 경유) 판막성형술은 35.96으로 분류한다.

예 Percutaneous pulmonary valvuloplasty 35.96
경피적 폐동맥 판막성형술

36. 심장 혈관 수술(Operations on vessels of heart)

1) 심장동맥성형술 또는 심장동맥 죽종 절제술(Coronary angioplasty)은 경피적 방법(Percutaneous)과 개흉술(Open chest) 여부에 따라 36.01–36.03으로 세분류되고, 혈전용해제의 사용 여부 및 다발성 혈관 여부에 따라 모두 코드가 다르므로 분류에 유의한다. 혈전용해제 주입 및 스텐트 삽입이 확인되면 함께 분류한다.

예 1 Percutaneous transluminal coronary angioplasty(PTCA) with drug–eluting coronary artery stent 36.01 36.07
약제 용출성 심장동맥 스텐트의 삽입을 동반한 피부경유 내강경유 심장동맥성형술

예 2 Multivessel percutaneous transluminal coronary angioplasty(PTCA) 36.05
다발 혈관의 경피적 폐동맥 판막성형술

2) 관상동맥질환(Coronary artery disease, CAD)으로 인하여 관상동맥 우회술(Coronary artery bypass graft, CABG)을 시행하는 경우 회로(bypass)의 종류와 개수에 따라 달리 분류하며 필요시 여러 코드를 함께 분류할 수 있다.

예 1 Coronary artery bypass graft(CABG) of Left internal mammary artery(LIMA) – Left anterior descending artery(LAD) 36.15
대동맥 관상동맥간 우회로 조성술(단순1개소)
: 선도어 Bypass (회로)
– internal mammary–coronary artery (유방내–심장동맥) 36.15

예 2 Off–pump Coronary artery bypass(OPCAB) 3 graft 36.13
심폐기없는 심장박동 상태의 관상동맥우회로이식술(3graft)
: 선도어 Bypass (회로)
– abdominal–coronary artery (복부–심장동맥) 36.17
– aortocoronary (대동맥심장동맥) 36.10
–– three coronary vessels (3개 심장 혈관) 36.13
: 체외순환기를 사용하지 않았으므로 39.61은 부여하지 않는다.

37. 심장 및 심장막의 기타 수술(Other operations on heart and pericardium)

1) 심장 또는 심장막에 대한 수술이 포함된다.

예 Maze operation 37.33
메이즈 수술
: 심방세동(Atrial fibrillation)을 일으키는 심방의 병변을 절제 후 봉합하는 치료. 선도어 Excision(절제) – lesion(local) (병변(국소의)) –– heart (심장)로 찾는다.

2) 심장 박동 이상에 대한 보조장치 삽입/교체/제거술은 37.6-37.8에 분류된다.

> 예 1 Implantation of left ventricular assist device(VAD), implantable device 37.62
> 이식형 좌심실 보조장치 치료술 (삽입술)

> 예 2 Removal of pacemaker wire 37.89
> 심박조율기의 제거술

38. 혈관의 절개, 절제 및 폐색(Incision, excision, and occlusion of vessels)

1) 혈관의 절개, 절제 및 폐색수술의 경우 혈관의 부위에 따라 4단위 세분류를 사용한다.

0	상세불명의 부위	unspecified site
1	머리내의 혈관	intracranial vessels
2	머리 및 목의 기타 혈관	other vessels of head and neck
3	팔혈관	upper limb vessels
4	대동맥	aorta
5	기타 가슴 혈관	other thoracic vessels
6	복부의 동맥	abdominal arteries
7	복부 정맥	abdominal veins
8	다리 동맥	lower limb arteries
9	다리 정맥	lower limb veins

> 예 1 Carotid endarterectomy 38.12
> 경동맥 내막절제술

> 예 2 Thrombectomy, lower limb artery 38.08
> 혈전절제술, 하지 동맥

예 3 Bentall operation 38.45
벤탈 수술
: 상행대동맥(ascending aorta)과 대동맥판막(Atrial valve)을 복합 이식편(graft)을 이용하여 치환(replacement)하는 수술(Graft replacement of ascending aorta and total arch, 상행대동맥 및 대동맥궁 이식 치환술)로, 선도어 Arteriectomy(동맥절제술) 38.60
– with
–– graft replacement(interposition) (이식교체(간치술)) 38.40
––– aorta(arch)(ascending)(descending)(throacic) (대동맥(활)(상행)(하행)(가슴))
–––– thoracic (가슴) 38.45

2) 정맥류(Varicose vein)에 대한 치료로 정맥류 절제술(Excision of varicose vein)을 시행한 경우 부위에 따라 4단위 세분류한다.

예 1 Excision of varicose vein 38.50
정맥류의 절제술

예 2 Stripping and ligation of veins of leg 38.59
다리 정맥의 결찰술

39. 혈관의 기타 수술(Other operations on vessels)

1) 혈액투석(Hemodialysis)을 위해 동정맥루(Arteriovenous fistula)를 형성하는데 처치 코드는 39.27로 분류한다.

2) 비심장혈관의 경피경관 혈관성형술(Percutaneous transluminal angioplasty, PTA)은 39.50으로 분류한다.

3) 뇌동맥류(Cerebral aneurysm)에 대한 처치로 클리핑(clipping) 또는 코일색전술(coil embolization)을 주로 시행하는데 처치 방법에 따라 분류한다.

예 1 Craniotomy and clipping of aneurysm 39.51
뇌동맥류수술

예 2 Embolization of cerebral–aneurysm 39.72
혈관색전술(뇌혈관–동맥류)

Chapter 8 혈관 및 림프관계 수술, Operations on the hemic and lymphatic system(40-41)

40. 림프계 수술(Operations on lymphatic system)

1) 림프절의 절제 부위와 범위에 따라 달리 분류한다.

예 1 Excisional biopsy of neck 40.21
경부의 절제적 생검

예 2 Excision of axillary lymph node, left 40.23
액와 림프절의 절제, 좌측

예 3 Excision of mediastinal lymph node 40.29
종격 림프절의 절제술

예 4 Modified radical neck dissection, bilateral 40.42
변형된 근치적 경부 박리술, 양측

41. 골수와 지라의 수술(Operations on bone marrow and spleen)

1) 골수의 흡인(Aspiration of bone marrow)은 환자에게 시행한 경우와 공여자(donor)에게 시행한 경우 각각 코드를 다르게 부여한다.

예 1 **Bone marrow aspiration biopsy** **41.31**
골수의 흡인 생검
: 선도어 Aspiration (흡인)
– bone marrow(for biopsy) (골수(생검 위한)) 41.31

예 2 **Bone marrow aspiration(unilateral) of donor** **41.91**
공여자 골수 흡인(편측)
: 선도어 Aspiration (흡인)
– bone marrow(for biopsy) (골수(생검 위한)) 41.31
–– from donor for transplant (이식 제공자로부터) 41.91

Chapter 9 소화기계통 수술, Operations on the digestive system (42-54)

42. 식도 수술(Operations on esophagus)

1) 식도의 절제(Excision of esophagus)는 절제 범위가 국소적인지, 부분적인지, 전체적 인지에 따라 달리 분류한다.

예 1 Esophageal malignant tumor excision 42.32
식도 악성 종양 절제술

예 2 Subtotal esophagectomy 42.41
식도 아전절제술
: 선도어Esophagectomy(식도절제술) 42.40
– partial or subtotal (일부 또는 부분적) 42.41

예 3 Total esophagectomy 42.42
식도 전절제술
: 선도어 Esophagectomy (식도절제술) 42.40
– total (전체의) 42.42

2) 식도위절제술(Esophagogastrectomy)을 시행한 경우에는 42.42 코드를 부여하지 않고 기타 전체적 위절제술(Other total gastrectomy) 43.99 로 코딩한다.

43. 위 절개 및 절제(Incision and excision of stomach)

1) 위의 병변, 위암 등의 절제 수술이 해당 코드로 분류된다. 위 절제술(Excision of stomach)도 절제 범위에 따라 다르게 코드를 부여하는데 문합술의 종류에 따라서도 코드가 다르므로 유의하여 분류한다. 위 절제술 후 문합 방법에 따라 각각 Billroth I 또는

Billroth II 로 불리기도 한다.

예 1 Radical total gastrectomy with Roux–en–Y esophagojejunostomy 식도공장문합술을 동반한 근치적 전체 위절제술	43.99

예 2 Laparoscopic radical subtotal gastrectomy with gastroduodenostomy (= Billroth I operation) 복강경하 위십이지장문합술을 동반한 근치적 아전 위절제술(= 빌로스 I 수술)	43.6

예 3 Robot assisted radical subtotal gastrectomy with gastrojejunostomy (= Billroth II operation) 로봇을 이용한 근치적 위아전절제술 및 위공장 문합술(= 빌로스 II 수술)	43.7

45. 창자의 절개, 절제 및 문합(Incision, excision, and anastomosis of intestine)

1) 소장(small intestine)과 대장(large intestine)에 해당하는 부위의 절개, 절제 및 문합 수술이 포함된다. 절제 범위에 따라 다르게 분류된다.

예 Segmental resection of jejunum with end–to–end anastomosis 공장의 분절성 절제술과 단단문합술	45.62

46. 창자의 기타 수술(Other operations on intestine)

1) 장조루술(enterostomy)을 시행하고 교정(revision) 및 폐쇄(closure)하는 각 처치마다 분류가 달라지므로 소공(stoma)에 어떤 처치를 시행하는지 확인하여 분류한다. 장조루술을 시행하는 부위에 따라 각각 달리 분류한다.

예 1 Loop colostomy 46.03
루프 결장조루술
: 선도어 Enterostomy(창자조루술) 46.39
– colon(결장) 46.10
–– loop(루우프) 46.03

예 2 Ileostomy 46.20
회장조루술
: 선도어 Enterostomy (창자조루술) 46.39
– ileum (회장) 46.20

예 3 Ileostomy revision 46.41
회장조루술 교정
: 선도어 Revision (교정)
– ileostomy (회장조루술) 46.41

예 4 Colostomy closure 46.52
결장조루술 폐쇄
: 선도어 Closure (봉합)
– colostomy (결장조루술) 46.52

47. 충수 수술(Operations of appendix)

1) 충수절제술(appendectomy) 시행의 방법으로 복강경(laparoscope) 사용 여부에 따라 달리 분류된다.

예 1 Appendectomy 47.09
충수절제술

예 2 Laparoscopic appendectomy 47.01
복강경적 충수절제술

예 3 Incidental appendectomy 47.19
부수적 충수절제술
: 우연히 함께 시행된 충수절제술이다. 복강경으로 시행되었다면 47.11을 부여한다.

48. 직장, 직장구불결장과 직장 주위 조직에 대한 수술(Operations on rectum, rectosigmoid, and perirectal tissue)

1) 직장(rectum)과 직장구불결장(rectosigmoid colon), 직장 주위 조직(perirectal tissue)에 해당하는 부위의 절개, 절제 및 문합 수술이 포함된다. 절제 범위에 따라 다르게 분류된다.

2) 복회음절제술은 직장암에서 항문기능을 보존할 수 없다고 판단되거나 항문괄약근을 침윤한 경우 시행하는 수술이다.

예 Abdominoperineal resection(= Miles operation) 48.5
복회음절제술(마일즈수술)

3) 직장의 전방 절제(anterior resection of rectum) 시 결장조루술이 함께 시행된 경우에는 별도의 분류가 있으므로 행위분류 시 유의하여야 한다.

예 1 Laparoscopic-assisted anterior resection of rectum with colostomy 48.62
복강경적 직장의 전방 절제술과 결장 조루술

예 2 Low anterior resection of rectum 48.63
직장의 하부 전방 절제술

49. 항문 수술(Operations on anus)

1) 항문(anus)에 시행하는 절개, 절제 등의 처치가 포함된다.

예 1 Anal fistulectomy 49.12
항문 누공 절제술

예 2 Hemorrhoidectomy 49.46
치핵절제술

50. 간에 대한 수술(Operations on liver)

1) 간(liver)의 절개, 절제, 수복 등의 처치가 포함된다. 절제 범위에 따라 다르게 분류된다.

예 1 Wedge resection of liver 50.22
간부분절제술(쐐기)

예 2 Intraoperative radiofrequency ablation of liver tumor 50.29
간종양의 수술중 고주파 절제술

2) 간이식(transplantation of liver)은 이식수술 중 비교적 많이 시행되는 수술로, 50.5- 코드로 별도 분류된다. 간 공여자(donor)의 경우 간절제술(hepatectomy)로 분류하고 간 수혜자(recipient)는 간이식술로 분류한다.

예 1 Laparoscopic hepatectomy of living donor 50.22
복강경하 생체 공여 간절제술

예 2 Liver transplantation form living related donor 50.59
생체 관련 공여자로부터의 간 이식술

51. 쓸개 및 담도에 대한 수술(Operations on gallbladder and biliary tract)

1) 쓸개(gallbladder)와 담도(biliary tract)의 수술이 해당되며, 파터팽대부(ampulla of Vater), 총담관(common bile duct), 쓸개관(cystic duct), 간관(hepatic duct), 간내 쓸개관(담관)(intrahepatic bile duct), 오디 조임근(sphincter of Oddi)에 대한 수술도 포함된다.

2) 쓸개(담낭) 절제술은 복강경을 이용하였는지 여부에 따라 달리 분류된다.

예 1 Open cholecystectomy 51.22
개방적 담낭절제술

예 2 Laparoscopic cholecystectomy 51.23
복강경적 담낭절제술

52. 췌장(이자) 수술(Operations on pancreas)

1) 췌장(pancreas)의 절개, 절제, 수복 등의 처치가 포함된다. 절제 범위에 따라 다르게 분류된다.

예 1 Distal pancreatectomy 52.52
말단 췌장절제술

예 2 Subtotal pancreatectomy 52.53
췌장의 아전절제술

예 3 Radical pancreaticoduodenectomy(=Whipple operation) 52.7
근치적 췌장십이지장절제술(=휘플시술)

3) 췌장의 이식(Transplantation of pancreas)은 52.8-코드로 분류된다.

53. 헤르니아(허니아)의 수복(Repair of hernia)

1) 허니아의 위치(inguinal/femoral/umbilical/abdominal wall/diaphragmatic/others) 및 특성(direct/indirect)에 따라 달리 분류되며 방향(unilateral/bilateral)에 따라서도 코드가 달라지므로 분류 시 유의하여야 한다. 인공삽입물(prosthesis)을 동반하였는지 확인하여 함께 분류한다.

예 1 Laparoscopic inguinal hernioplasty, right 53.00
복강경하 서혜부 허니아 성형술, 우측
: 선도어 Repair (수복)
– hernia NEC(헤르니아NEC) 53.9

예 2 Laparoscopic repair of direct inguinal hernia, right 53.01
복강경적 직접성 서혜부 허니아의 수복술, 우측
: 선도어 Repair (수복)
– herniaNEC(헤르니아NEC) 53.9
–– inguinal(unilateral)샅고랑(한쪽의) 53.00
––– direct(unilateral) (직접(한쪽의)) 53.01

예 3 Laparoscopic repair of indirect inguinal hernia, right 53.02
복강경적 간접성 서혜부 허니아의 수복, 우측
: 선도어 Repair (수복)
– hernia NEC(헤르니아NEC) 53.9
–– inguinal(unilateral)샅고랑(한쪽의) 53.00
––– indirect(unilateral) (간접(한쪽의)) 53.02

예 4 Inguinal hernioplasty with mesh, left 53.05
매쉬를 동반한 서혜부 허니아 성형술, 좌측
: 선도어 Repair (수복)
– hernia NEC(헤르니아NEC) 53.9
–– inguinal(unilateral)샅고랑(한쪽의) 53.00
––– with prosthesis or graft (인공삽입물 또는 이식이 동반된) 53.05

예 5 Laparoscopic inguinal hernioplasty, bilateral 53.10
복강경하 서혜부 허니아 성형술, 양측
: 선도어 Repair (수복)
– hernia NEC(헤르니아NEC) 53.9
–– inguinal(unilateral)샅고랑(한쪽의) 53.00
––– direct(unilateral) (직접(한쪽의)) 53.01

54. 복부부위의 기타 수술(Other operations on abdominal region)

1) 복부부위의 기타 수술을 포함한다.

예 1 Exploratory laparotomy 54.11
시험적 개복술

예 2 Diagnostic laparoscopy 54.21
진단적 복강경검사

예 3 Laparoscopic adhesiolysis 54.51
복강경적 유착박리술

예 4 Adhesiolysis 54.59
유착박리술

예 5 PD(peritoneal dialysis) catheter insertion 54.93
복막투석 카테터 삽입술

Chapter 10 비뇨기계통 수술, Operations on the urinary system(55-59)

55. 콩팥 수술(Operations on kidney)

1) 콩팥(신장, kideny)에 대한 수술 범주이며 콩팥깔대기(신우, renal pelvis)에 대한 수술도 포함한다.

2) 경피적 신 절석술은 신장결석의 한 치료법이다.

> 예 Percutaneous nephrolithotomy(PNL), right 55.03
> 경피적 신 절석술, 우측
> : 분절(결석 파괴)이 동반된 경우 55.04로 분류한다. 절개에 의한 결석의 제거는 55.01로 분류한다.

3) 한쪽 신장 전체를 절제하는 수술로, 신장이식 공여자에 대한 수술 및 악성종양의 치료법으로 시행된다.

> 예 1 Donor nephrectomy, left 55.51
> 공여 신 절제술, 좌측
> : 한쪽 신장에 대한 부분적 절제술(partial nephrectomy)의 경우 55.4, 양쪽 신장을 모두 절제(bilateral nephrectomy)하는 경우 55.54로 분류한다.

> 예 2 Renal allograft(=kidney transplantation) 55.69
> 신장이식술
> : 공여자로부터 신장을 이식받는 수술에 대한 분류코드이다. 자가이식의 경우 55.61로 분류한다.
> 선도어는 transplant, –kidney NEC 또는 –renal NEC로 찾는다.

4) 경피적 신조루술은 요로 폐색 환자의 소변 배출, 신장 및 주변 농양이나 낭종의 배액 등을 목적으로 피부를 통해 도관을 신우로 삽입하는 시술이다. 장기적 신조루술 환자의 경우 2~3개월마다 도관의 교체가 필요하다.

예 1 percutaneous nephrostomy(PCN) 55.03
경피적 신조루술

예 2 percutaneous nephrostomy(PCN) exchange, bilateral 55.93
경피적 신조루술관 교환, 양측
: 선도어는 replacement, –nephrostomy tube로 찾는다.

56. 요관 수술(Operations on ureter)

1) 요관의 결석을 제거하는 방법으로 신요관경 하에 요도를 경유하여 제거하는 방법과 절개에 의한 방법이 있다.

예 1 Flexible ureterorenoscopic removal of calculus(kidney), left 56.0
연성 신요관경하 결석제거술(신장), 좌측
: 신장과 신우도 절개 없이 신요관경을 이용하여 결석을 제거한 경우 동일한 코드로 분류한다.
선도어는 removal, –calculus, ––kidney, –––without incision으로 찾는다.

예 2 Ureterolithotomy, lower, left 56.2
하부 요관절석술, 좌측
: 선도어는 removal, –calculus, ––ureter(by incision) 또는 ureterolithotomy로 찾는다.

2) 요로전환술은 방광적출술 후 요루를 설치하는 수술이다.

예 Ileal conduit urinary diversion (ICUD) 56.51
회장 도관 요로 형성술
: 요로전환술 중 가장 많이 이루어지는 방법으로 방광을 제거해야 하는 경우에 설치한다. 회장의 일부를 방광화시켜 요관을 회장의 끝 부분에 이식하고 한쪽은 복부를 통하여 개구하여 배뇨하도록 한다. 선도어는 diversion, urinary, –ileal conduct 또는 ileoureterostomy 또는 Bricker operation 또는 anastomosis, –ureter, ––ileal pouch로 찾는다.

3) 방광요관 역류(vesicoureteral reflux)는 방광에 저장되어 있던 소변이 거꾸로 요관을 따라 역류해 올라가는 질환으로 이를 치료하는 수술로 요관방광문합술(요관신방광문합술)이 있다.

예 Ureteroneocystostomy Simple 56.74
요관신방광문합술
: 선도어는 ureterocystostomy 또는 Ureteroneocystostomy 또는 anastomosis, -ureterovesical로 찾는다.

57. 방광 수술(Operations on urinary bladder)

1) 비근육침범(표재성) 방광암의 진단과 치료에 있어 경요도방광암절제술(Transurethral resection of bladder tumor; TURB; TURBT)이 시행되고 있다.

예 1 Transurethral resection of bladder 57.49
경요도적 방광내 수술
: 선도어는 resection, -bladder, --lesion NEC, ---transurethral approach 또는 excision, -lesion, --bladder(transurethral)로 찾는다.
개방적 접근에 의한 병변(암 조직)의 절제는 57.59로 분류한다.

예 2 Radical cystectomy 57.71
근치적 방광절제술
: 방광을 적출하면 소변을 모아둘 주머니가 사라지기 때문에 요로전환술을 함께 시행하는 경우가 많으며 이때 56.61-56.79 중 해당하는 요로전환술을 함께 분류한다. 또한 림프절 절제를 동반하는 경우 해당 코드(40.3, 40.5)를 함께 분류한다.

58. 요도 수술(Operations on urethra)

1) 요도하열 및 요도상열의 수술이 포함된다.

예 Repair of hypospadias 58.45
요도하열의 수복술
: 선도어는 repair, –hypospadias로 찾는다.

59. 요로의 기타 수술(Other operations on urinary tract)

1) 요실금(Urinary incontinence) 치료를 위한 수술이 포함된다.

예 Sling operation (female) 59.79
슬링 수술 (여성)
: 선도어는 repair, –stress incontinence(urinary) NEC로 찾는다.
요실금에 대한 슬링 수술은 방법에 따라 59.4~59.7로 분류한다.

Chapter 11 남성 생식기관 수술, Operations on the male genital organs(60-64)

60. 전립샘 및 정낭 수술(Operations on prostate and seminal vesicles)

1) 양성 전립선 비대증(Benign prostate hypertrophy, BPH)의 치료에 있어 경요도전립선 절제술(Transurethral resection of prostate, TURP)이 시행되고 있다.

> 예 **Transurethral resection of prostate** 60.29
> **경요도적 전립선 절제술**
> : 일반적으로 고주파 전류를 이용한 방법이 가장 많이 사용되고 있으며 레이저를 이용한 경우에는 60.21로 분류한다.
> 선도어는 resection, –prostate, ––transurethral 또는 prostatectomy, –transurethral, ––resection of prostate(TURP)로 찾는다.

2) 전립선암의 수술적 치료로 근치적 전립선절제술이 시행된다.

> 예 **Radical prostatectomy** 60.5
> **근치적 전립선절제술**
> : 일반적으로 전립선 주위조직 및 정낭(prostatovesiculectomy)을 함께 절제한다. 접근법에 관계없이 근치적 전립선절제술은 모두 60.5로 분류하며, 근치적 방광 절제가 동반된 경우에는 57.71로 분류한다.

61. 음낭 및 초막 수술(Operations on scrotum and tunica vaginalis)

1) 고환을 둘러싸고 있는 초막 내에 액체가 고이는 질환인 음낭수종(Hydrocele)에 대한 수술로 음낭수종절제술을 시행하여 초막 내에 고인 액체를 제거한다.

> 예 **Hydrocelectomy, right** 61.2
> **음낭수종절제술, 우측**
> : 선도어 hydrocelectomy, –tunica vaginalis로 찾는다.

62. 고환 수술(Operations on scrotum and tunica vaginalis)

1) 고환절제술은 고환암에 대한 수술적 치료 및 진행성 전립선암에 대한 호르몬 치료로서 시행된다.

> 예 Orchiectomy, left 62.3
> 고환절제술, 좌측
> : 양쪽 고환을 모두 절제하는 경우에는 62.4로 분류한다.

2) 잠복고환(Cryptorchidism)의 치료법이 포함된다.

> 예 Orchiopexy, right 62.5
> 고환고정술, 우측

63. 정삭, 부고환 및 정관 수술(Operations on spermatic cord, epididymis, and vas deferens)

1) 정계정맥류(varicocele)의 치료법이 포함된다.

> 예 Varicocelectomy, left 63.1
> 정계정맥류 절제술, 좌측

64. 음경 수술(Operations on penis)

1) 귀두포피염, 감돈포경 등의 질환이 있을 때 귀두를 덮은 포피 부분을 제거하고 귀두를 영구적으로 노출하는 포경수술을 시행한다.

> 예 Circumcision 64.0
> 포경수술

Chapter 12 여성 생식기관 수술, Perations on the female genital organs(65-71)

65. 난소 수술(Operations on ovary)

1) 난소의 진단적 처치, 병변 또는 조직의 국소 절제, 낭종 또는 종양 제거를 위한 적출 등을 포함한다.

예 1 Operative laparoscope guided ovarian cyst enucleation, left 65.25
수술적 복강경 유도하 좌측 난소 낭종의 적출술
: 선도어는 Enucleation, – cyst, –– ovary, ––– laparoscopic로 찾는다.

예 2 Operative laparoscope guided right salpingo–oophorectomy 65.41
수술적 복강경 유도하 우측 자궁관난소적출술
: 선도어는 Salpingo–oophorectomy로 찾는다.

66. 자궁관 수술(Operations on fallopian tube)

1) 여성의 불임을 목적으로 한 자궁관의 파괴 또는 폐쇄를 포함한다.

예 1 Bilateral endoscopic ligation of fallopian tubes 66.29
내시경적 양쪽 자궁관 결찰

예 2 Bilateral ligation of fallopian tubes 66.39
양쪽 자궁관 결찰술
: 내시경적 방법이 아닌 여성 불임 수술에 해당한다.

2) 자궁관의 절제를 포함한다.

예 Operative laparoscope guided bilateral salpingectomy 66.51
수술적 복강경 유도하 양측 자궁관절제술

67. 자궁목 수술(Operations on cervix)

1) 자궁목의 진단적 처치, 절제 또는 파괴 등을 포함한다.

예 1 Punch biopsy of cervix 67.12
자궁경부의 펀치생검

예 2 Large loop excision of transformation zone(LEETZ) of uterine cervix 67.32
자궁경부 이행부의 큰 루우프절제술
Loop electrosurgical excision procedure(LEEP) of cervix 67.32
자궁경부 루우프 전기수술적 절제술
: 선도어는 Excision, – lesion, –– cervix에서 67.3_을 찾아 Tabular list에서 67.32로 확정한다.

예 3 Cryoconization of cercix 67.33
자궁목 냉동원뿔절제술

2) 임신 유지를 위해 내자궁구를 수복하는 수술을 포함한다.

예 1 McDonald operation 67.59
맥도날드 수술

예 2 Shirodkar operation 67.59
쉬로드카 수술
: 선도어는 Operation, – McDonald 또는 – Shirodkar로 찾는다.

68. 자궁의 기타 절개 및 절제(Other incision and excision of uterus)

1) 자궁의 절개 또는 절제술을 포함한다.

예 1 Operative resectoscope guided endometrial polypectomy 68.29
수술적 절제경 유도하 자궁내막 용종절제술
: 선도어는 Excision, – lesion, –– endometrium으로 찾는다.

예 2 Operative laparoscopy guided myomectomy 68.29
수술적 복강경 유도 자궁근종절제술

예 3 Total abdominal hysterectomy(TAH) 68.4
복식 전자궁절제술
: 선도어는 hysterectomy, – abdominal로 찾는다.

예 4 Laparoscopic–assisted vaginal hysterectomy(LAVH) 68.51
복강경보조 질식 자궁절제술
: 선도어는 hysterectomy, – vaginal, –– laparoscopically assisted(LAVH)로 찾는다.

69. 자궁 및 지지 구조 기타 수술(Other operations on uterus and supporting structures)

1) 자궁경부를 확장하여 자궁 내면을 긁어내는 시술을 포함한다.

예 1 Dilatation and curettage(for termination of pregnancy) 69.01
자궁경관 확대 및 소파술(임신중절을 위한)
: 일반적으로 "Dilatation and curettage"로 수술명만 기재하나, 진단명 등 전후 맥락 상 임신중절을 위한 경우 69.01로 분류한다. 선도어는 Dilation and curettage, uterus, – to terminate pregnancy로 찾는다.

예 2 Dilatation and curettage(following delivery or abortion) 69.02
자궁경관 확대 및 소파술(분만 또는 유산에 따른)
: 진단명 등 전 후 맥락 상 분만 또는 유산(자연유산 또는 인공유산)에 이어져 시도되는 경우에는 69.02로 분류한다. 선도어는 Dilation and curettage, uterus, – after, –– abortion로 찾거나, Dilation and curettage, uterus, – after, –– delivery로 찾는다.

예 3 Dilatation and curettage 69.09
자궁경관 확대 및 소파술
: 임신중절을 하기 위하거나, 분만 또는 유산에 따른 경우를 제외한 진단을 위한 경우 등에 69.09로 분류한다.

2) 자궁, 자궁경부 및 지지 구조 기타 수술을 포함한다.

예 1 Insertion of intrauterine device(IUD) 69.91
자궁내 피임장치 삽입
: 선도어는 insertion, – intrauterine, –– contraceptive device로 찾는다.

예 2 Artificial insemination 69.92
인공수정
: 선도어는 insemination, artificial로 찾는다.

70. 질 및 막힌주머니 수술(Operations on vagina and cul-de-sac)

1) 질 및 막힌주머니의 수술을 포함한다.

예 1 Operative laparoscopy guided electrofulguration of cul de sac 70.32
막힌주머니의 수술적 복강경하 방전요법
: 선도어는 Excision, – lesion, –– cul de sac로 찾는다.

예 2 repair of cystocele 70.51
방광류 수복
: 선도어는 repair, – cystocele로 찾는다.

Chapter 13 산과적 처치, Obstetrical Procedures(72-75)

72. 집게, 진공 및 볼기태위 분만(Forceps, vacuum, and breech delivery)

1) 분만에 집게, 진공흡착기 등의 기구 이용을 포함한다.

예 1 Low forceps delivery with episiotomy 72.1
하위집게 분만(회음절개 동반된)
: 선도어는 delivery, – forceps, -- low, --- with episiotomy로 찾는다.

예 2 Vacuum extraction with episiotomy 72.71
진공흡착기 만출술(회음절개 동반된)

73. 분만의 유도 또는 보조를 위한 기타 처치(Other procedures inducing or assisting delivery)

1) 분만의 유도 또는 보조를 위한 처치를 포함한다.

예 Episiotomy 73.6
회음절개술

74. 제왕절개술 및 태아의 제거(Cesarean section and removal of fetus)

1) 제왕절개 및 태아의 제거를 포함한다.

예 1 Low flap transverse Cesarean section 74.1
하부피판 제왕절개술

예 2 Removal of ectopic pregnancy, peritoneal 74.3
복막 자궁외임신의 제거
: 선도어는 removal, – ectopic fetus, –– peritoneal로 찾는다.

75. 기타 산과적 수술(Other obstetric operation)

예 1 Diagnostic amniocentesis 75.1
진단적 양수천자술

예 2 Manually drmoval of retained placenta 75.4
잔류태반의 수기 제거

Chapter 14 근육골격계통 수술, Operations on the musculoskeletal system(76-84)

76. 얼굴뼈 및 관절의 수술(Operations on facial bones and joints)

1) 얼굴뼈의 교정수술을 포함한다.

예 1 Orthognathic surgery on mandible 76.64
하악교정 수술
: 선도어는 operation, – orthognathic으로 찾아 76.6_에서 찾아 Tabular list에서 확인한다.

예 2 Orthognathic surgery on maxilla 76.66
상악교정 수술
: 선도어는 operation, – orthognathic으로 찾아 76.6_에서 찾는다.

예 3 Augmentation genioplasty 76.68
증강턱끝성형술
: 선도어는 genioplasty로 찾는다.

2) 얼굴 골절의 정복을 포함한다.

예 1 Closed reduction of zygomatic fracture 76.71
관골 골절의 비관혈적 정복술
: 선도어는 reduction, – fracture, –– zygoma로 찾는다.

예 2 Reduction of orbital wall fracture 76.78
안와벽 골절 정복술
: 선도어는 reduction, – fracture, –– orbit로 찾는다.

예 3 Plate removal, mandible 76.97
하악 평판(plate) 제거술
: 이전 골절을 정복하기 위해 삽입했던 내부고정장치를 제거하는 수술이다. 선도어는 removal, – fixation device, –– internal, ––– facial로 찾는다.

77. 기타 뼈의 절개, 절제 및 분할(Incision, excision, and division of other bones)

1) 얼굴뼈 이외의 뼈의 수술을 포함한다. 부위를 나타내기 위한 4단위 분류는 아래의 목록에서 찾는다.

0 상세불명 부위(unspecified site)
1 어깨뼈, 빗장뼈 및 가슴뼈[갈비뼈 및 복장뼈](scapula, clavicle, and thora [ribs and sternum])
2 위팔뼈(humerus)
3 노뼈 및 자뼈(radius and ulna)
4 손목뼈 및 손허리뼈(carpals and metacarpals)
5 넙적다리뼈(femur)
6 무릎뼈(patella)
7 정강뼈 및 종아리뼈 (tibia and fibula)
8 발목뼈 및 발허리뼈(tarsals and metatarsals)
9 기타(other)
골반뼈(Pelvic bones)
가락뼈(발의)(손의)(Phalanges (of foot) (of hand))
척추뼈(Vertebrae)

예 1 Curettage of tibia 77.67
정강뼈 소파술
: 선도어는 Excision, – lesion, –– bone, ––– tibia로 찾는다.

예 2 Excision of bone tumor, humerus 77.62
골종양 절제술
: 선도어는 Excision, – lesion, –– bone, ––– humerus로 찾는다.

예 3 Ostectomy, rib 77.81
늑골 절제술
: 선도어는 ostectomy로 찾은 후, 4단위는 rib에 해당하는 1로 찾는다.

78. 뼈의 기타 수술, 얼굴뼈 제외(Incision, excision, and division of other bones)

1) 뼈이식, 내, 외부 고정 또는 고정장치의 제거 등을 포함한다. 부위를 나타내기 위한 4단위 분류를 사용한다.

예 1 Auto iliac bone graft 78.09
자가장골 이식술
: 선도어로 graft, – bone, –– pelvic으로 찾는다.

예 2 Closed pinning of finger 78.59
손가락 비관혈적 핀고정술
: 골절이 아닌 경우의 손가락 핀고정술로서, 선도어는 fixation, – bone, –– internal, ––– phalanges로 찾는다. 골절인 손가락의 비관혈적 핀고정술은 79.14로 분류된다.

예 3 Hardware removal of distal radius 78.63
요골 원위부의 하드웨어 제거술
: 뼈 고정을 위해 설치했던 내부 고정장치를 제거하는 경우이다. 선도어는 removal, – fixation device, –– internal, ––– radius로 찾는다.

79. 탈구 및 골절의 정복(Reduction of fracture and dislocation)

1) 골절되거나 탈구된 부위의 정복을 위한 수술을 포함한다. 부위를 나타내기 위한 4단위

분류는 아래의 목록을 사용한다.

0 상세불명 부위(unsepcified site)
1 위팔뼈(humerus)
2 노뼈 및 자뼈(radius and ulna)
팔 NOS(Arm NOS)
3 손목뼈 및 손허리뼈(carpals and metacarpals)
손 NOS(Hand NOS)
4 손가락뼈(phalanges of hand)
5 넙적다리뼈(femur)
6 정강뼈 및 종아리뼈(tibia and fibula)
다리 NOS(Leg NOS)
7 발목뼈 및 발허리뼈(tarsals and metatasals)
발 NOS(foot NOS)
8 발가락뼈(phalanges of foot)
9 기타(other specified bone)

예 1 Closed reduction and internal fixation of humerus, left 79.11
좌측 상완골 골절의 정복술과 내부고정술
: 선도어는 reduction, – fracture, –– humerus, ––– with internal fixation으로 찾는다.

예 2 Closed reduction and internal fixation with intramedullary nail and screws for femur fracture 79.15
대퇴골 골절의 비관혈적 정복술과 골수내고정술을 동반한 내고정술
: 선도어는 reduction, – fracture, –– femur, ––– with internal fixation으로 찾는다.

예 3 Open reduction and internal fixation of humerus, right 79.31
우측 상완골의 관혈적 정복술과 내고정술
: 선도어는 reduction, – fracture, –– humerus, ––– open, –––– internal fixation으로 찾는다.

예 4 Open reduction and internal fixation of femur, right 79.35
우측 대퇴골 골절의 정복술과 내고정술
: 선도어는 reduction, – fracture, –– femur, ––– open, –––– internal fixation으로 찾는다.

예 5 Open reduction and internal fixation of radius fracture, left 79.32
좌측 요골골절의 관혈적 정복술과 내고정술
: 선도어는 reduction, – fracture, –– radius, ––– open, –––– internal fixation으로 찾는다.

80. 관절구조의 절개 및 절제(Reduction of fracture and dislocation)

1) 어깨관절, 팔꿈치, 고관절, 무릎, 척추 관절 등의 절개 및 절제를 포함한다. 해당 부위를 나타내기 위해서 아래 4단위 세분류를 80의 해당 항목과 함께 사용한다.

0 상세불명 부위(unspecified site)
1 어깨(shoulder)
2 팔꿈치(elbow)
3 손목(wrist)
4 손 및 손가락(hand and finger)
5 엉덩이(hip)
6 무릎(knee)
7 발목(ankle)
8 발 및 발가락(foot and toe)
9 기타 명시된 부위(other specified sites) 척추(spine)

예 1 Diagnostic arthroscopy of knee joint 80.26
무릎의 진단적 관절경
: 선도어는 arthroscopy, – knee로 찾는다.

예 2 Discectomy, L4–5 80.51
디스크절제술, 4–5번 요추

예 3 Partial hemilaminectomy and discectomy, lumbo–sacral 80.51
부분적 반고리절제술과 디스크절제술
: hemilaminectomy가 신경뿌리 감압을 위한 단독수술인 경우는 03.09로 discectomy와 동반된 경우는 80.51로 분류한다.

예 4 Menisectomy, Rt. knee 80.6
무릎의 반달연골절제술

예 5 Arthroscopic debridement, shoulder 80.81
관절경적 좌멸괴사조직제거술, 견관절
: 선도어는 excision, – lesion, –– joint, ––– shoulder로 찾는다.

81. 관절구조에 대한 수복 및 성형(Repair and plastic operations on joint structures)

1) 척추의 유합을 포함한다.

예 1 Anterior spinal fusion, cervical 81.02
전방 척추유합술, 경추
: 선도어는 fusion, – spinal, –– cervical로 찾는다.

예 2 Anterior cervical discectomy and fusion, cervical 80.51 81.02
전방접근의 경추 디스크절제술과 유합술
: 경추의 디스크절제와 유합술을 함께 분류한다.

예 3 Posterior spinal fusion, thoracic 81.05
후방 흉추유합술
: 선도어는 fusion, – spinal, -- dosal, dorsolumbar, --- posterior로 찾는다.

예 4 Posterior lumbar interbody fusion and pedicle screw fixation 81.08
후방 요추간 유합술과 고정술

예 5 Posterior spinal fusion, lumbar 81.08
후방 요추유합술

2) 다리 관절의 교체 또는 기타 수복을 포함한다.

예 1 Arthroscopic anterior cruciate ligament(ACL) reconstruction 81.45
관절경적 전방십자인대의 재건술
: 선도어는 repair, – knee, -- cruciate ligament로 찾는다.

예 2 Arthroscopic meniscal repair, medial 81.47
관절경적 내측 반월판 수복술
: 선도어는 repair, – knee NEC로 찾는다.

예 3 Total hip replacement, left 81.51
전체 고관절 치환술, 좌측
: 선도어는 replacement, – hip, -- total로 찾는다.

예 4 Total knee replacement, right 81.54
전체 슬관절 치환술, 우측

3) 수부관절, 어깨관절 등에 대한 성형술과 수복을 포함한다.

예 Arthroscopic repair, shoulder 81.83
관절경적 수복술, 어깨
: 선도어는 arthroplasty, – shoulder로 찾는다.

82. 손의 근육, 힘줄 및 근막 수술(Operations on muscle, tendon, and fascia of hand)

1) 손의 근육, 힘줄 및 근막 수술을 포함한다.

예 1 A1 pulley release, right 82.01
방아쇠 수지 유리술(또는 A1 활차유리술)
: 선도어는 release, – trigger finger or thumb로 찾는다.

예 2 Excision of ganglion of wrist, left 82.21
좌측 손목의 결절종 절제술
: 선도어는 excision, – ganglion으로 찾는다.

예 3 Tenorrhaphy of finger 82.45
: 선도어는 suture, – tendon, –– hand로 찾는다.

83. 손을 제외한 근육, 힘줄, 근막 및 윤활낭의 수술(Operations on muscle, tendon, fascia and bursa, except hand)

1) 손을 제외한 근육, 힘줄, 근막 및 윤활낭의 절개, 분할, 진단적 처치, 절제, 봉합, 재건, 성형적 수술을 포함한다.

예 1 Myotomy of scalenus muscle 83.19
목갈비근절개술
: 선도어는 scalenotomy로 찾는다.

예 2 Muscle biopsy 83.21
근육 생검

예 3 Soft tissue mass excision 83.39
연조직 종괴절제술
: 선도어는 excision, – lesion, –– soft tissue로 찾는다.

예 4 Tenorrhaphy 83.64
건봉합술

예 5 Tendon lengthening 83.85
건 연장술

84. 근육골격계통의 기타 처치(Other procedures on musculoskeletal system)

1) 사지의 절단, 재접합 등을 포함한다.

예 1 Amputation of toe 84.11
발가락 절단술
: 선도어는 amputation, – toe로 찾는다.

예 2 Below knee amputation, left 84.15
무릎 아래 절단술, 좌측
: 선도어는 amputation, – below-knee로 찾는다.

예 3 Replantation of thumb 84.21
엄지손가락 접합술(또는 엄지손가락 재부착술)
: 선도어는 reattachment, – thumb로 찾는다.

Chapter 15 외피계통 수술, Operations on the integumentary system (85-86)

85. 유방 수술(Operations on breast)

1) 유방의 절개, 절제, 성형술 등을 포함한다.

예 1 Excision of breast mass, left 85.21
유방종괴 절제술
: 선도어는 excision, – lesion, -- breast로 찾는다.

예 2 Partial mastectomy with sentinel node biopsy, right 85.23 40.11
감시림프절 생검을 동반한 유방 부분절제술, 우측
: 선도어로는 mastectomy, – partial로 찾는다. 감시림프절 생검은 biopsy, – lymphatic structure로 찾는다.

예 3 Total mastectomy with axillary lymph node dissectin, left 85.43
액와림프절 절제를 동반한 유방 전절제술, 좌측
: 선도어는 액와 국소림프절을 절제하였으므로 mastectomy, – with, -- excision of regional lymph nodes로 찾는다.

예 4 Modified radical mastectomy, right 85.43
변형된 근치적 유방절제술, 우측
: 선도어는 mastectomy, – radical, -- modified로 찾는다.

86. 피부 및 피부밑조직 수술(Operations on skin and subcutaneous tissue)

1) 피부 및 피부밑조직의 절개, 절제, 파괴, 봉합, 이식, 피부편, 수복, 재건 및 기타 수술을 포함한다.

예 1 Incision and drainage 86.04
절개와 배액
: 선도어는 incision, – skin, –– with drainage로 찾는다.

예 2 Chemoport insertion 86.07
약물주입 포트 삽입술
: 선도어는 insertion, – port, vascular access로 찾는다.

예 3 Split thickness skin graft 86.69
부분층 피부이식
: 선도어는 graft, – skin으로 찾는다.

예 4 Full thickness skin graft of hand 86.61
손의 전층 피부 이식
: 선도어는 graft, – skin, –– full–thickness, ––– hand로 찾는다.

예 5 Local flap attachment to leg 86.74
다리의 국소 피판술
: 선도어는 graft, – skin, –– pedicle(flap), ––– attachment to site로 찾는다.

예 6 Division of syndactyly of finger, left 86.85
합지증의 분할, 손가락, 좌측
: 선도어는 correction, – syndactyly로 찾는다.

예 7 Insertion of tissue expander 86.93
조직확장기의 삽입

예 8 Scar revision with Z–plasty 86.84
Z성형술을 이용한 흉터교정술
: 선도어는 Z–plasty, – skin으로 찾는다.

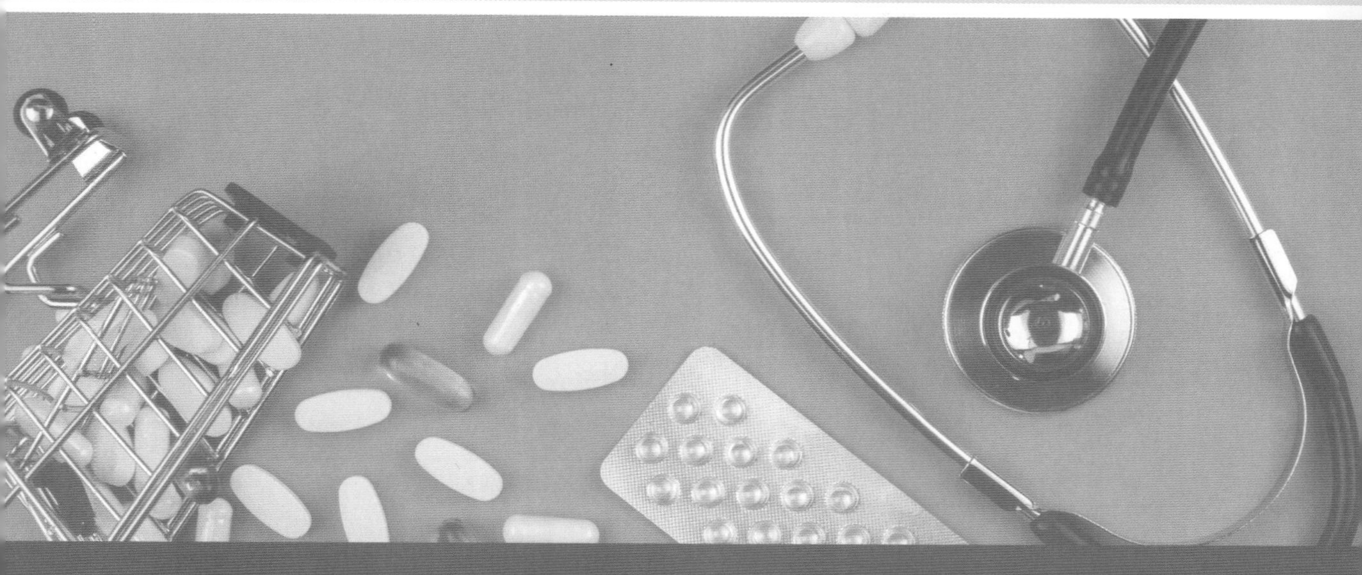

연습문제 정답

제3과 22대분류: 각 장의 분류준칙

I. 특정 감염성 및 기생충성 질환

1. A08.0 2. A15.01 3. B15.9
4. B22.7, B20.6, B20.4, B21.1, C83.7
5. B66.1†, K77.0* 6. K29.3, B98.0
7. B69.0†, G99.8* 8. B04
9. A40.20, U83.0 10. N39.0, B96.2

II. 신생물

1. D05.11 M8500/2 2. D25.1 M8890/0
3. C67.2 M8130/3 4. C71.3 M8440/3
5. C16.4 M8490/3 6. C73 M8330/3
7. C92.0 8. C69.2 M9510/3
9. C79.5 M8140/6 C80.0 M8140/3
10. C56.0 M8480/3 11. C44.5 M8070/3
12. C40.2 M9180/3 C78.00 C79.30=M9180/6
13. C22.0 M8170/3 14. C22.1 M8160/3
15. C53.9 M8070/3

III. 혈액 및 조혈기관의 질환과 면역 메카니즘을 침범한 특정 장애

1. D50.0 2. D51.0
3. D61.9 4. N18.9† D63.8*
5. D69.3 6. D69.6
7. D73.0 8. D62 K27.6
9. D82.1 10. D72.1

IV. 내분비 영양 및 대사 질환

1. E05.0 2. E10.9
3. E11.70 E11.28† N08.3*
4. E16.2 5. E22.1
6. E23.0 7. E23.2
8. E66.9 9. E78.08
10. E88.8

V. 정신 및 행동 장애

1. F01.9 2. F10.6
3. F13.2 4. F20.3
5. F31.9 6. F32.9
7. F40.0 8. F42.2
9. F44.9 10. F45.2
11. F50.2 12. F60.5
13. F64.9 14. F95.2
15. F98.5

VI. 신경계통의 질환

1. G04.9 2. G11.9
3. G21.4 4. G24.3
5. G25.8 6. G31.9
7. G40.10 8. G44.2
9. G45.9 10. G51.0
11. G71.0 12. G80.3
13. G80.9 B90.0 14. G82.2 T91.3
15. G93.1

VII. 눈 및 눈 부속기의 질환

1. H00.08
2. H02.08
3. H04.31
4. H18.2
5. H33.4
6. H34.8
7. H35.31
8. H40.5
9. H44.5
10. H50.1
11. H53.9
12. H57.1

VIII. 귀 및 유돌의 질환

1. H61.2
2. H65.90
3. H72.9
4. H81.4
5. H93.1

IX. 순환계통의 질환

1. I05.2 35.24 39.61(인공심폐기를 사용하였다면)
2. I12.0 39.95(혈액투석) 55.69(신장이식)
3. I25.1 36.05(PTCA) 36.06(스턴트 삽입), 36.12(CABG) 39.61(인공심폐기 사용된 경우)
4. I27.2
5. I31.3 37.0
6. I37.1
7. I42.0
8. I42.28
9. I45.6
10. I48.90
11. I49.5 37.80
12. I50.9
13. I50.08
14. I46.0
15. I46.9
16. I51.7
17. I60.8 I10.9
18. I61.5
19. I62.0
20. I65.2
21. I67.1 1. 39.51
22. I67.5
23. I69.4
24. I71.20
25. I73.1
26. I77.0
27. I86.1 63.1
28. I95.1
29. I97.2
30. K74.69† I98.3* 42.33

X. 호흡계통의 질환

1. J00
2. J11.0
3. J12.80
4. J15.7
5. J69.0
6. J30.4
7. J32.9
8. J34.2
9. J38.10
10. J43.9
11. J45.00
12. J47
13. J60
14. J80
15. J86.9
16. J94.2
17. J95.0
18. J98.10
19. J98.40
20. J98.5

XI. 소화계통의 질환

1. K05.39
2. K07.11
3. K12.0
4. K12.2
5. K13.2
6. K21.0
7. K22.2
8. K22.7
9. K25.90
10. K29.3 B98.0
11. K27.5
12. K43.9
13. K50.81
14. K51.9
15. K56.6
16. K56.1
17. K60.2
18. K63.5
19. K65.0
20. K70.9
21. K72.90† G94.3*
22. K75.0
23. K70.0
24. K80.50
25. K82.80

XII. 피부 및 피하조직의 질환

1. L02.42
2. L03.10
3. L21.9
4. L27.0
5. L29.9
6. L02.01
7. L75.0
8. L80.9
9. L89.9
10. L91.0

XIII. 근육골격계통 및 결합조직의 질환

1. M46.56
2. M13.93
3. M17.9
4. M23.31
5. M32.1† N08.5*
6. M43.19
7. M51.2
8. M75.0
9. M79.110
10. M80.98

XIV. 비뇨생식계통의 질환

1. N04.1
2. N18.5
3. N30.4
4. N39.0 B96.2
5. N40.0
6. N43.2
7. N47
8. N73.6
9. N80.3
10. N82.3
11. N92.0
12. N92.6
13. N94.6
14. N95.1

XV. 임신, 출산 및 산후기의 질환

1. O00.1 O08.1
2. O02.1 O08.0 69.02
3. O08.1
4. O13
5. O21.0
6. O34.21
7. O34.30 67.59
8. O32.1 O60.32 O82.9 Z35.8 Z37.01 74.1
9. O60.32 O34.28 O36.5 O42.91 O82.9 Z37.01 74.1
10. O68.1 O69.1 O80.9 Z35.5 Z37.02 73.6
11. O33.9 O48 O36.6 O82.9 Z37.03 O90.0 O86.0 Y83.8 74.1
12. O24.4 O81.4 Z37.02 72.71 71.71
13. O36.4 O80.9 Z37.19
14. O45.9 O30.0 O60.12 O34.22 O36.5 O84.2 Z37.21 74.1
15. O36.5 O80.9 O86.0 Y83.8 Z37.02

XVI. 출생전후기에 기원한 특정 병태

1. P05.9 Z38.0
2. Z38.0
3. P07.19 P07.31 P22.0 Z38.0
4. P20.9 P 35.3 Z38.0
5. P20.9 P02.5 P07.32 P07.14 P01.5 Z38.3
6. P05.1 P07.32 P59.0 Z38.0
7. P08.1 A50.9 Z38.0
8. P20.9 P59.2 Z38.0
9. P07.13 P01.5 Z38.3
10. P24.1 Z38.0
11. P08.1 P12.80 Z38.0

XVII. 선천기형, 변형 및 염색체 이상

1. Q40.0
2. Q43.1
3. Q17.2
4. Q21.1
5. Q69.1
6. Q67.6
7. Q53.1
8. Q78.0
9. Q89.20
10. Q98.4

XVIII. 달리 분류되지 않은 증상, 징후와 임상 및 검사의 이상소견

1. R07.4
2. R05
3. R13
4. R19.8
5. R20.2
6. R25.1
7. R32
8. R50.90
9. R55.8
10. R53
11. R62.9
12. R60.0
13. R74.8
14. R91
15. R93.4

XIX. 손상, 중독 및 외인에 의한 특정 기타 결과

1. T02.3 S72.30 S82.120
2. 02.490 S06.80
3. S59.7 S52.590 S54.1
4. S22.490
5. T26.1 T24.22
6. L55.9
7. T20.11 T28.1
8. T42.7 R40.2 X41.04
9. T39.1 T51.0 X60.98 X65.98 K71.10
10. T78.1
11. T85.7 Y84.1
12. T68 X31.62
13. M84.05 T93.1
14. L90.5 T95.0 Y86
15. G93.1 T97 Y87.0
16. T82.0 Y71.2
17. T84.8 Y83.1
18. T86.0 Y83.0
19. T66 Y84.2
20. L25.1 Y40.7
21. T83.3 Y84.8

XX. 질병이환 및 사망의 외인

1. S24.1 S22.020 S22.030 V28.42
2. S72.120 V04.12
3. S06.50 S01.7 V43.59
4. S83.52 W11.62
5. T24.30 T25.3 T31.1 X06.81
6. S82.880 X00.04
7. S83.20 W51.30
8. S62.320 W23.03 Z33
9. T15.0 W44.62
10. T60.9 X68.79

XXI. 건강상태 및 보건서비스 접촉에 영향을 주는 요인

1. Z01.4
2. Z03.1
3. Z26.9
4. Z31.2
5. Z35.5
6. Z46.3
7. Z52.4
8. Z72.0
9. Z83.3
10. Z96.1

XXII. 특수목적 코드

1. U07.1
2. Z03.8
3. U11.9
4. U12.9
5. T81.4 B95.2 U83.0

공저자 소개

이은미 대진대학교 보건과학대학 보건경영학과 교수
백형원 재능대학교 바이오헬스케어학부 보건의료행정과 교수
유성경 연세의료원 디지털헬스실 데이터서비스팀 과장
이혜원 순천향대학교 의료과학대학 보건행정경영학과 교수
정지윤 동국대학교 와이즈캠퍼스 의학과 의학통계정보학교실 교수

질병 및 의료행위 분류 값 34,000원

2026년 1월 13일 제1판 인쇄
2026년 1월 20일 제1판 발행

공저자 : 이은미 · 백형원 · 유성경
이혜원 · 정지윤
발행인 : 주 영 일
발행처 : 계 축 문 화 사

서울특별시 종로구 통일로12길 16-17
우편번호 03029
TEL : 735-2257 · 738-9746
FAX : 723-9025
E-mail : gyechuk@hanmail.net
홈페이지 : http://gyechuk.co.kr
1973.10.31 등록번호 제300-1973-8호
ISBN 978-89-5629-870-2 93510